基础医学与临床护理一体化融合教学改革系列教材

U0738471

消化系统疾病病人护理

主　编　沈开忠

主　审　叶国英

副主编　吴晓琴　万　勇

编　者　（以姓氏笔画为序）

万　勇（宁波卫生职业技术学院）

王　颖（宁波卫生职业技术学院）

王明霞（宁波市医疗中心李惠利医院）

方志美（金华职业技术学院）

吴晓琴（宁波卫生职业技术学院）

沈开忠（宁波卫生职业技术学院）

陈慧玲（宁波卫生职业技术学院）

郑亚华（宁波市医疗中心李惠利医院）

赵春阳（宁波卫生职业技术学院）

胡耀仁（宁波市第二医院）

姚苏宁（宁波卫生职业技术学院）

夏　涛（金华职业技术学院）

常金兰（宁波卫生职业技术学院）

ZHEJIANG UNIVERSITY PRESS

浙江大学出版社

图书在版编目(CIP)数据

消化系统疾病病人护理/沈开忠主编. —杭州：
浙江大学出版社，2016.11(2023.1重印)
ISBN 978-7-308-16172-5

Ⅰ.①消… Ⅱ.①沈… Ⅲ.①消化系统疾病—护理
Ⅳ.①R473.5

中国版本图书馆 CIP 数据核字（2016）第 210257 号

消化系统疾病病人护理

沈开忠 主编

丛书策划	孙秀丽
责任编辑	阮海潮　孙秀丽
责任校对	林允照
封面设计	俞亚彤
出版发行	浙江大学出版社
	（杭州市天目山路 148 号　邮政编码 310007）
	（网址：http://www.zjupress.com）
排　　版	杭州青翔图文设计有限公司
印　　刷	广东虎彩云印刷有限公司绍兴分公司
开　　本	787mm×1092mm　1/16
印　　张	18.5
字　　数	439 千
版 印 次	2016 年 11 月第 1 版　2023 年 1 月第 3 次印刷
书　　号	ISBN 978-7-308-16172-5
定　　价	55.00 元

前 言

根据《国家中长期教育改革和发展规划纲要(2010—2020年)》《教育部关于"十二五"职业教育教材建设的若干意见》等文件精神,在第三代医学教育改革背景下,高等护理职业教育必须以医院临床护理实际工作需要为中心,以就业为导向,以岗位任务引领教学实践,尽快将岗位职业能力要求反映到教学中,才能培养出临床护理岗位所需要的合格人才。宁波卫生职业技术学院根据医学整合趋势,借鉴国际护理教育理念,探索按"人体系统"来设置课程体系,将基础医学课程与临床护理课程进行纵向一体化融合,即将人体解剖学、组织胚胎学、生理学、病理学、药理学等基础医学课程与内科护理、外科护理、妇产科护理、五官科护理、传染病护理等临床护理课程进行优化整合、有机重组,开发了13门以岗位胜任力为基础的一体化融合课程。通过淡化学科意识,加强基础医学课程与临床护理课程的联系,培养学生的整体思维能力,学有所用,将在培养高素质技术技能型护理专业人才中发挥重要的作用。

《消化系统疾病病人护理》是教学改革系列教材之一。为适应护理课程改革需要,提高编写质量,内容更贴近临床护理实际,邀请了临床一线护理专家共同参与编写工作,本教材具有以下主要特色:

1.以岗位胜任力为导向,整体护理为方向,护理程序为框架,依据护理的"工作任务与职业能力分析",围绕护士执业考试的大纲选择内容,按照护理工作过程的逻辑顺序(即护理评估、护理诊断、护理目标、护理措施、护理评价)组织教材的编写内容,使理论与实践统一,课堂教学、实践教学等各环节与临床护理实际需求相对接。

2.充分考虑高职学生特点,每一章均有学习目标、情景导入、知识链接、练习与思考等栏目,有助于学生对知识理解、运用和迁移,培养学生分析问题和解决问题的能力。

3.紧跟医学科学的发展,吸收了护理学发展的最新资料,更新或增加实际工作中新理论、新技术。

本教材是我们改革护理专业教学内容的一种尝试。在编写过程中,参考了许多基础医学和护理学方面的相关参考书,在此表示感谢!

由于编者水平有限,在内容编排取舍以及文字上难免存在欠妥或错误之处,敬请读者指正。

叶国英　沈开忠
2016年2月

目　　录

第一章　消化系统的器官与结构＿＿＿＿＿＿＿＿＿＿＿＿＿＿＿1

第一节　消化管　/ 1

第二节　消化腺　/ 19

第三节　腹膜　/ 26

第二章　消化和吸收＿＿＿＿＿＿＿＿＿＿＿＿＿＿＿＿＿＿＿＿39

第一节　食物的消化　/ 39

第二节　营养物质的吸收　/ 45

第三节　消化器官活动的调节　/ 47

第三章　肝的生物化学和病理＿＿＿＿＿＿＿＿＿＿＿＿＿＿＿52

第一节　肝脏在物质代谢中的作用　/ 52

第二节　肝脏的生物转化作用　/ 54

第三节　胆色素的代谢与黄疸　/ 55

第四节　病毒性肝炎与肝硬化　/ 58

第四章　消化系统药物＿＿＿＿＿＿＿＿＿＿＿＿＿＿＿＿＿＿73

第一节　抗消化性溃疡药　/ 73

第二节　消化系统其他药　/ 78

第五章　消化系统疾病患者护理＿＿＿＿＿＿＿＿＿＿＿＿＿＿86

第一节　消化系统疾病常见症状、体征的护理　/ 86

第二节　急性腹膜炎患者的护理　/ 95

第三节　腹部损伤患者的护理　/ 101

第四节　腹外疝患者的护理　/ 105

第五节　食管癌患者的护理　/ 113

第六节　胃炎患者的护理　/ 118

第七节　胃、十二指肠溃疡患者的护理　/ 124

第八节　胃癌患者的护理　/ 133

第九节　肠梗阻患者的护理　/ 138

第十节　急性阑尾炎患者的护理　/ 144

第十一节　溃疡性结肠炎患者的护理　/ 151

第十二节　直肠癌、结肠癌患者的护理　/ 157

第十三节　直肠肛管疾病患者的护理　/ 166

第十四节　肝硬化患者的护理　/ 175

第十五节　肝性脑病患者的护理　/ 185

第十六节　原发性肝癌患者的护理　/ 193

第十七节　胆石症患者的护理　/ 200

第十八节　急性胰腺炎患者的护理　/ 210

第十九节　胰腺癌患者的护理　/ 216

第二十节　急腹症患者的护理　/ 220

实验实训指导 261

实验实训一　消化系统的大体及微细结构　/ 261

实验实训二　消化系统疾病的大体及微细结构　/ 264

实验实训三　纤维胃镜检查术配合护理　/ 266

实验实训四　诊断性腹腔穿刺术配合护理　/ 267

实验实训五　胃肠减压患者的护理　/ 268

实验实训六　人工肛门(结肠造口)护理　/ 270

实验实训七　三腔二囊管压迫止血术护理　/ 272

实验实训八　肝穿刺活组织检查术配合护理　/ 273

实验实训九　T管引流患者的护理　/ 275

参考答案　/ 277

中英文名词对照　/ 279

参考文献　/ 286

第一章 消化系统的器官与结构

1. 掌握消化系统的组成、消化管的形态及分部、消化腺的位置和形态结构;腹膜和腹膜腔的概念;膀胱陷凹和直肠子宫陷凹的位置及其临床意义。
2. 熟悉胃、小肠、大肠、肝脏、胰腺消化管和消化腺的组织结构;小网膜的位置、分部和大网膜、网膜囊的位置。
3. 了解阑尾、胆囊、食管的组织结构;腹膜与脏器的关系及其临床意义;系膜、韧带的名称和位置;大网膜的功能;腹膜的功能。
4. 能指出消化管及消化腺在体表的投影、直肠膀胱陷凹和直肠子宫陷凹的位置。
5. 能说出胆汁的产生及排出途径。
6. 能叙述腹膜和腹膜腔的概念。
7. 能对腹膜炎患者或腹腔手术患者采用半卧位护理的原因予以解释。

消化系统由消化管和消化腺组成,主要对食物进行物理性和化学性消化,将大分子物质分解为小分子的氨基酸、单糖、脂肪酸等,吸收后供机体生长和代谢的需要。

消化管是一条从口腔到肛门粗细不等的管道。从上到下依次为:口腔、咽、食管、胃、小肠(十二指肠、空肠、回肠)及大肠(盲肠、阑尾、结肠、直肠、肛管)。在临床上通常把口腔到十二指肠的这一段消化管称为上消化道,把空肠以下的消化管称为下消化道。

消化腺包括大消化腺和小消化腺两种,大消化腺包括大唾液腺、肝和胰;小消化腺是指消化管壁内的许多小腺体,如颊腺、胃腺和肠腺等。

第一节 消化管

一、口腔

口腔(oral cavity)是消化管的起始部,向前经口裂通外界,向后经咽峡与咽交通。口腔前为上、下唇,两侧为颊,上为腭,下为口底。口腔内有牙、舌等器官。口腔以上、下牙弓(包括牙槽突、牙龈和牙列)分为口腔前庭(oral vestibule)和固有口腔(oral cavity proper)两部分。当上、下牙咬合时,口腔前庭仅可经第三磨牙后方的间隙相通,临床患者牙关紧闭时可经此插管或注入营养物质。

(一)口唇和颊

口唇(oral lips)和颊(cheek)均由皮肤、皮下组织、肌(口轮匝肌、颊肌等)及黏膜组成。上、下唇间的裂隙称口裂,其左右结合处称口角。上唇两侧以弧形的鼻唇沟与颊部分界,在上唇外面正中线处有一纵行浅沟称为人中(philtrum),是人类特有的结构,昏迷患者急救时常在此处进行指压或针刺。在上颌第二磨牙相对的颊黏膜处,有腮腺管的开口。

(二)腭

腭(palate)构成口腔的上壁,分隔鼻腔和口腔,腭分前 2/3 的硬腭及后 1/3 的软腭。硬腭(hard palate)以骨腭为基础,表面覆以黏膜,黏膜与骨紧密结合。软腭(soft palate)是硬腭向后延伸的柔软部分,由横纹肌和黏膜构成,其后部斜向后下称为腭帆。腭帆后缘游离,中央有一向下突起称腭垂或称悬雍垂。自腭帆向两侧各有两条弓形皱襞,前方一对向下延续于舌根,称腭舌弓,后方一对向下延至咽侧壁,称腭咽弓。腭垂、腭帆游离缘、左右腭舌弓及舌根共同围成咽峡(isthmus offauces),是口腔和咽的分界处(图 1-1)。

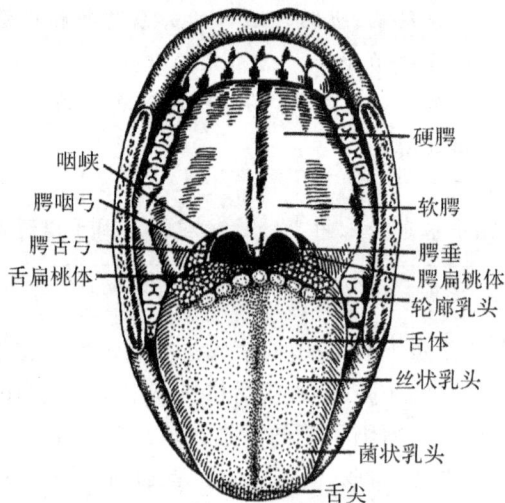

图 1-1 口腔与咽峡

(三)牙

牙(teeth)嵌于上、下颌骨的牙槽内,是人体最坚硬的器官。

1.牙的形态 每个牙在外形上可分为牙冠、牙颈和牙根 3 部分(图 1-2)。暴露在口腔内的称牙冠,嵌于牙槽内的称牙根,介于牙冠与牙根交界的部分称牙颈。牙冠内部的腔隙称牙冠腔,牙根内的细管称牙根管,牙根管与牙冠腔合称牙腔或髓腔。

2.牙的分类 牙是对食物进行机械加工的器官并有协助发音等作用。根据牙的形态和功能,可分为切牙、尖牙、前磨牙和磨牙(图 1-3,1-4)。切牙牙冠呈凿形,尖牙牙冠呈锥形,它们都只有一个牙根。前磨牙牙冠呈方圆形,一般也只有 1 个牙根。磨牙牙冠最大,呈方形;上颌磨牙有 3 个牙根,而下颌磨牙只有 2 个牙根。

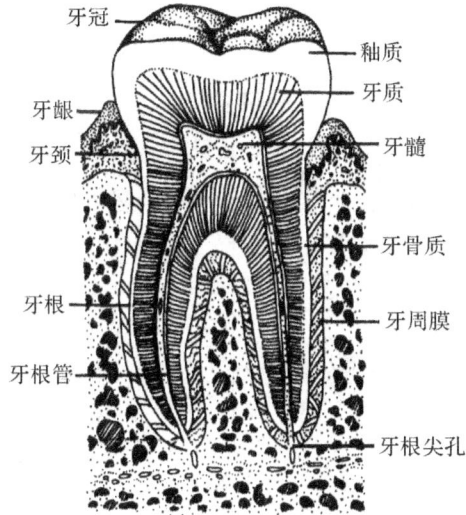

图1-2 牙的构造模式图(冠状切面)

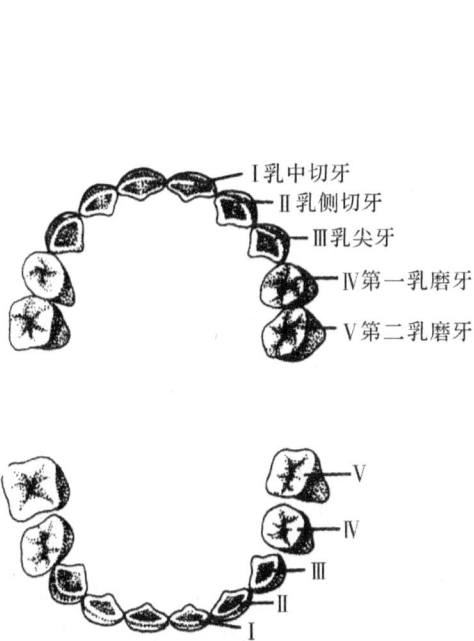

图1-3 乳牙的排列

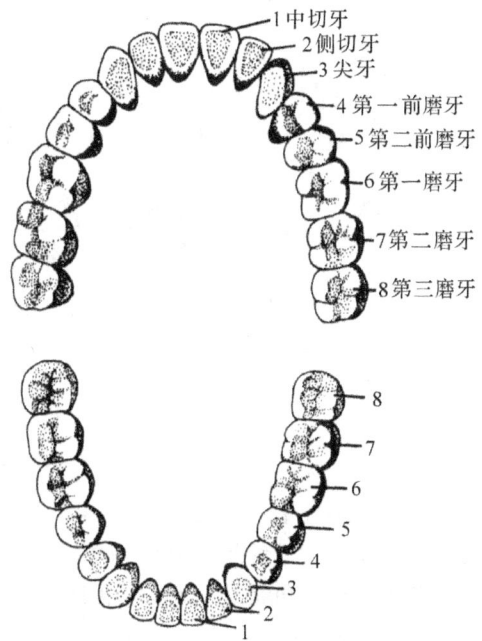

图1-4 恒牙的排列

人的一生中换一次牙。第一套牙称乳牙(deciduous teeth),一般在出生后6～7个月开始萌出,3岁左右出全,共20个。第二套牙称恒牙(permanent teeth),6～7岁时,乳牙开始脱落,恒牙中的第一磨牙首先长出,12～14岁逐步出全并替换全部乳牙。而第三磨牙萌出最迟,称迟牙,到成年后才长出,有的甚至终生不出。因此恒牙数为28～32个均属正常。

3. 牙的排列 乳牙上、下颌左右各5个,共20个(图1-5)。恒牙上、下颌左右各8个,共

32个(图1-6)。临床上为了记录牙的位置,常以人的方位为准,以"＋"记号划分4区表示左、右侧及上、下颌的牙位,并以罗马数字Ⅰ～Ⅴ表示乳牙,用阿拉伯数字1～8表示恒牙。

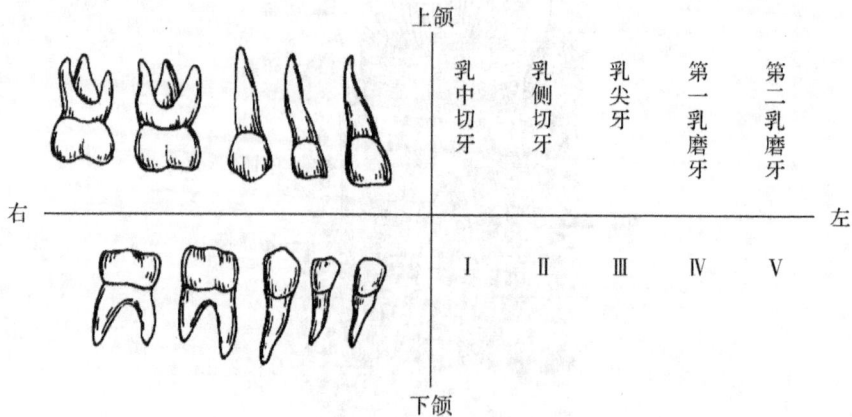

图1-5　乳牙的排列、名称和符号

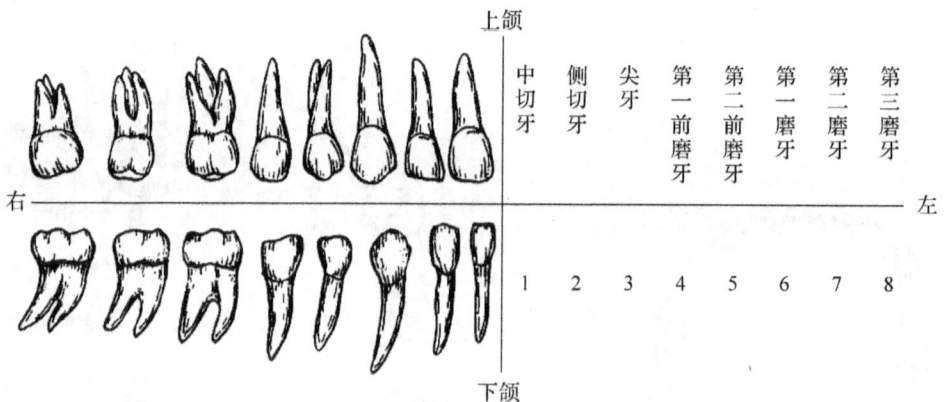

图1-6　恒牙的排列、名称和符号

4.牙组织　牙由牙质、牙釉质、牙骨质和牙髓组成。牙质构成牙的大部分。在牙冠部的牙质表面覆有坚硬洁白的牙釉质。在牙颈和牙根部的牙质外面包有牙骨质。牙腔内有牙髓,由神经、血管和结缔组织共同构成。

5.牙周组织　包括牙周膜、牙槽骨和牙龈三部分,对牙起保护、固定和支持的作用。牙周膜是介于牙根和牙槽骨之间的致密结缔组织,可固定牙根,并可缓冲咀嚼时的压力。牙龈是口腔黏膜的一部分,血管丰富,包被牙颈,与牙槽骨的骨膜紧密相连。

(四)舌

舌(tongue)位于口腔底,是肌性器官,表面覆有黏膜,具有协助咀嚼、吞咽食物、感受味觉和辅助发音的功能。

1.舌的形态　舌分舌尖、舌体和舌根三部分。舌有上、下两面。上面称舌背,其后部可见"∧"形的界沟,将舌分为前2/3的舌体和后1/3的舌根。舌体的前端称舌尖(图1-1)。

2.舌黏膜　淡红色,覆于舌的表面。在舌背黏膜上有许多小突起,称舌乳头,按形状可分为丝状乳头、菌状乳头、轮廓乳头、叶状乳头四种。丝状乳头数量最多,如丝绒状,具有一般感觉功能。除丝状乳头外,其他舌乳头均含有味觉感受器,称味蕾,能感受甜、酸、苦、咸等味觉。在舌背根部的黏膜内,有许多由淋巴组织集聚而成的突起,称舌扁桃体。

舌下面的黏膜在舌的中线处有连于口腔底的黏膜皱襞,称舌系带。在舌系带根部的两侧有 1 对小圆形隆起,称舌下阜,是下颌下腺管和舌下腺大管的开口处。由舌下阜向后外侧延续成舌下襞,舌下腺位于襞深面,舌下腺小管开口于襞上(图 1-7)。

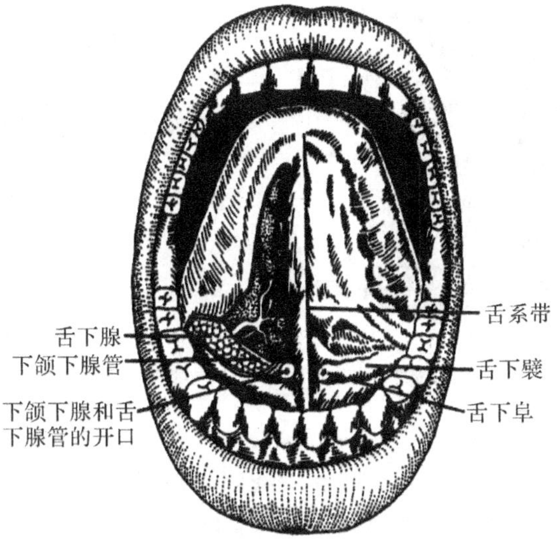

图 1-7 口腔底和舌下面

3. 舌肌 为骨骼肌,可分为舌内肌和舌外肌。舌内肌起止均在舌内,其肌纤维分纵行、横行和垂直三种,收缩时,分别可使舌缩短、变窄或变薄。舌外肌起自舌外止于舌内(图1-8),收缩时可改变舌的位置,其中颏舌肌在临床上较重要,起自下颌骨的颏棘,肌纤维呈扇状进入舌内,止于舌中线两侧。两侧颏舌肌同时收缩,拉舌向前下方(伸舌);一侧收缩时使舌尖伸向对侧。如一侧颏舌肌瘫痪,伸舌时健侧颏舌肌收缩使舌尖歪向瘫痪侧。

二、咽

咽(pharynx)是一个前后略扁的漏斗形肌性管道,位于 1～6 颈椎的前方,上起颅底,下达第 6 颈椎下缘移于食管。咽的后壁及侧壁完整,其前壁不完整,分别与鼻腔、口腔和喉腔相通。咽腔是消化道与呼吸道的共同通道,以软腭与会厌上缘为界,分为鼻咽、口咽和喉咽(图 1-8,1-9)。

(一)鼻咽

鼻咽(nasopharynx)位于鼻腔的后方,介于颅底与软腭之间,向前经鼻后孔与鼻腔相通。顶壁后部黏膜下有丰富的淋巴组织,称咽扁桃体,在婴幼儿较发达,6～7 岁后开始萎缩,至10 岁后差不多完全退化。

在鼻咽的两侧壁相当于下鼻甲后方 1.5cm 处各有一个咽鼓管咽口,借咽鼓管通中耳鼓室。该口的前、上和后方有明显的半环形隆起,称咽鼓管圆枕,它是咽鼓管吹张术时寻找咽鼓管咽口的标志。

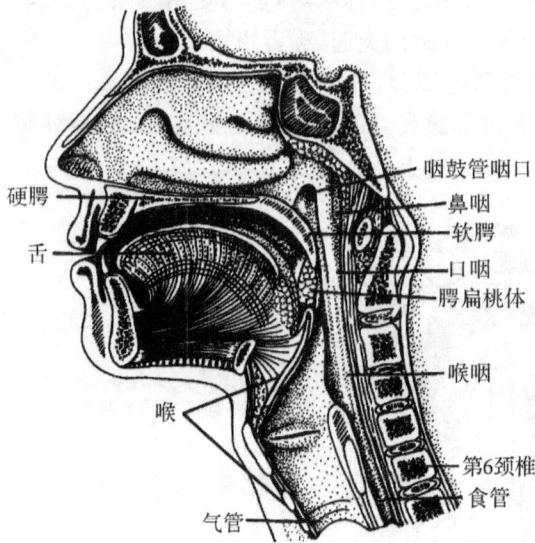

图 1-8　头颈部(正中矢状切面)

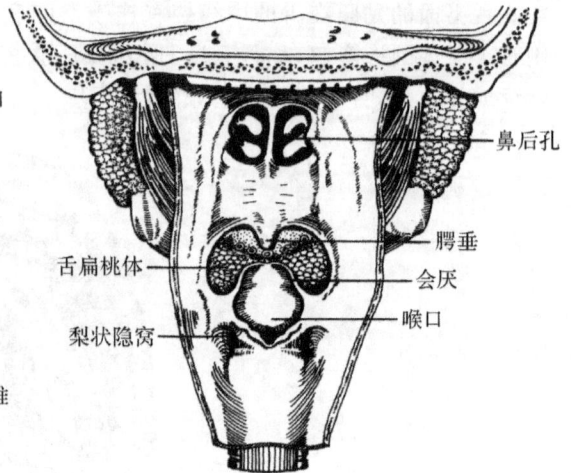

图 1-9　咽的后面观

(二)口咽

口咽(oropharynx)位于口腔的后方,介于软腭与会厌上缘之间,向上通鼻咽,向下通喉咽,向前经咽峡通口腔。口咽外侧壁在腭舌弓与腭咽弓之间的凹陷称扁桃体窝,窝内容纳腭扁桃体。

腭扁桃体(palatine tonsil)是由淋巴组织与上皮紧密连接构成的淋巴器官。腭扁桃体内侧面朝向咽腔,表面有黏膜被覆,黏膜内陷形成 10～20 个小凹,称扁桃体小窝。腭扁桃体发炎时常有红肿疼痛,扁桃体小窝可有脓液。

咽扁桃体、腭扁桃体和舌扁桃体共同围成咽淋巴环,是呼吸道和消化道上端的防御结构。

(三)喉咽

喉咽(laryngopharynx)位于喉的后方,上起会厌上缘,下至第 6 颈椎体下缘平面移行于食管,向前经喉口通喉腔。喉咽是咽腔中最狭窄的部分,在喉口两侧各有一个深凹,称梨状隐窝,常为食物滞留的部位。

三、食管

(一)食管的位置和分部

食管(esophagus)为前后扁窄的肌性管道,上端于第 6 颈椎体下缘平面续咽,下行穿过膈的食管裂孔,下端约于第 11 胸椎左侧与胃的贲门连接,全长约 25cm。按其行程可分为颈部、胸部和腹部 3 部。颈部较短,长约 5cm,自始端至胸骨颈静脉切迹平面。胸部较长,约18～20cm,自颈静脉切迹平面至食管裂孔。腹部最短,长约 1～2cm,自食管裂孔至贲门。

(二)食管的狭窄

食管有 3 个生理性狭窄:第一个狭窄在食管的起始处,距中切牙约 15cm。第二个狭窄在食管与左主支气管交叉处，距中切牙约 25cm。第三个狭窄为食管穿过膈的食管裂孔处，距中切牙约 40cm。这些狭窄尤其是第二个狭窄部常为异物滞留和食管癌的好发部位。当进行食管内插管时，要注意这 3 个狭窄(图 1-10)。

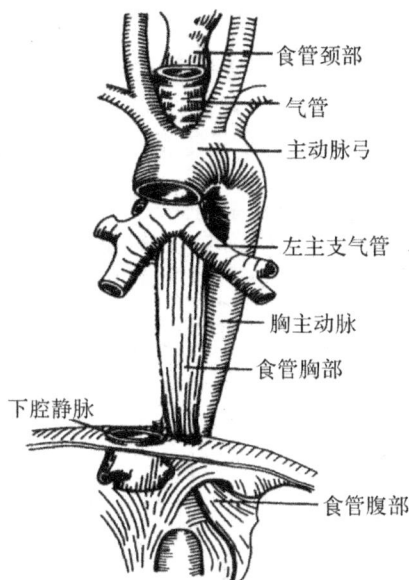

图 1-10 食管与气管、主支气管和主动脉的关系

四、胃

胃(stomach)是消化管中最膨大的部分，上接食管，下续十二指肠。胃有容纳食物、分泌胃液和初步消化食物的功能。成人胃的容量约为 1500ml，新生儿的胃容量约为 30ml。

(一)胃的形态和分部

胃有前、后二壁，大、小二弯和上、下二口。上缘凹而短，朝向右上，称胃小弯，做胃钡餐造影时，在胃小弯的最低处，可明显见到一切迹，称角切迹，它是胃体与幽门部在胃小弯的分界。下缘凸而长，朝向左下，称胃大弯。胃的上口称贲门，接食管；下口称幽门，通十二指肠。在幽门的表面常有缩窄的环形沟，为幽门括约肌所在之处。

胃可分为 4 部。位于贲门附近的部分称贲门部；位于贲门平面向左上方凸出的部分称胃底；胃的中间部分称胃体；位于角切迹与幽门之间的部分称幽门部。在幽门部大弯侧有一不太明显的浅沟，称中间沟，此沟将幽门部分为右侧呈管状的幽门管和左侧较为扩大的幽门窦(图 1-11)。

(二)胃的位置和毗邻

胃大部分位于左季肋区，小部分位于腹上区。贲门位于第 11 胸椎体左侧，幽门在第 1 腰椎体右侧。胃前壁在右侧与肝左叶靠近；在左侧与膈相邻，为左肋弓所遮盖；在剑突下方的胃前壁直接与腹前壁相贴(图 1-12)，该处是胃的触诊部位。胃后壁与胰、横结肠、左肾和左肾上腺相邻(图 1-13)。胃底与膈和脾相邻。

图 1-11　胃的形态和分部

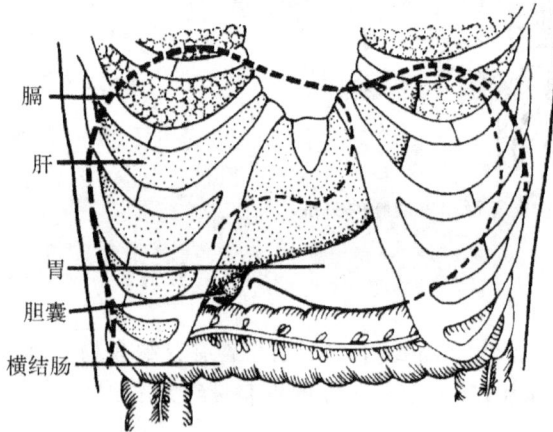

图 1-12　胃前面的毗邻

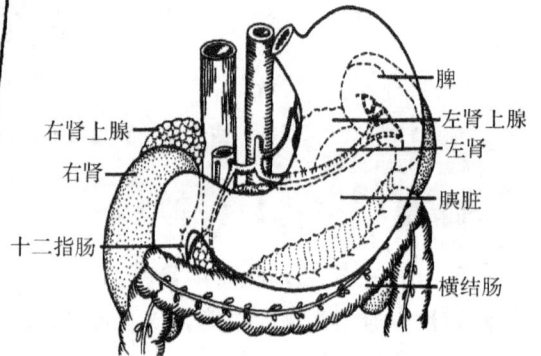

图 1-13　胃后面的毗邻

(三)胃壁的结构

胃壁的 4 层结构中,其中肌层由 3 层平滑肌构成,在幽门处环形肌增厚,形成幽门括约肌。有延缓胃内容物排空和防止肠内容物反流至胃的作用。活体胃黏膜柔软,血供丰富,呈淡红色,空虚时形成许多网络状的皱襞,但在胃小弯处有 4～5 条较为恒定的纵行皱襞。幽门括约肌表面覆有胃黏膜,突入管腔内形成环形皱襞,称幽门瓣。幽门瓣有节制胃内容物进入小肠和防止小肠内容物逆流入胃的作用。

五、小肠

小肠(small intestine)是消化管中最长的一段,也是进行消化吸收的重要部分。上起幽门,下连盲肠,成人全长约 4～6m,分十二指肠、空肠和回肠三部分。

(一)十二指肠

十二指肠(duodenum)介于胃与空肠之间,成人长约 25cm,呈"C"形包绕胰头。按其位置不同可分为上部、降部、水平部和升部 4 部(图 1-14)。

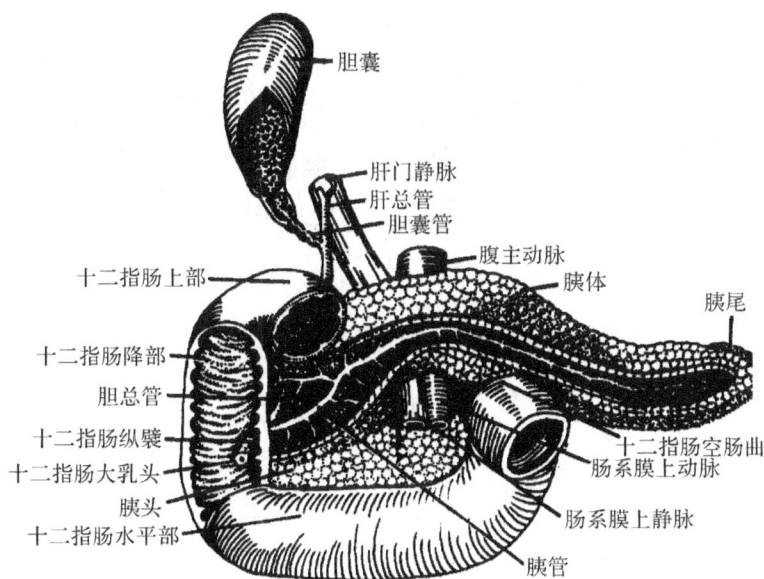

图 1-14 十二指肠和胰

1. 上部 起自胃的幽门,行向右后方,至肝门下方急转向下移行为降部,转折处为十二指肠上曲。上部与幽门相接约 2.5cm 的一段肠管,壁较薄,黏膜面较光滑,无环状襞,称十二指肠球,是十二指肠溃疡的好发部位。

2. 降部 起自十二指肠上曲,沿右肾内侧缘下降,至第 3 腰椎水平,弯向左侧续水平部。降部内面黏膜环状皱襞发达,在其后内侧襞上有一纵行皱襞称十二指肠纵襞,纵襞下端有一突起称十二指肠大乳头,是胆总管和胰管的共同开口处,它距切牙约 75cm。有时在大乳头稍上方可见十二指肠小乳头,是副胰管的开口之处。

3. 水平部 又称下部,向左横行达第 3 腰椎左侧续于升部。肠系膜上动脉与肠系膜上静脉紧贴此部前面下行。

4. 升部 最短,自第 3 腰椎左侧斜向左上方,达第 2 腰椎左侧急转向前下方,形成十二指肠空肠曲,移行于空肠。

十二指肠空肠曲被十二指肠悬肌连于膈右脚。十二指肠悬肌和包绕其表面的腹膜皱襞共同构成十二指肠悬韧带,又称 Treitz 韧带,是确定空肠起始的重要标志。

(二)空肠和回肠

空肠(jejunum)和回肠(ileum)全部为腹膜包被。空、回肠在腹腔内迂曲盘旋形成肠袢。空肠和回肠均由肠系膜连于腹后壁,其活动度较大。空肠与回肠的黏膜形成许多环状襞,襞上有大量小肠绒毛,因而极大地增加了小肠的吸收面积。空肠与回肠的比较见图 1-15、表 1-1。

图 1-15　小肠黏膜的淋巴滤泡

表 1-1　空肠与回肠的比较

项　目	空　肠	回　肠
位置	腹腔的左上部	腹腔的右下部
长度	占空、回肠全长的 2/5	占空、回肠全长的 3/5
管径	较大	较小
管壁	较厚	较薄
血管	丰富	较少
环状襞	密而高	疏而低
淋巴滤泡	孤立淋巴滤泡	集合淋巴滤泡、孤立淋巴滤泡

六、大肠

大肠(large intestine)全长约 1.5m,分盲肠、阑尾、结肠、直肠和肛管 5 部分。大肠的功能是吸收水分,分泌黏液,使食物残渣形成粪便排出体外。

大肠口径较粗,除直肠、肛管与阑尾外,结肠和盲肠具有 3 种特征性结构,即结肠带、结肠袋和肠脂垂(图 1-16)。结肠带有 3 条,由肠壁的纵行肌增厚而成,沿肠的纵轴排列,三条结肠带均汇集于阑尾根部。结肠袋的形成是由于结肠带较肠管短,使肠管形成许多由横沟隔开的囊状突出。肠脂垂为沿结肠带两侧分布的许多脂肪突起。这 3 个形态特点可作为区

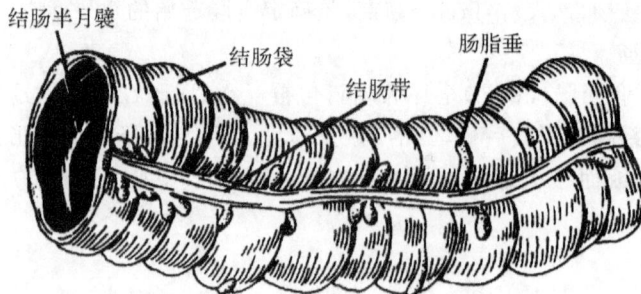

图 1-16　结肠的形态特征

别大肠和小肠的标志。在结肠内面,相当于结肠袋之间横沟处环行肌增厚,肠黏膜皱褶成结肠半月型皱襞。

（一）盲肠

盲肠（cecum）（图 1-17）位于右髂窝内,是大肠的起始部,下端呈盲囊状,左接回肠,长约 6～8cm,向上与升结肠相续。回肠末端开口于盲肠,开口处有上、下两片唇样黏膜皱襞,称回盲瓣。此瓣作用既可控制小肠内容物进入盲肠的速度,使食物在小肠内充分消化吸收,又可防止大肠内容物逆流到回肠。在回盲瓣下方约 2cm 处,是阑尾的开口。

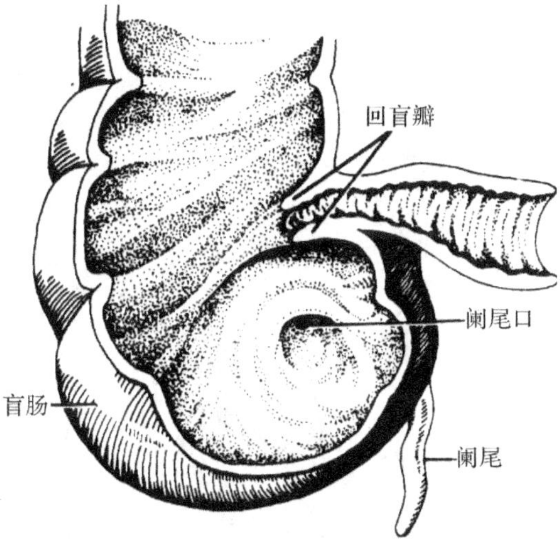

图 1-17 阑尾及回盲部

（二）阑尾

阑尾（vermiform appendix）为一蚓状突起,根部连于盲肠的后内侧壁,远端游离,一般长 6～8cm（图 1-17）。

阑尾的位置变化很大,根据我国人体调查统计,阑尾以回肠后位和盲肠后位较多见。三条结肠带汇集于阑尾根部,临床做阑尾手术时,可沿结肠带向下寻找阑尾。

阑尾根部的体表投影,通常以脐与右髂前上棘连线的外、中 1/3 交点处,称 McBurney 点（麦氏点）。急性阑尾炎时,此点附近有明显压痛,具有一定的诊断价值。

（三）结肠

结肠（colon）围绕在小肠周围,始于盲肠,终于直肠。可分为升结肠、横结肠、降结肠和乙状结肠 4 部。

1. 升结肠（ascending colon） 在右髂窝起于盲肠,沿右侧腹后壁上升,至肝右叶下方,转向左形成结肠右曲（或称肝曲）,移行于横结肠。

2. 横结肠（transverse colon） 起自结肠右曲,向左横行至脾下方转折向下形成结肠左曲（或称脾曲）,续于降结肠。横结肠由横结肠系膜连于腹后壁,活动度大,常形成一下垂的弓形弯曲。

3. 降结肠（descending colon） 起自结肠左曲,沿左侧腹后壁向下,至左髂嵴处移行于乙状结肠。

4. 乙状结肠(sigmoid colon) 呈"乙"字形弯曲,于左髂嵴处上接降结肠,沿左髂窝转入盆腔内,至第 3 骶椎平面续于直肠。乙状结肠借乙状结肠系膜连于骨盆侧壁,系膜较长,易造成乙状结肠扭转。

(四)直肠

直肠(rectum)长约 10~14cm,位于小骨盆腔的后部、骶骨的前方。其上端在第 3 骶椎前方续乙状结肠,沿骶骨和尾骨前面下行穿过盆膈,移行于肛管。直肠并非笔直,在矢状面上有两个弯曲,即骶曲和会阴曲,骶曲是直肠在骶、尾骨前面下降形成凸向后的弯曲;会阴曲是直肠绕过尾骨尖形成凸向前的弯曲(图 1-18)。临床上进行直肠镜或乙状结肠镜检查时,必须注意这些弯曲,以免损伤肠壁。

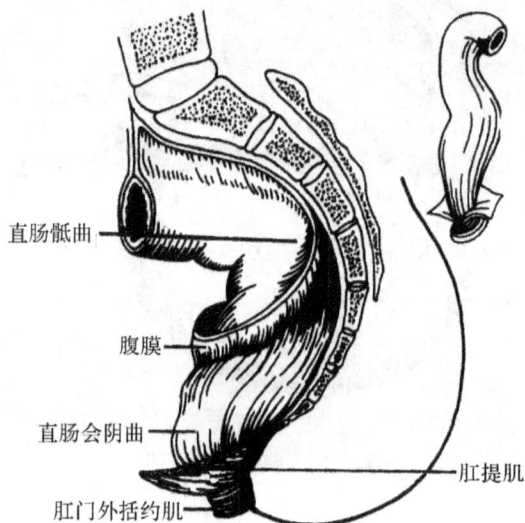

图 1-18　直肠的位置和外形

直肠下段肠腔膨大,称直肠壶腹(ampulla of rectum)。直肠内面常有三个直肠横襞,由黏膜和环形肌构成(图 1-19)。其中最大而且恒定的一个横襞在直肠壶腹上部,位于直肠右前壁,距肛门约 6~7cm,可作为直肠镜检查的定位标志。

男女直肠的毗邻不同,男性直肠的前方有膀胱、前列腺、精囊腺;女性直肠的前方有子宫及阴道。直肠指诊可触及这些器官。

(五)肛管

肛管(anal canal)是盆膈以下的消化管,长约 4cm,上续直肠,末端终于肛门。肛管内面有 6~10 条纵行的黏膜皱襞,称肛柱(anal column)。肛柱下端之间有半月状的黏膜皱襞相连,称肛瓣(anal valve)。肛瓣与相邻肛柱下端共同围成的小隐窝,称肛窦(analsinuse)(图 1-19),粪屑易积存在窦内,如发生感染可引起肛窦炎。

肛瓣与肛柱下端共同连成锯齿状的环形线,称齿状线(dentate line),此线以上为黏膜,以下为皮肤。在肛管的黏膜下和皮下有丰富的静脉丛,病理情况下曲张而突起称为痔。发生在齿状线以上的称内痔,齿状线以下的称外痔。

肛管周围有内、外括约肌环绕。肛门内括约肌属平滑肌,由肠壁环行肌增厚而成,有协助排便的作用。肛门外括约肌为横纹肌,围绕在肛门内括约肌周围,可随意括约肛门,控制排便。

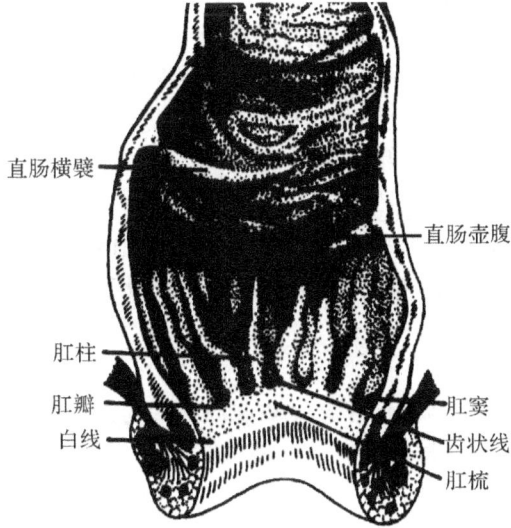

图 1-19 直肠和肛管的内面观

七、消化管的组织结构

消化管是从口腔至肛门的连续性管道,依次分为口腔、咽、食管、胃、小肠和大肠。这些器官的管壁结构具有某些共同的分层规律,又各具有与其相适应的特点。

消化管壁(除口腔和咽外)自内向外分为黏膜、黏膜下层、肌层与外膜四层。其中,黏膜包括上皮、固有层和黏膜肌层三层,是各段消化管结构差异最大、功能最重要的部分(图1-20)。

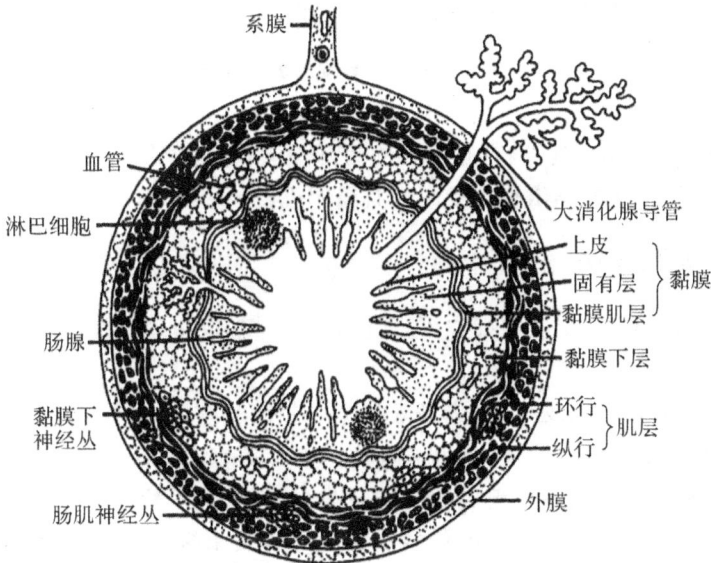

图 1-20 消化管的微细结构模式图

(一)黏膜

黏膜(mucosa)位于管壁的最内层,分为上皮、固有层和黏膜肌层。

1.上皮 上皮衬在消化管腔的内表面。胃肠道的上皮为单层柱状上皮,以消化吸收功能为主。

2.固有层 固有层由疏松结缔组织构成,内含小腺体、血管、神经、淋巴管和淋巴组织。

3.黏膜肌层 黏膜肌层由薄层平滑肌构成,黏膜肌层收缩时,其微弱的运动有助于血液运行、腺体分泌物的排出以及营养物质的吸收。

(二)黏膜下层

黏膜下层(submucosa)由疏松结缔组织构成,内含小血管、淋巴管和黏膜下神经丛。

黏膜和黏膜下层共同向管腔内突起,形成环行或纵行的皱襞,从而扩大了黏膜的表面积。

(三)肌层

肌层(muscularis)除口腔、咽、食管上段和肛门处的为骨骼肌外,其余部分均为平滑肌。一般分内环行、外纵行两层,两层间有肌间神经丛。

平滑肌的舒缩不受意识控制,缓慢持久而有节律,不易疲劳,又称不随意肌,主要分布于内脏器官和血管等中空性器官的管壁内。平滑肌(smooth muscle)主要由平滑肌纤维构成,纤维间有少量的结缔组织、血管及神经等。平滑肌纤维呈长梭形,长短不一,无横纹,有一个椭圆形的核,位于细胞中央(图 1-21)。

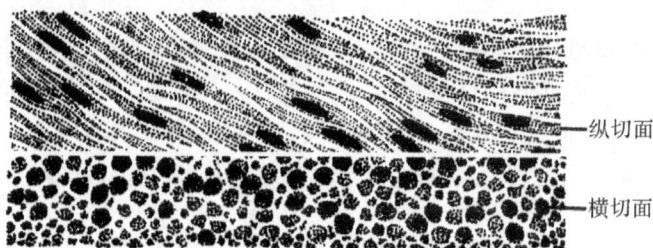

图 1-21 平滑肌纤维的纵、横切面

(四)外膜

外膜(adventitia)在咽、食管、直肠下段的为纤维膜,由薄层结缔组织构成;在胃、小肠和部分大肠的为浆膜,由薄层结缔组织和间皮共同构成。

八、食管的组织结构

食管是一条肌性管道,空虚时腔面有纵行皱襞,食物通过时皱襞消失(图 1-22)。

(一)黏膜

食管上皮为复层扁平上皮,可分为基底层、棘层和角质层。角质层仅含 2~3 层不完全角化的细胞,其胞质中有大量角蛋白丝,细胞核仍然存在;该层细胞不断脱落,由基底层细胞增殖分化补充。基底层细胞在增殖过程中如发生异常增殖时,则可转变为鳞状细胞癌。食管下端的复层扁平上皮与胃贲门部的单层柱状上皮骤然相接,如食管下段的复层扁平上皮被单层柱状上皮取代,则称之为 Barrett 食管,该处易发生 Barrett 食管腺癌。

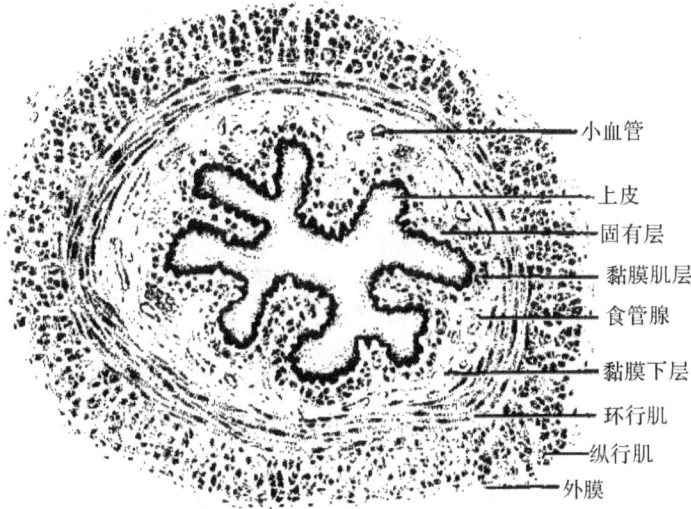

图 1-22 食管（横切）

固有层为细密的结缔组织，并形成乳头突向上皮。在食管上端与下端的固有层内可见少量黏液性腺。黏膜肌层由纵行平滑肌束组成。

（二）黏膜下层

黏膜下层由结缔组织组成，其中含黏液性的食管腺。食管腺周围常有较密集的淋巴细胞及浆细胞，甚至淋巴小结。

（三）肌层

肌层分内环行与外纵行两层。食管上 1/3 段为骨骼肌，下 1/3 段为平滑肌，中 1/3 段则兼具两者。食管两端的内环行肌稍厚，分别形成食管上、下括约肌。

（四）外膜

外膜为纤维膜。

九、胃的组织结构

胃是消化管各部中最膨大的部分，上接食管，下续十二指肠。胃可贮存食物，分泌胃液，初步消化蛋白质，吸收部分水、无机盐和醇类。

（一）黏膜

胃空虚时腔面可见许多纵行皱襞，充盈时皱襞几乎消失。黏膜表面有许多浅沟，将黏膜分成许多直径 2～6mm 的胃小区。黏膜表面还遍布约 350 万个不规则的小孔，称胃小凹。每个胃小凹底部与 3～5 条腺体通连（图 1-23）。

1. 上皮 为单层柱状，除少量内分泌细胞外主要由表面黏液细胞组成。该细胞椭圆形的核位于基部；顶部胞质充满黏原颗粒，在 HE 染色切片上着色浅淡以至透明；细胞间有紧密连接。此细胞分泌含高浓度 HCO_3^- 的不可溶性黏液，覆盖于上皮表面，有重要保护作用。表面黏液细胞不断脱落，由胃小凹底部的干细胞增殖补充，3～5 天更新一次。正常胃上皮没有如肠道中的杯状细胞，如果出现这种细胞，病理学称此现象为胃的肠上皮化生，为胃癌

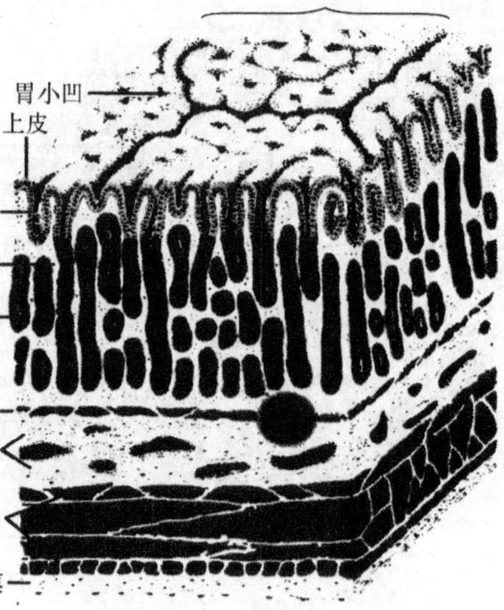

胃小区

图 1-23　胃底与胃体部结构立体模式图

的前期表现。

2.固有层　由少量的结缔组织和大量的管状腺组成。根据腺体所在部位和结构的不同,分为胃底腺、贲门腺和幽门腺。此外,正常胃黏膜固有层中还散在分布着淋巴细胞、浆细胞、肥大细胞、嗜酸性粒细胞等。

(1)胃底腺　又称泌酸腺,分布于胃底和胃体部,是胃黏膜中数量最多、功能最重要的腺体。胃底腺可分为峡、颈、底三部,三者并无明显界限。胃底腺由主细胞、壁细胞、颈黏液细胞、干细胞和内分泌细胞组成;近贲门部的胃底腺中主细胞多,近幽门部的胃底腺中壁细胞多(图 1-24)。

1)主细胞　又称胃酶细胞,主要分泌胃蛋白酶原,数量最多,多分布于腺底部。细胞呈柱状,核圆形,位于基部;胞质基部呈强嗜碱性,顶部充满酶原颗粒,但在普通固定染色的标本上,颗粒多溶失,使该部位呈泡沫状。

2)壁细胞　又称泌酸细胞,分泌盐酸(也称胃酸)和内因子,在峡、颈部较多。患萎缩性胃炎时,由于壁细胞数量减少,内因子缺乏,维生素 B_{12} 吸收障碍,可出现恶性贫血。壁细胞体积大,多呈圆锥形。核圆而深染,居中,可有双核;因壁细胞含有极丰富的线粒体,故其胞质呈均质而明显的嗜酸性。壁细胞内 H^+ 的形成和血液中 Cl^- 的摄取是一个耗能过程,线粒体为这一过程提供了大量 ATP。

(2)贲门腺(cardiac gland)　分布于近贲门处宽 1～3cm 的区域,为黏液腺。

(3)幽门腺(pyloric gland)　分布于幽门部宽 4～5cm 的区域,此区胃小凹甚深;幽门腺为黏液腺,可有少量壁细胞。此外还有很多 G 细胞,产生胃泌素,可刺激壁细胞分泌盐酸,还能促进胃肠黏膜细胞增殖,使黏膜增厚。

三种腺体的分泌物混合,统称胃液。成人每日分泌量为 1.5～2.5L,pH 值为 0.9～1.5,除含有盐酸、胃蛋白酶、内因子、粘蛋白外,还有大量水、Na^+、K^+、Cl^- 等。

3.黏膜肌层　由内环行与外纵行两薄层平滑肌组成。

表面黏液细胞　　　胃小凹

胃小凹

颈黏液细胞
干细胞
分裂相

壁细胞

内分泌细胞

主细胞

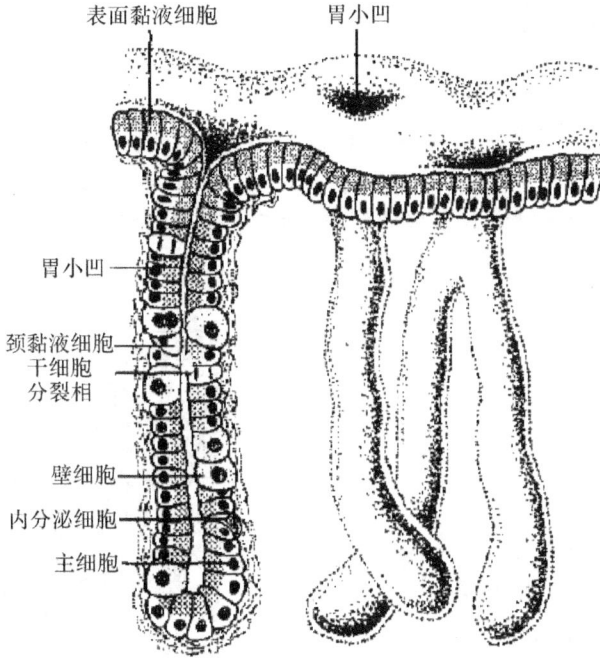

图 1-24　胃上皮与胃底腺立体模式图

胃黏膜的自我保护机制：胃液含高浓度盐酸，腐蚀力极强，胃蛋白酶能分解蛋白质，而胃黏膜却像陶瓷般耐腐蚀，不易受破坏，这主要由于其表面存在黏液-碳酸氢盐屏障。胃上皮表面覆盖的黏液层厚 0.25～0.5mm，主要由不可溶性黏液凝胶构成，并含有大量 HCO_3^-。黏液层将上皮与胃蛋白酶隔离，黏液层内含有的高浓度 HCO_3^-，使局部 pH 值为 7，既抑制了酶的活性，又可中和渗入的 H^+。因该区域适宜幽门螺杆菌（H. pylori）生长，幽门螺杆菌感染患者常在上皮表面及黏液层中检出病菌。此外，胃上皮细胞的快速更新也可使胃能及时修复损伤。正常时，胃酸的分泌量和黏液-碳酸氢盐屏障保持平衡；一旦胃酸分泌过多或黏液产生减少，屏障受到破坏，都会导致胃组织的自我消化，形成胃溃疡。

（二）黏膜下层

黏膜下层为较致密的结缔组织，内含较粗的血管、淋巴管和神经，尚可见成群的脂肪细胞。

（三）肌层

肌层较厚，一般由内斜行、中环行和外纵行三层平滑肌构成。环行肌在贲门和幽门部增厚，分别形成贲门括约肌和幽门括约肌。当贲门括约肌发生异常松弛时，易引起反流性食管炎；而异常痉挛时，则引起贲门迟缓不能。当幽门括约肌发生异常松弛时，易引起十二指肠胃反流，而异常痉挛时，则引起胃潴留。

（四）外膜

外膜为浆膜。

十、肠道的组织结构

(一)黏膜

肠道的上皮为单层柱状上皮,由吸收细胞、杯状细胞、内分泌细胞和干细胞组成。小肠腺以吸收细胞为主,还有小肠腺特征性的潘氏细胞。大肠腺以杯状细胞为主,无潘氏细胞。小肠的上皮和固有层向肠腔突起形成肠绒毛,绒毛于十二指肠呈宽大的叶状,于空肠如长指状,于回肠则为短的锥体形,大肠无绒毛(图1-25、1-26)。

图1-25 回肠(纵切)

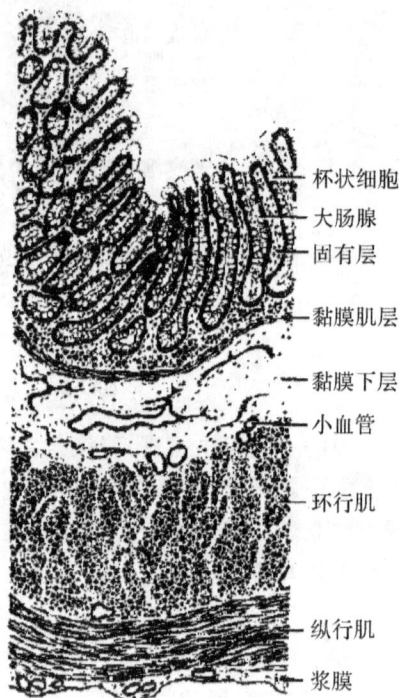

图1-26 结肠(纵切)

肠壁的固有层由结缔组织组成,内有大量小肠腺、大肠腺和淋巴细胞。除了散在淋巴细胞外,尚有淋巴小结。在十二指肠、空肠和大肠多为孤立淋巴小结,在回肠(尤其下段)多为若干淋巴小结聚集形成的集合淋巴小结。

(二)黏膜下层

黏膜下层由结缔组织组成,内有较多较大的血管和淋巴管。其中,十二指肠的黏膜下层内有大量十二指肠腺。

(三)肌层

肌层由内环行和外纵行两层平滑肌组成。其中,大肠的内环行肌节段性局部增厚,形成结肠袋;外纵行肌局部增厚形成三条结肠带,带间的纵行肌菲薄,甚至缺如。

(四)外膜

外膜大部分为浆膜,仅部分十二指肠壁及直肠壁,升结肠和降结肠后壁为纤维膜。

阑尾外形如蚯蚓,又称蚓突,长约6～8cm。阑尾根部较固定,连于盲肠后内侧,三条结肠带汇集处。阑尾管腔小而不规则,肠腺短而少,无绒毛。固有层内有极丰富的淋巴组织,大量淋巴小结可连续成层,并突入黏膜下层,致黏膜肌层不完整。肌层很薄,外覆浆膜(图1-27)。

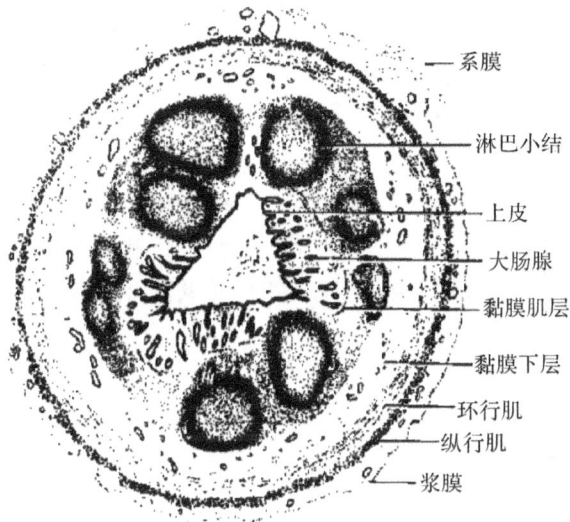

图1-27　阑尾(横切)

（万　勇）

第二节　消化腺

一、唾液腺

唾液腺(oral glands)可分泌唾液,有清洁口腔和帮助消化食物的功能。可分大、小两种,小唾液腺数目多,如唇腺、颊腺、腭腺等;大唾液腺有三对(图1-28)。

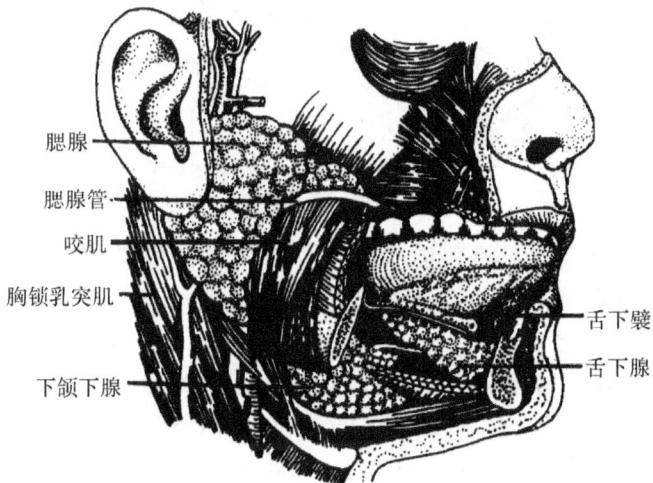

图1-28　唾液腺

（一）腮腺（parotid gland）

腮腺是最大的一对，呈不规则的三角形，位于耳郭的前下方，上达颧弓，下至下颌角附近。腮腺管自腮腺前缘穿出，在颧弓下方一横指处，横过咬肌表面，穿颊肌，开口于平对上颌第二磨牙的颊黏膜处。

（二）下颌下腺（submandibular gland）

下颌下腺呈卵圆形，位于下颌骨体内面的下颌下腺凹处，其导管沿腺内侧前行，开口于舌下阜。

（三）舌下腺（sublingual gland）

舌下腺为最小的一对唾液腺，位于口底舌下襞深面。腺管分大、小两种，舌下腺小管约10 条，开口于舌下襞；舌下腺大管 1 条，与下颌下腺管共同开口于舌下阜。

二、肝

肝（liver）是人体最大的腺体，血管极为丰富，呈红褐色，质软而脆。肝除接受肝固有动脉血供外，还接受肝门静脉的注入。肝具有分泌胆汁、参与代谢、贮存糖原、解毒和吞噬防御等功能，在胚胎时期还有造血功能。我国成人男性肝重平均 1300g，女性平均 1200g。

（一）肝的形态

肝呈楔形，可分为膈面、脏面和下缘。膈面隆凸，贴于膈下（图 1-29），膈面的前部由镰状韧带分为大而厚的肝右叶和小而薄的肝左叶。膈面的后部没有腹膜被覆的部分称裸区，裸区的左侧有一较宽的沟称腔静脉沟，有下腔静脉通过。

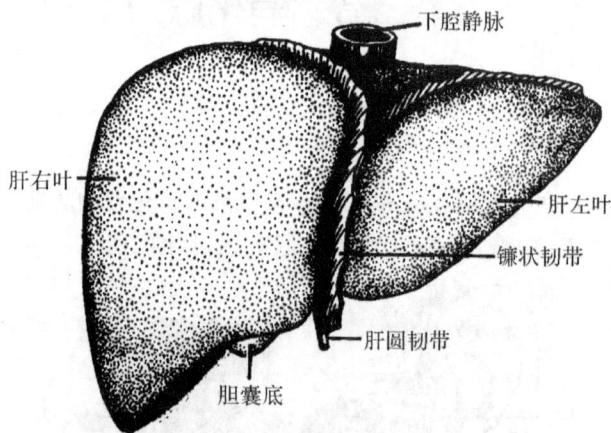

图 1-29 肝的膈面

脏面朝向下后方，与腹腔器官邻接，凹凸不平（图 1-30）。脏面有一近似"H"形的沟，左纵沟的前部有肝圆韧带，是胎儿时期脐静脉闭锁后的遗迹。肝圆韧带离开此沟后即被包于镰状韧带的游离缘中，连至脐；左纵沟的后部有静脉韧带，是胎儿时期静脉导管的遗迹。右纵沟的前部为一凹窝，称胆囊窝，容纳胆囊；右纵沟的后部为腔静脉沟，有下腔静脉经过。横沟称为肝门（porta hepatis），是肝固有动脉左、右支，肝门静脉左、右支，肝左、右管以及神经和淋巴管出入之处，这些结构被结缔组织包绕，共同构成肝蒂。肝的脏面借"H"形沟分为 4

叶,右纵沟右侧为右叶;左纵沟左侧为左叶;左、右纵沟之间在横沟前方为方叶;横沟后方为尾状叶。

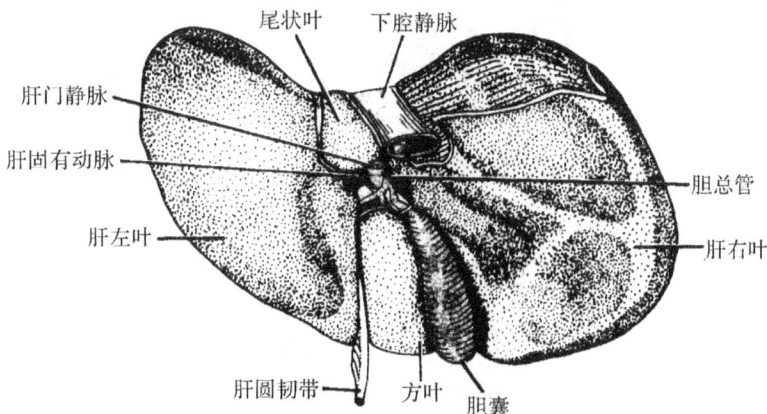

图 1-30　肝的脏面

(二)肝的位置和毗邻

肝大部分位于右季肋区及腹上区,小部分位于左季肋区,被胸廓所掩盖,仅在腹上区左、右肋弓之间,直接与腹前壁接触。肝的上界与膈穹窿一致,在右侧锁骨中线平第 5 肋或第 5 肋间,正中线平胸骨体下端,向左至左锁骨中线附近平第 5 肋间。肝下界即肝下缘,在右锁骨中线的右侧与右肋弓一致,但在腹上区左、右肋弓间,肝下缘居剑突下约 3cm。因此,成人在右肋弓下缘不应触到肝,但在左右肋弓之间、剑突下方约 3cm 可触及。3 岁以下健康幼儿,由于腹腔的容积较小,而肝体积相对较大,肝下缘常低于右肋弓下 1～2cm,7 岁以上儿童在右肋弓下也不能触及。

肝的脏面在右叶从前向后分别邻接结肠右曲、十二指肠、右肾和右肾上腺;在左叶与胃前壁相邻,后上部邻接食管的腹部。

(三)肝外胆管

肝外胆管包括肝左管、肝右管、肝总管、胆囊与胆总管等(图 1-31、1-32)。

1. 肝总管(common hepatic duct)　长约 3cm,由肝左管和肝右管汇合而成,肝总管下端与胆囊管汇合成胆总管。

2. 胆囊(gallbladder)　位于肝的胆囊窝内,似长茄形,为贮存和浓缩胆汁的器官。容量40～60ml,胆囊上面借结缔组织与肝相连。胆囊分底、体、颈、管 4 部分:前端钝圆称胆囊底,中间称胆囊体和后端变细的胆囊颈,颈移行于胆囊管(cystic duct)。胆囊管长 3～4cm,直径约 0.3cm。胆囊内面衬有黏膜,其中胆囊底和体的黏膜呈蜂窝状。而胆囊颈和胆囊管的黏膜形成螺旋襞,可控制胆汁的进出,胆囊结石易嵌顿于此处。胆囊底露出于肝下缘,并与腹前壁相贴。胆囊底的体表投影位置在右锁骨中线与右肋弓相交处。当胆囊病变时,此处常出现明显压痛和反跳痛。

3. 胆总管(common bile duct)　由肝总管与胆囊管会合而成,长 4～8cm,直径 0.3～0.6cm。胆总管在肝十二指肠韧带内下降,经十二指肠上部的后方,至胰头与十二指肠降部之间与胰管汇合,汇合处形成略膨大的肝胰壶腹,共同斜穿十二指肠降部的后内侧壁,开口

图 1-31　胆囊

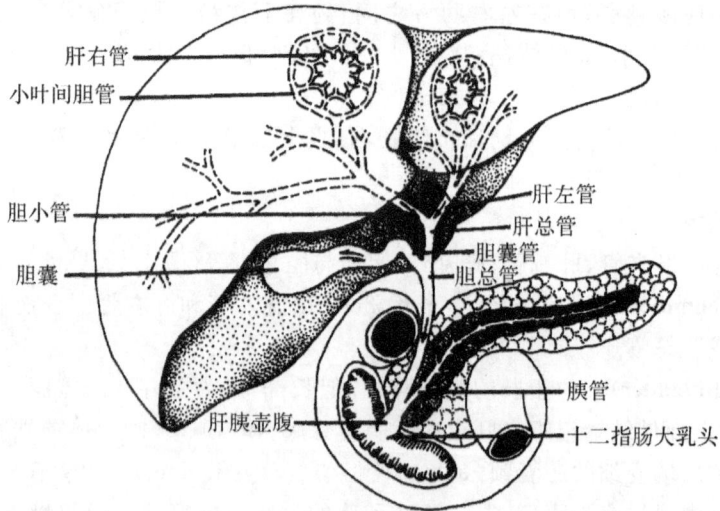

图 1-32　输胆管道模式图

于十二指肠大乳头。肝胰壶腹周围有增厚的环行平滑肌称肝胰壶腹括约肌,又称 Oddi 括约肌。在胆总管和胰管末段的周围也有少量平滑肌环绕,分别称胆总管括约肌和胰管括约肌。

　　平时肝胰壶腹括约肌保持收缩状态,而胆囊则处于舒张状态,肝细胞分泌的胆汁经肝左、右管,肝总管,胆囊管进入胆囊储存和浓缩。进食后,尤其摄入高脂肪食物,由于食物和消化液的刺激,反射性地引起胆囊收缩,肝胰壶腹括约肌舒张,使胆囊内的胆汁经胆囊管、胆总管排入十二指肠,参与消化食物。

三、胰

胰(pancreas)是人体第二大腺体,兼有内、外分泌部。内分泌部即胰岛,主要分泌胰岛素,参与调节糖代谢;外分泌部分泌胰液,在消化过程中起重要作用。

胰呈长条形,质软,色灰红,全长 $14 \sim 20cm$,重量为 $80 \sim 115g$,位置较深,在第 1、2 腰椎水平横贴于腹后壁,分头、颈、体、尾 4 部分,各部无明显界限。胰头较膨大,被十二指肠"C"形包绕,并向左下方伸出一钩突。胰头后面与胆总管、肝门静脉相邻。胰颈位于胰头与胰体之间的狭窄扁薄部分,胃幽门位于其前上方。胰体位于胰颈和胰尾之间,占胰的大部分。胰体前面隔网膜囊与胃相邻,故胃后壁的溃疡穿孔或癌肿常与胰粘连。胰尾为伸向左上方较细的部分,紧贴脾门。胰管位于胰的实质内,贯穿胰的全长,它与胆总管汇合成肝胰壶腹,开口于十二指肠大乳头。在胰头上部,位于胰管上方常有一条副胰管,开口于十二指肠小乳头。

四、肝的组织结构

肝是人体最大的腺体。成人肝约占体重的 2%。肝的表面除裸区外,大部分有浆膜覆盖,其下方为一层富含弹性纤维的致密结缔组织被膜。在肝门处结缔组织随门静脉、肝动脉和肝管的分支深入肝实质,将实质分隔成许多肝小叶。肝细胞产生的胆汁经胆管输入十二指肠,参与脂肪和脂溶性物质的消化和吸收,故将肝列为消化腺。

(一)肝小叶

肝小叶是肝的基本结构单位,为不规则棱柱状,由肝细胞、肝血窦、窦周隙、贮脂细胞、胆小管、中央静脉等结构组成。成人肝有约 50 万～100 万个肝小叶。小叶之间有少量结缔组织分隔,人的肝小叶之间结缔组织很少,小叶分界不明显。肝小叶的中央有一条沿其长轴走行的中央静脉,肝细胞以中央静脉为中心,向周围呈放射状排列成板状结构,称为肝板。肝板由单层肝细胞堆砌而成,有分支,相邻肝板分支互相吻合连接,形成网状结构。小叶周边的一层环形肝板称界板。肝板之间为肝血窦,血窦经肝板上的孔互相连通。在切片中,肝板的断面成索状,故称肝索。相邻肝细胞的质膜局部凹陷,相互对合,且有紧密连接固定并封闭形成的微细管道,称为胆小管。胆小管在肝板内相互连接成网。

(二)门管区

肝小叶之间隔以疏松结缔组织,从肝门进出的门静脉、肝动脉、肝管、淋巴管和神经反复分支,并伴行于肝小叶之间的结缔组织内,因此在相邻肝小叶之间的三角形或不规则形的结缔组织小区中,可见到三种主要的管道分支,即小叶间静脉、小叶间动脉和小叶间胆管,这个小区称为门管区。每个肝小叶周围约有 3～4 个门管区(图 1-33,1-34)。

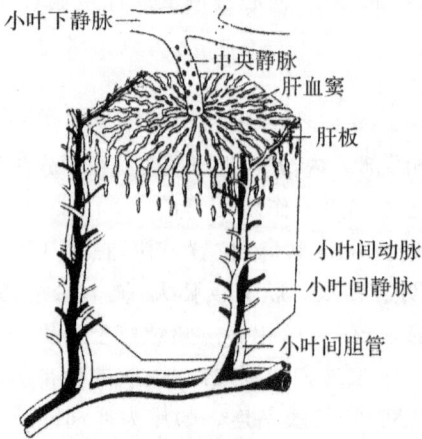

图 1-33　肝小叶模式图

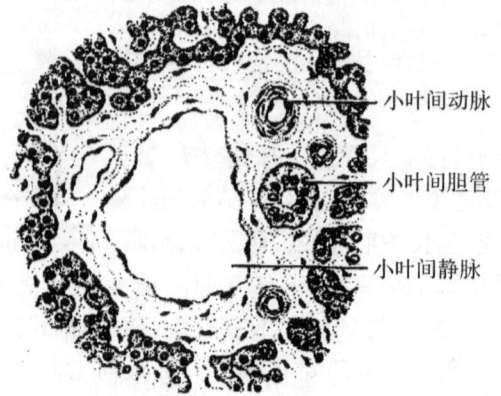

图 1-34　肝门管区

小叶间静脉是门静脉的分支,管径较粗,腔大而不规则,管壁薄,内皮外仅有极少量平滑肌。小叶间动脉是肝动脉的分支,管径较细,管腔小,管壁相对较薄,内皮外有环形平滑肌。小叶间胆管是肝管的分支,管腔狭小,管壁由单层立方或低柱状上皮构成,细胞核圆形或卵圆形。

(三)肝的血液循环

肝由门静脉和肝动脉双重供血。门静脉是肝的功能血管,将胃肠道吸收的营养物质输入肝内进行代谢和转化。门静脉于肝门入肝后逐级分支,在肝小叶间形成小叶间静脉。小叶间静脉的分支穿过界板与血窦相连,将门静脉血输入肝窦内。

肝动脉血含氧量高,是肝的营养血管。肝动脉入肝后与门静脉伴行分支,且分支较多,因此在门管区内可见多个小叶间动脉。小叶间动脉最终也分支通入血窦。此外,小叶间动脉还分支形成毛细血管网或血管丛,供应肝被膜、间质和胆管等。

因此,肝血窦内含有来自门静脉和肝动脉的混合血。肝血窦血液从小叶周边流向中央,汇入中央静脉。若干中央静脉汇合成小叶下静脉,单独走行于小叶间结缔组织内,管径大,壁较厚。小叶下静脉再汇集成 2~3 支肝静脉,从肝后面出肝,汇入下腔静脉。

(四)肝内胆汁排出途径

肝细胞分泌的胆汁经胆小管从肝小叶的中央流向周边,在小叶边缘处汇集成若干短小闰管,或称 Hering 管。闰管较细,直径约 $15\mu m$,由立方上皮围成,细胞着色浅,具有一定的分泌和吸收功能。闰管出肝小叶后,汇入小叶间胆管,小叶间胆管再汇合成左右肝管。肝管管径增大,管壁上皮渐变为单层柱状,于肝门处出肝。

五、胰腺的组织结构

胰腺表面覆盖薄层结缔组织被膜,结缔组织伸入腺内将实质分隔成许多小叶。人的胰腺中结缔组织不发达,所以小叶的分界不很明显。胰腺的实质由外分泌部和内分泌部两部分组成。

外分泌部由腺泡和多级导管组成,占腺体的绝大部分,属于消化腺,分泌胰液,经导管排入十二指肠,有重要的化学性消化作用。胰液是无色无嗅的碱性液体,含水分约 97.5％,无机物约 0.6％,有机物约为 1.8％。无机物成分中,HCO_3^- 的含量最高,占第二位的负离子是 Cl^-,两者主要是由腺泡和导管分泌。有机物主要为多种消化酶,由腺细胞分泌。胰液中的消化酶主要有胰淀粉酶、胰脂肪酶、胰蛋白酶和糜蛋白酶,分别水解淀粉、脂肪和蛋白质。胰液中还含有羧基肽酶、核糖核酸酶、脱氧核糖核酸酶等水解酶。由于胰腺中含有水解三种主要食物成分的消化酶,因而是所有消化液中最重要的一种。

内分泌部是散在分布于外分泌部之间的细胞群,称胰岛,主要有 A 细胞、B 细胞、D 细胞和 PP 细胞四种细胞,分别分泌胰高血糖素、胰岛素、生长抑素和胰多肽。胰岛分泌的激素进入血液或淋巴,主要参与糖代谢的调节(图 1-35)。

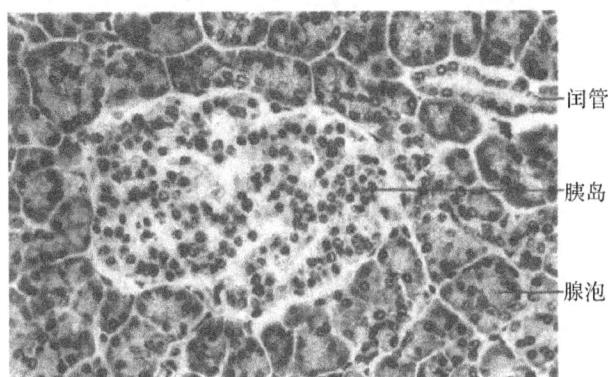

图 1-35　胰腺

胰腺细胞还分泌一种胰蛋白酶抑制物,可防止胰蛋白酶对胰腺组织的自身消化,并阻止胰蛋白酶对其他蛋白水解酶的激活作用。在某些病理情况下,如胰腺损伤或导管阻塞时,胰蛋白酶抑制物的作用也受到遏止,胰蛋白水解酶活化,迅速破坏胰腺组织,导致急性胰腺炎。

六、胆囊的组织结构

胆囊分为底、体、颈三部,胆囊颈与胆囊管相续。胆囊壁由黏膜、肌层和外膜组成。黏膜形成很多高而分支的皱襞,胆囊收缩时皱襞高大明显,充盈扩张时皱襞大部分消失。黏膜又由上皮和固有层构成,黏膜上皮为单层柱状,皱襞之间的上皮常向固有层内凹陷形成隐窝,称黏膜窦。上皮具有一定的分泌作用,但以吸收功能为主。上皮下为薄层结缔组织构成的固有膜,有较丰富的血管,但无腺体。肌层厚薄不一,平滑肌纤维排列不规则,呈纵行和螺旋形排列。外膜较厚,为疏松结缔组织,表面大部分为浆膜,少部分为纤维膜(图 1-36)。

胆囊管在近胆囊颈的一段,其黏膜形成螺旋状的皱襞,称螺旋襞或螺旋瓣,胆结石常嵌顿于此。黏膜上皮间夹杂少量杯状细胞,固有层内有少量黏液腺,肌层以环形平滑肌为主。

胆囊具有贮存和浓缩胆汁的功能,其容量约为 40~60ml。肝产生的胆汁经肝管排出,一般先在胆囊内贮存。胆囊上皮细胞主动吸收胆汁中的水和无机盐(主要为 Na^+、Ca^{2+} 等),转运至固有膜的血管和淋巴管中,使胆汁浓缩 4~10 倍,从而增加了贮存的效能。胆囊的分泌、吸收和收缩排空功能受神经和体液的调节,特别是在进食尤其是高脂肪食物后,小肠内分泌细胞分泌胆囊收缩素,能使胆囊强烈收缩,排出胆汁进入肠腔。

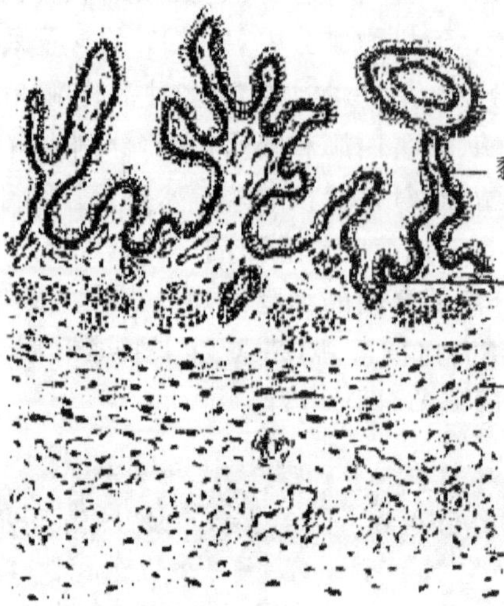

图 1-36　胆囊的组织结构

（万　勇）

第三节　腹　膜

一、概述

腹膜（peritoneum）为覆盖于腹、盆腔壁内面和腹、盆腔脏器表面的一层薄而光滑的浆膜，由间皮和少量结缔组织构成，呈半透明状。衬于腹、盆腔壁内面的腹膜称为壁腹膜（parietal peritoneum）或腹膜壁层，由壁腹膜返折并覆盖于腹、盆腔脏器表面的腹膜称为脏腹膜（visceral peritoneum）或腹膜脏层。壁腹膜和脏腹膜互相延续、移行，共同围成不规则的潜在性腔隙，称为腹膜腔（peritoneal cavity），腔内仅有少量浆液。男性腹膜腔为一封闭的腔隙；女性腹膜腔则借输卵管腹腔口，经输卵管、子宫、阴道与外界相通。

腹膜腔和腹腔在解剖学上是两个不同而又相关的概念。腹腔是指膈以下、盆膈（即盆底）以上，腹前壁和腹后壁之间的腔，而腹膜腔则指脏腹膜和壁腹膜之间的潜在性腔隙，腔内仅含少量浆液。实际上，腹膜腔是套在腹腔内，腹、盆腔脏器均位于腹腔之内、腹膜腔之外。临床应用时，对腹膜腔和腹腔的区分并不严格，但有的手术（如肾和膀胱的手术）常在腹膜外进行，并不需要通过腹膜腔，因此手术者应对两腔有明确的概念（图 1-37）。

腹膜具有分泌、吸收、保护、支持、修复等功能。①分泌少量浆液（正常情况下维持约100～200ml），可润滑和保护脏器，减少摩擦。②支持和固定脏器。③吸收腹腔内的液体和空气等。一般认为，上腹部，特别是膈下区的腹膜吸收能力较强，这是因为该部的腹膜面积较大，微血管较丰富，腹膜孔（为淋巴孔的一种）较多，以及呼吸运动的影响较明显。所以腹腔炎症或手术后的患者多采取半卧位，使有害液体流至下腹部，以减缓腹膜对有害物质的吸收。④防御功能。腹膜和腹膜腔内浆液中含有大量的巨噬细胞，可吞噬细菌和有害物质。

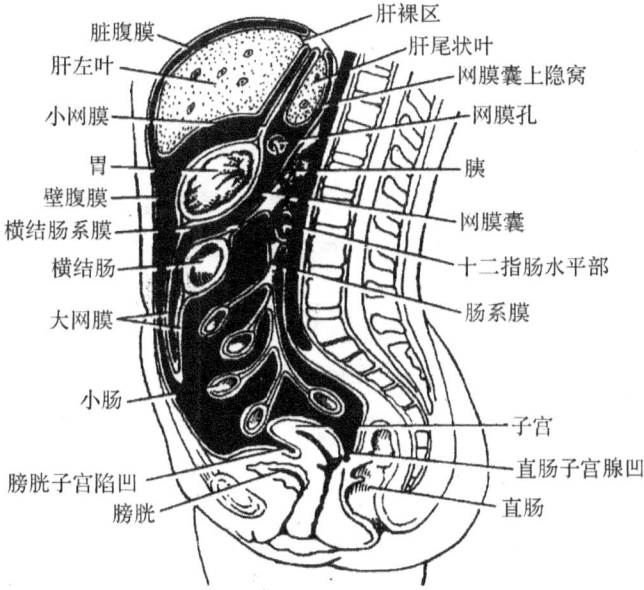

图 1-37 腹膜腔矢状切面模式图(女性)

⑤腹膜有较强的修复和再生能力,所分泌的浆液中含有纤维素,其粘连作用可促进伤口的愈合和炎症的局限化。但若手术操作粗暴,或腹膜在空气中暴露时间过久,也可因此而造成肠袢纤维性粘连等后遗症。

二、腹膜与腹盆腔脏器的关系

根据脏器被腹膜覆盖的范围大小,可将腹、盆腔脏器分为三类,即腹膜内位、间位和外位器官(图 1-38)。

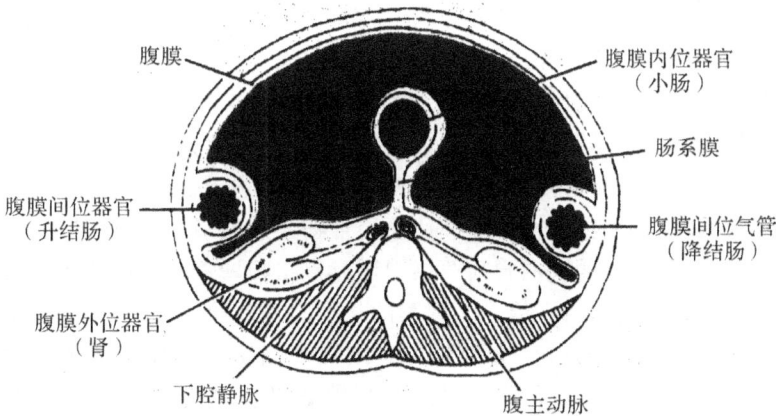

图 1-38 腹膜与脏器的关系示意图(水平切面)

(一)腹膜内位器官

表面几乎都被腹膜所覆盖的器官为腹膜内位器官,有胃、十二指肠上部、空肠、回肠、盲肠、阑尾、横结肠、乙状结肠、脾、卵巢和输卵管。

(二)腹膜间位器官

表面大部分被腹膜覆盖的器官为腹膜间位器官,有肝、胆囊、升结肠、降结肠、子宫、充盈的膀胱和直肠上段。

(三)腹膜外位器官

仅一面被腹膜覆盖的器官为腹膜外位器官,有肾、肾上腺、输尿管,十二指肠降部、下部和升部,直肠中、下段及胰,空虚的膀胱。这些器官大多位于腹膜后间隙,临床上又称腹膜后位。

了解脏器与腹膜的关系,有重要的临床意义,如腹膜内位器官的手术必须通过腹膜腔,而肾、输尿管等腹膜外位器官则不必打开腹膜腔便可进行手术,从而避免腹膜腔的感染和术后粘连。

三、腹膜形成的结构

壁腹膜与脏腹膜之间,或脏腹膜之间互相返折移行,形成许多结构,这些结构不仅对器官起着连接和固定的作用,也是血管、神经等进入脏器的途径。

(一)网膜

网膜(omentum)是与胃小弯和胃大弯相连的双层腹膜皱襞,其间有血管、神经、淋巴管和结缔组织等。

1. 小网膜(lesser omentum) 是连于肝门和胃小弯及十二指肠上部之间的双层腹膜结构。在其左侧,连于肝门和胃小弯之间的部分称为肝胃韧带。在其右侧,连于肝门和十二指肠上部之间的部分称肝十二指肠韧带,其内有进出肝门的三个重要结构通过:胆总管位于右前方,肝固有动脉位于左前方,两者之后为肝门静脉。了解肝十二指肠韧带内这种排列关系有利于手术中寻找辨认结构并能在肝、胆囊出血时压迫这些管道而达到暂时止血的目的。小网膜的右缘游离,其后方为网膜孔,经此孔可进入网膜囊。

2. 大网膜(greater omentum) 是连于胃大弯和横结肠之间的双层腹膜结构,其折返后形成四层,形似围裙覆盖于小肠和横结肠的前方,其左缘与胃脾韧带相连续。构成小网膜的两层腹膜分别贴被胃和十二指肠上部的前、后两面向下延伸,至胃大弯处互相愈着,形成大网膜的前两层,后者降至脐平面稍下方,然后向后返折向上,形成大网膜的后两层,连于横结肠并叠合成横结肠系膜,贴于腹后壁。大网膜前两层与后两层之间的潜在性腔隙是网膜囊的下部,随着年龄的增长,大网膜前两层和后两层常粘连愈着,致使其间的网膜囊下部消失,而连于胃大弯和横结肠之间的大网膜前两层则形成胃结肠韧带。大网膜中含有丰富的脂肪和巨噬细胞,后者有重要的防御功能。大网膜的长度因人而异,活体上大网膜的下垂部分常可移动位置,当腹膜腔内有炎症时,大网膜可包围病灶以防止炎症扩散蔓延,故有"腹腔卫士"之称。小儿的大网膜较短,一般在脐平面以上,因此当阑尾炎或其他下腹部炎症时,病灶区不易被大网膜包裹而局限化,常导致弥漫性腹膜炎。大网膜的血管常用作心冠状动脉搭桥术中的供体血管。整形外科常使用带血管蒂的大网膜片铺盖胸、腹壁或颅骨创面,作为植皮的基础(图1-39)。

3. 网膜囊和网膜孔 网膜囊(omental bursa)是小网膜和胃后壁与腹后壁的腹膜之间的

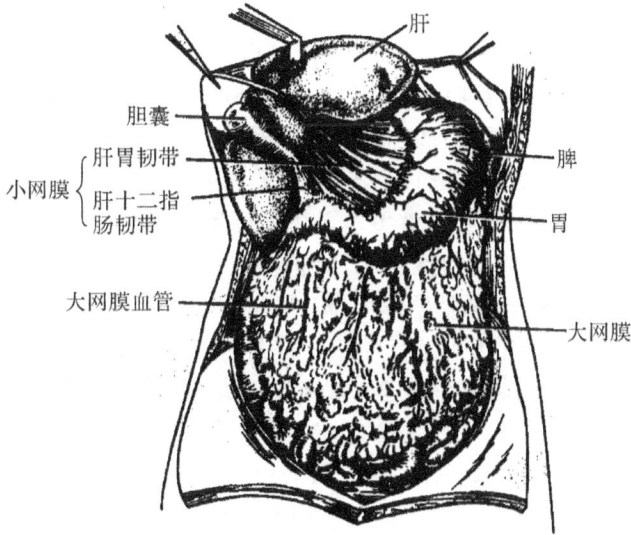

图 1-39　网膜

一个扁窄间隙,又称小腹膜腔,为腹膜腔的一部分。网膜囊的前壁为小网膜、胃后壁的腹膜和胃结肠韧带;后壁为横结肠及其系膜以及覆盖在胰、左肾、左肾上腺等处的腹膜;上壁为肝尾叶和膈下方的腹膜;下壁为大网膜前、后层的愈着处。网膜囊的左侧为脾、胃脾韧带和脾肾韧带;右侧借网膜孔通腹膜腔的其余部分。网膜孔(omental foramen)的高度约在第 12 胸椎至第 2 腰椎体的前方,成人可容 1～2 指通过。其上界为肝尾叶,下界为十二指肠上部,前界为肝十二指肠韧带,后界为覆盖在下腔静脉表面的腹膜。手术时,遇有外伤性肝破裂或肝门附近动脉出血,可将食指伸入孔内,拇指在小网膜游离缘前方加压进行暂时止血(图 1-40)。

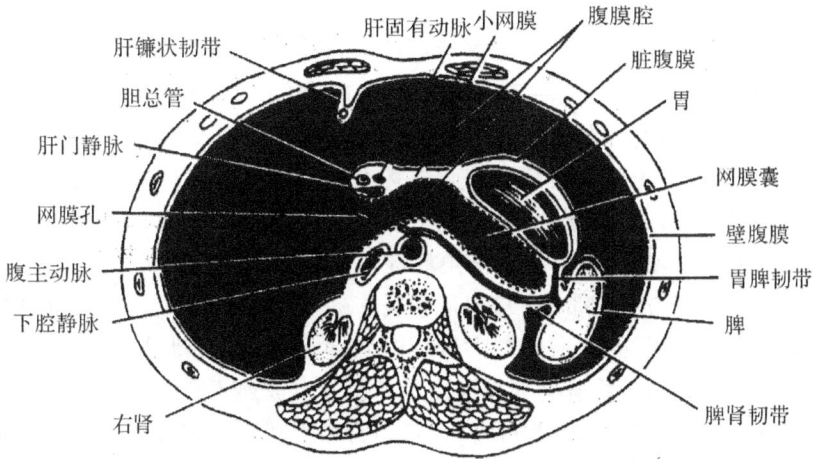

图 1-40　网膜囊和网膜孔(通过第 1 腰椎水平切面)

网膜囊是腹膜腔的一个盲囊,位置较深,周邻关系复杂,有关器官的病变,相互影响。当胃后壁穿孔或某些炎症导致网膜囊内积液(脓)时,早期常局限于囊内,给诊断带来一定困难。晚期,或因体位变化,可经网膜孔流到腹膜腔的其他部位,引起炎症扩散。

(二)系膜

系膜指将器官连至腹后壁的双层腹膜结构,其内含有出入该器官的血管、神经及淋巴管和淋巴结等。主要的系膜有肠系膜、阑尾系膜、横结肠系膜和乙状结肠系膜等。

1.肠系膜(mesentery) 是将空肠和回肠系连固定于腹后壁的双层腹膜结构,面积较大,整体呈扇形,其附着于腹后壁的部分称为肠系膜根,长约 15cm,起自第 2 腰椎左侧,斜向右下跨过脊柱及其前方结构,止于右骶髂关节前方。肠系膜的肠缘系连空肠、回肠,长达 5~7m,由于肠系膜根和肠缘的长度相差悬殊,故折叠成许多皱褶。肠系膜长而宽,有利于空肠、回肠的活动,对消化和吸收有促进作用,但活动异常时也易发生肠扭转、肠套叠等急腹症。肠系膜的两层腹膜间含有肠系膜上血管及其分支、淋巴管、淋巴结、神经丛和脂肪等。

2.阑尾系膜 呈三角形,将阑尾系连于肠系膜下方。阑尾的血管走行于系膜的游离缘,故阑尾切除时,应从系膜游离缘进行阑尾动、静脉结扎。

3.横结肠系膜 是将横结肠系连于腹后壁的横位双层腹膜结构,其根部起自结肠右曲,横行向左,直至结肠左曲。横结肠系膜内含有中结肠血管及其分支、淋巴管、淋巴结和神经丛等。通常以横结肠系膜为标志将腹膜腔划分为结肠上区和结肠下区。

4.乙状结肠系膜 是将乙状结肠固定于左下腹的双层腹膜结构,其根部附着于左髂窝和骨盆左后壁。该系膜较长,故乙状结肠活动度较大,是发生肠扭转导致肠梗阻的好发部位。系膜内含有乙状结肠血管、直肠上血管、淋巴管、淋巴结和神经丛等。

(三)韧带

韧带指连接腹、盆壁与脏器之间或连接相邻脏器之间的腹膜结构,多数为双层,少数为单层腹膜构成,对脏器有固定作用。有的韧带内含有血管和神经等。

1.肝的韧带 肝的下方有肝胃韧带和肝十二指肠韧带;上方有镰状韧带、冠状韧带,左、右三角韧带;前方有肝圆韧带。

镰状韧带呈矢状位,是上腹前壁和膈下面连于肝上面的双层腹膜结构,位于前正中线右侧,侧面观形似镰刀。镰状韧带下缘游离并增厚,内含肝圆韧带,后者乃胚胎时脐静脉闭锁后的遗迹。由于镰状韧带偏中线右侧,脐以上腹壁正中切口需向下延长时,应偏向中线左侧,以避免损伤肝圆韧带及伴其走行的附脐静脉。

冠状韧带呈冠状位,由膈下面的壁腹膜返折至肝上面所形成的双层腹膜组成。前层向前与镰状韧带相延续,前、后两层之间无腹膜被覆的肝表面称为肝裸区。冠状韧带左、右两端,前、后两层彼此粘合增厚形成左、右三角韧带。

2.脾的韧带 包括胃脾韧带、脾肾韧带和膈脾韧带。胃脾韧带是连于胃底和胃大弯上部与脾门之间的双层腹膜结构,向下与大网膜左侧部相延续。脾肾韧带为脾门至左肾前面的双层腹膜结构。膈脾韧带为脾肾韧带向上延伸将脾上极连于膈下面的腹膜结构。

3.胃的韧带 包括肝胃韧带、胃脾韧带、胃结肠韧带和胃膈韧带。胃膈韧带是胃贲门左侧和食管腹段连于膈下面的腹膜结构。

(四)隐窝和陷凹

皱襞是腹、盆壁与脏器之间或脏器与脏器之间腹膜形成的隆起,其深部常有血管走行。在皱襞之间或皱襞与腹、盆壁之间形成的腹膜凹陷称隐窝,较大的隐窝称陷凹。

肝肾隐窝(hepatorenal recess)位于肝右叶与右肾之间,其左界为网膜孔和十二指肠降部,右界为右结肠旁沟。在仰卧时,肝肾隐窝是腹膜腔的最低部位,腹膜腔内的液体易积存于此。

陷凹位于盆腔内,为腹膜在盆腔脏器之间移行返折形成。男性在膀胱与直肠之间有直肠膀胱陷凹(rectovesical pouch),凹底距肛门约 7.5cm。女性在膀胱与子宫之间有膀胱子宫陷凹(vesicouterine pouch),在直肠与子宫之间有直肠子宫陷凹(rectouterine pouch),后者又称 Douglas 腔,较深,凹底距肛门约 3.5cm,与阴道后穹隆之间仅隔以阴道后壁和腹膜。站立或坐位时,男性的直肠膀胱陷凹和女性的直肠子宫陷凹是腹膜腔的最低部位,故腹膜腔内的积液多聚积于此,临床上可进行直肠穿刺和阴道后穹隆穿刺以进行诊断和治疗。

四、腹膜腔的分区

腹膜腔借横结肠及其系膜分为结肠上区和结肠下区。结肠上区为膈与横结肠及其系膜之间的区域,又称膈下间隙,内有肝、胆囊、脾、胃和十二指肠上部等器官。结肠上区以肝为界,分为肝上间隙和肝下间隙。结肠下区为横结肠及其系膜与盆底上面之间的区域,内有空肠、回肠、盲肠、阑尾、结肠以及盆腔诸器官。

结肠下区常以肠系膜根和升、降结肠为标志分为左结肠旁沟、右结肠旁沟、左肠系膜窦和右肠系膜窦 4 个间隙(图 1-41)。

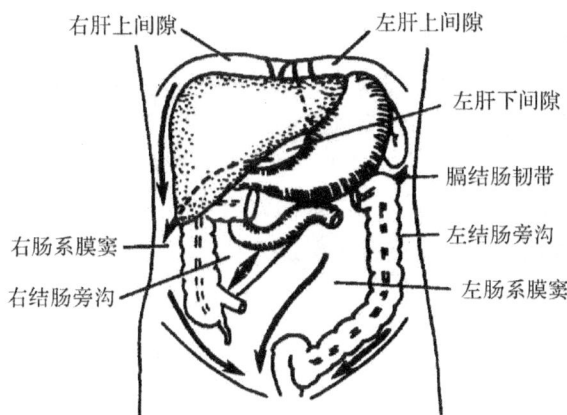

图 1-41　结肠下区的间隙示意图

(一)结肠旁沟

结肠旁沟位于左、右结肠外侧。右结肠旁沟为右结肠与右腹侧壁之间的裂隙,向上直通肝肾隐窝,向下经右髂窝通盆腔。因此,胃后壁穿孔时,胃内容物可经网膜囊→网膜孔→肝肾隐窝→右结肠旁沟到达右髂窝甚至盆腔,其导致的右下腹痛需与阑尾炎相鉴别;反之,阑尾的穿孔和脓肿,脓液可经右结肠旁沟到达肝肾隐窝,甚至形成膈下脓肿。左结肠旁沟为左结肠与左腹侧壁之间的裂隙,由于膈结肠韧带的限制,不与结肠上区相通,但向下可通盆腔。

(二)肠系膜窦

肠系膜窦位于肠系膜根与左、右结肠之间。右肠系膜窦为肠系膜根与右结肠之间的三角形间隙,下方有回肠末端相隔,故间隙内的炎性渗出物常积存于局部。左肠系膜窦为肠系膜根与左结肠之间的斜方形间隙,向下可通盆腔,因此如有积液可顺乙状结肠向下流入盆腔。

(万　勇)

练习与思考

(一)选择题

A1 型题

1. 消化管不包括 （　）
    A. 口腔、咽　　B. 食管、胃　　C. 小肠、大肠　　D. 肝、胰　　E. 直肠、肛管

2. 能同时归属于消化系统和呼吸系统的是 （　）
    A. 口腔　　　B. 咽　　　　C. 食管　　　D. 胃　　　E. 小肠

3. 上消化道的器官不包括 （　）
    A. 十二指肠　　B. 空肠　　　C. 口腔　　　D. 食管　　　E. 胃

4. 构成咽峡的结构不含 （　）
    A. 腭垂　　　B. 腭帆游离缘　　C. 腭舌弓　　　D. 腭咽弓　　　E. 舌根

5. 有三个牙根的是 （　）
    A. 切牙　　　B. 尖牙　　　C. 前磨牙　　　D. 上颌磨牙　　　E. 下颌磨牙

6. 含味蕾的舌乳头是 （　）
    A. 丝状乳头、菌状乳头、叶状乳头　　　　B. 菌状乳头、轮廓乳头、叶状乳头
    C. 轮廓乳头、叶状乳头、丝状乳头　　　　D. 丝状乳头、菌状乳头、轮廓乳头
    E. 丝状乳头、菌状乳头、轮廓乳头、叶状乳头

7. 腭扁桃体位于 （　）
    A. 口腔内　　B. 口咽部　　C. 咽隐窝内　　D. 腭舌弓前方　　E. 梨状隐窝

8. 食管的三个狭窄距中切牙的距离依次是 （　）
    A. 10cm,25cm,35cm　　　　　　　　　B. 15cm,25cm,35cm
    C. 15cm,25cm,40cm　　　　　　　　　D. 15cm,20cm,45cm
    E. 15cm,20cm,40cm

9. 对胃的描述,不正确的是 （　）
    A. 有两壁、两口、两缘　　　B. 后壁邻网膜囊　　　　C. 属腹膜内位器官
    D. 大弯侧有一角切迹　　　　E. 下通十二指肠

10. 胆总管和胰管经肝胰壶腹共同开口于 （　）
    A. 十二指肠上部　　　　　B. 十二指肠降部　　　　C. 十二指肠水平部
    D. 十二指肠升部　　　　　E. 十二指肠球部

11. 空肠较回肠以下说法不正确的是 （　）
    A. 血管更丰富　　　　　B. 管壁更厚　　　　　C. 管腔更大
    D. 环状襞更多　　　　　E. 长度更长

12. 结肠带、结肠袋、肠脂垂分布于 （　）
    A. 盲肠和直肠　　B. 盲肠和结肠　　C. 结肠和直肠　　D. 空肠和回肠　　E. 直肠和肛管

13. 关于直肠弯曲,以下说法正确的是 （　）
    A. 会阴曲、骶曲均突向后　　　B. 会阴曲突向后　　　　C. 骶曲突向后

D. 会阴曲、骶曲均突向前　　　　E. 有 3 个弯曲

14. 各段消化管结构差异最大的是哪一层　　　　　　　　　　　（　　）
　　A. 黏膜　　　B. 黏膜肌层　　C. 黏膜下层　　D. 肌层　　E. 外膜

15. 食管是由哪种上皮构成　　　　　　　　　　　　　　　　　（　　）
　　A. 单层扁平上皮　　　　　　B. 单层柱状上皮　　　　　C. 假复层纤毛柱状上皮
　　D. 复层扁平　　　　　　　　E. 变移上皮

16. 胃是由哪种上皮构成　　　　　　　　　　　　　　　　　　（　　）
　　A. 单层扁平上皮　　　　　　B. 单层柱状上皮　　　　　C. 假复层纤毛柱状上皮
　　D. 复层扁平　　　　　　　　E. 变移上皮

17. 与导致维生素 B_{12} 吸收障碍有关的细胞为　　　　　　　　（　　）
　　A. 柱状细胞　　B. 壁细胞　　C. 主细胞　　D. 潘氏细胞　　E. 杯状细胞

18. 近年来发现与溃疡病发生有密切关系的微生物是　　　　　　（　　）
　　A. 黄曲霉素　　　　　　　　B. 溶血链球菌　　　　　　C. 金黄色葡萄球菌
　　D. 幽门螺杆菌　　　　　　　E. 大肠杆菌

19. 以下哪一项是小肠腺特征性的细胞　　　　　　　　　　　　（　　）
　　A. 吸收细胞　　B. 杯状细胞　　C. 内分泌细胞　　D. 干细胞　　E. 潘氏细胞

20. 以下哪项不是阑尾的特点　　　　　　　　　　　　　　　　（　　）
　　A. 较细长　　B. 管腔规则　　C. 管腔狭小　　D. 富于神经装置
　　E. 有极丰富的淋巴组织

21. 以下有关胃的说法错误的是　　　　　　　　　　　　　　　（　　）
　　A. 上皮为单层柱状上皮　　　B. 腔面有皱襞　　　　　　C. 上皮有少量杯状细胞
　　D. 胃小凹是胃腺的开口处　　E. 胃底腺位于胃体和胃底

22. 以下有关壁细胞的叙述错误的是　　　　　　　　　　　　　（　　）
　　A. 又称泌酸细胞　　　　　　B. 可有双核　　　　　　　C. 有细胞内分泌小管
　　D. 能分泌盐酸与内因子　　　E. 细胞质嗜碱性

23. 与扩大小肠表面积无关的结构是　　　　　　　　　　　　　（　　）
　　A. 微绒毛　　B. 绒毛　　C. 皱襞　　D. 中央乳糜管　　E. 纹状缘

24. 在结构上同时具备消化和吸收功能最优的器官是　　　　　　（　　）
　　A. 胃　　　B. 食管　　　C. 回肠　　　D. 结肠　　　E. 空肠

25. 以下不属于消化腺的是　　　　　　　　　　　　　　　　　（　　）
　　A. 腮腺　　B. 下颌下腺　　C. 肝　　D. 脾　　E. 胰

26. 腮腺导管开口于哪个牙相对应的颊黏膜上　　　　　　　　　（　　）
　　A. 上颌第 1 前磨牙　　　　　B. 上颌第 2 前磨牙　　　　C. 上颌第 1 磨牙
　　D. 上颌第 2 磨牙　　　　　　E. 舌下阜

27. 不经过肝门的结构是　　　　　　　　　　　　　　　　　　（　　）
　　A. 肝门静脉　　B. 肝固有动脉　　C. 左右肝管　　D. 神经和淋巴管　　E. 肝静脉

28. 胆总管　　　　　　　　　　　　　　　　　　　　　　　　（　　）
　　A. 由左、右肝管汇合而成　　　　　　　　B. 由肝总管和胆囊管合成

C.在肝十二指肠韧带后方下降　　　　　　　　D.直接开口于十二指肠上部

E.下端与胆囊管汇合成肝总管

29.关于胆囊,以下说法不正确的是　　　　　　　　　　　　　　　　　　（　　）

A.能产生胆汁　B.能储存胆汁　　C.能浓缩胆汁　　D.位于右季肋区　　E.与肝毗邻

30.位于肝内的输胆管道是　　　　　　　　　　　　　　　　　　　　　　（　　）

A.肝左、右管　B.小叶间胆管　　C.肝总管　　　　D.胆囊管　　　　E.胆总管

31.肝的门管区内不含有的是　　　　　　　　　　　　　　　　　　　　　（　　）

A.小叶间动脉　　　　　　　　B.小叶间静脉　　　　　　　　C.小叶间胆管

D.小叶下静脉　　　　　　　　E.以上都不对

32.肝血窦的血液来自　　　　　　　　　　　　　　　　　　　　　　　　（　　）

A.小叶间动脉　　　　　　　　B.小叶下静脉　　　　　　　　C.小叶间胆管

D.小叶间静脉　　　　　　　　E.A和D

33.肝细胞合成的胆汁首先排入　　　　　　　　　　　　　　　　　　　　（　　）

A.胆囊　　　　　B.小叶间静脉　C.小叶间胆管　　D.肝血窦　　　　E.胆小管

34.关于肝小叶特征描述错误的是　　　　　　　　　　　　　　　　　　　（　　）

A.呈多面棱柱形　　　　　　　　　　　　B.中央有中央静脉

C.是肝的基本结构和功能单位　　　　　　D.肝索和肝血窦呈放射状排列

E.人的肝小叶相互分界明显

35.肝小叶内的窦周隙位于　　　　　　　　　　　　　　　　　　　　　　（　　）

A.相邻肝细胞之间　　　　　　B.肝细胞与内皮细胞之间　　　C.肝板之间

D.门管区　　　　　　　　　　E.以上都不对

36.肝小叶内具有吞噬功能的细胞是　　　　　　　　　　　　　　　　　　（　　）

A.肝细胞　　B.肝血窦壁内皮细胞　C.肝巨噬细胞　D.贮脂细胞　E.以上都不对

37.胰岛中细胞数量最多的是　　　　　　　　　　　　　　　　　　　　　（　　）

A.B细胞　　　　B.A细胞　　　　C.D细胞　　　　D.胰多肽细胞　E.腺泡细胞

38.引起糖尿病的原因是　　　　　　　　　　　　　　　　　　　　　　　（　　）

A.B细胞的分泌过多　　　　　B.A细胞分泌过少　　　　　　　C.D细胞分泌过多

D.A细胞分泌过多或B细胞分泌过少　　　　E.PP细胞分泌过多

39.有关胰腺的叙述不对的是　　　　　　　　　　　　　　　　　　　　　（　　）

A.分为外分泌部与内分泌部　　　　　　　B.外分泌部的腺泡是浆液性腺泡

C.可分泌胰液和激素　　　　　　　　　　D.所有的分泌物都经导管排入十二指肠

E.表面覆以薄层结缔组织被膜

40.关于腹膜不正确的是　　　　　　　　　　　　　　　　　　　　　　　（　　）

A.为浆膜　　　　　　　　　　B.可分为脏、壁两部　　　　　C.能分泌浆液

D.下腹部腹膜吸收能力最强

E.壁腹膜和脏腹膜移行围成腹膜腔

41.关于腹膜腔不正确的是　　　　　　　　　　　　　　　　　　　　　　（　　）

A.由脏、壁腹膜围成　　　　　　　　　　B.女性借生殖管道通体外

C.男性借尿道通体外　　　　　　　　　　D.在盆腔内形成陷凹

E.腹膜腔与腹腔不同

42.腹膜间位器官指　　　　　　　　　　　　　　　　　　　　（　　）

A.各面几乎都有腹膜　　　　B.没有腹膜覆盖　　　　　C.三面被有腹膜

D.一面被有腹膜　　　　　　E.以上都不是

43.下列不属于腹膜外位器官的是　　　　　　　　　　　　　　（　　）

A.胰　　　　B.肾　　　　C.输尿管　　　　D.肾上腺　　　　E.脾

44.属于腹膜内位器官的是　　　　　　　　　　　　　　　　　（　　）

A.胃　　　　B.肝　　　　C.肾　　　　D.胰　　　　E.子宫

45.下列属于腹膜间位器官的是　　　　　　　　　　　　　　　（　　）

A.胃和脾　　　　　　　B.十二指肠上部　　　　　C.肝和胆囊

D.胰和肾　　　　　　　E.阑尾

46.腹膜可形成　　　　　　　　　　　　　　　　　　　　　　（　　）

A.网膜　　　B.系膜　　　C.韧带　　　D.陷窝和陷凹　　E.以上均是

47.与小网膜构成无关的是　　　　　　　　　　　　　　　　　（　　）

A.肝门　　　B.胰　　　C.胃小弯　　　D.十二指肠上部　　E.以上均无关

48.肝十二指肠韧带的游离缘内不含　　　　　　　　　　　　　（　　）

A.肝静脉　　B.肝固有动脉　　C.胆总管　　D.肝门静脉　　E.以上均不是

49.由四层腹膜愈合形成的是　　　　　　　　　　　　　　　　（　　）

A.肠系膜　　B.小网膜　　　C.大网膜　　D.横结肠系膜　　E.镰状韧带

50.小儿患阑尾炎时易导致弥漫性腹膜炎,其主要原因是　　　　（　　）

A.小儿免疫力较差　　　　　B.小儿大网膜位于脐下　　　C.小儿大网膜较长

D.小儿大网膜较短　　　　　E.小儿症状表述能力较差

51.关于网膜囊,叙述不正确的是　　　　　　　　　　　　　　（　　）

A.前壁有胃后壁　　　　　　B.前壁有小网膜　　　　　　C.前壁有肝脏

D.后壁有覆盖在左肾表面的腹膜

E.后壁为横结肠及其系膜

52.系膜不包括　　　　　　　　　　　　　　　　　　　　　　（　　）

A.升结肠系膜　　　　　　　B.横结肠系膜　　　　　　　C.乙状结肠系膜

D.肠系膜　　　　　　　　　E.阑尾系膜

53.站立时,男性腹膜腔的最低部位是　　　　　　　　　　　　（　　）

A.网膜囊　　　　　　　　　B.直肠膀胱陷凹　　　　　　C.膀胱子宫陷凹

D.直肠子宫陷凹　　　　　　E.肝肾隐窝

54.以下腹膜形成的结构不包括　　　　　　　　　　　　　　　（　　）

A.网膜　　　B.韧带　　　C.陷凹　　　D.肝圆韧带　　　E.系膜

A2 型题

55.男性,65 岁。间断腹胀、上腹隐痛 25 年。胃镜检查提示:胃体黏膜变薄,血管透见,
皱襞稀疏。诊断:慢性萎缩性胃炎。患者可能缺乏的维生素是　　　　　　　（　　）

A. 维生素 B_6 B. 维生素 C   C. 维生素 B_{12} D. 维生素 B_2 E. 维生素 D

56. 男性,28岁。有胃溃疡病史2年,因进食后剧烈腹痛1h入院。查体:全腹部弥漫压痛、反跳痛,以上腹部及右下腹明显。诊断为胃溃疡伴穿孔,急性腹膜炎。导致患者右下腹明显疼痛最可能的原因是 (　　)

    A. 合并阑尾炎　　　　　　　　　　　　B. 胃内容物经右结肠旁沟到达右下腹

    C. 胃内容物经左结肠旁沟到达右下腹　　　D. 胃内容物经右肠系膜窦到达右下腹

    E. 胃内容物经左肠系膜窦到达右下腹

A3 型题/A4 型题

(98—101 题共用题干)

女性,32岁,已婚。因剧烈腹痛2h入院,体温38.7℃,脉搏112次/min,腹胀明显,全腹压痛和反跳痛。影像学检查示腹腔积液,诊断为急性腹膜炎。

57. 患者宜采用的体位是 (　　)

    A. 左侧卧位　　B. 右侧卧位　　C. 仰卧位　　D. 半卧位　　E. 俯卧位

58. 患者仰卧时,积液易积聚于 (　　)

    A. 直肠子宫陷凹　　　　　　B. 膀胱子宫陷凹　　　　　　C. 直肠膀胱陷凹

    D. 肝肾隐窝　　　　　　　　E. 以上均不是

59. 患者半卧位时,积液易积聚于 (　　)

    A. 直肠子宫陷凹　　　　　　B. 膀胱子宫陷凹　　　　　　C. 直肠膀胱陷凹

    D. 肝肾隐窝　　　　　　　　E. 以上均不是

60. 患者穿刺抽取腹腔积液的位置是 (　　)

    A. 膀胱　　　　B. 腹壁　　　　C. 直肠　　　　D. 阴道后穹隆　　　　E. 尿道

(二)填空题

61. 消化系统由 ＿＿＿＿＿＿ 和 ＿＿＿＿＿＿ 两部分组成。临床上所说的下消化道是指＿＿＿＿＿＿。

62. 舌的形态可分为＿＿＿＿＿＿、＿＿＿＿＿＿和＿＿＿＿＿＿三部分。

63. 每个牙按其形态可分为＿＿＿＿＿＿、＿＿＿＿＿＿和＿＿＿＿＿＿三部分。

64. 乳牙在上下颌左右各有＿＿＿＿＿＿个。通常所称的智齿是指＿＿＿＿＿＿。

65. 胃的入口称＿＿＿＿＿＿,与＿＿＿＿＿＿相接;出口为＿＿＿＿＿＿,与＿＿＿＿＿＿相延续。

66. 胃的幽门部,可分为左侧的＿＿＿＿＿＿和右侧的＿＿＿＿＿＿两部分。

67. 小肠上接胃的＿＿＿＿＿＿,下接＿＿＿＿＿＿,分＿＿＿＿＿＿、＿＿＿＿＿＿和＿＿＿＿＿＿三部。

68. 十二指肠呈"C"字形包绕＿＿＿＿＿＿,它依次可分为＿＿＿＿＿＿、＿＿＿＿＿＿、＿＿＿＿＿＿和＿＿＿＿＿＿四部分。

69. 大肠可分为＿＿＿＿＿＿、＿＿＿＿＿＿、＿＿＿＿＿＿、＿＿＿＿＿＿和＿＿＿＿＿＿五部分。

70. 结肠分为＿＿＿＿＿＿、＿＿＿＿＿＿、＿＿＿＿＿＿和＿＿＿＿＿＿四部分。

71. 结肠和盲肠在形态上有＿＿＿＿＿＿、＿＿＿＿＿＿和＿＿＿＿＿＿三大特征,借此与小肠区别。

72. 消化管的组织结构由内向外分为＿＿＿＿＿＿、＿＿＿＿＿＿、＿＿＿＿＿＿和＿＿＿＿＿＿四层。

73. 食管黏膜的上皮为＿＿＿＿＿＿上皮,当食管下段的＿＿＿＿＿＿上皮被＿＿＿＿＿＿上皮取代,则称之为 Barrett 食管,该处易发生 Barrett 食管腺癌。

74.食管的肌层上 1/3 段为_____肌,下 1/3 段为_____肌,中 1/3 段则兼具两者。

75.胃黏膜的上皮为_____上皮,当胃的上皮出现_____时,病理学称此现象为胃的肠上皮化生。

76.胃底腺中的主细胞主要分泌_____,壁细胞主要分泌_____,此外还可分泌_____,其与维生素 B_{12} 的吸收有关。

77.胃的肌层中的环行肌在贲门和幽门部增厚,分别形成_____和_____。当_____痉挛时,则引起胃潴留,当_____发生异常松弛时易引起反流性食管炎。

78.绒毛是由_____和_____向肠腔内突出所形成的结构。

79.肝的膈面借_____韧带分为_____和_____两叶;脏面借"H"沟分为_____、_____、_____和_____四叶。

80.胆囊底的体表投影在_____侧的_____与_____交点处。

81.肝小叶主要由_____和周围呈放射状排列的_____、_____构成。

82.肝的血液由_____和_____双重供血。

83.肝内血液循环途径是:小叶间静脉和小叶间动脉→肝血窦→_____静脉→_____静脉→_____静脉→下腔静脉。

84.肝内胆汁排出途径是:_____分泌→_____→闰管→_____→肝左右肝管。

85.胰腺实质由_____与_____两部分组成。

86.胰岛主要有_____、_____、_____、_____四种细胞组成,其中_____分泌胰高血糖素,_____分泌胰岛素。

87.胆囊的组织结构由内向外分为_____、_____、_____三层。

88.根据脏器被腹膜覆盖的范围大小,可将腹、盆腔脏器分为_____、_____、_____三类。

89.小网膜包括_____和_____两部分,后者的两层腹膜间穿行_____、_____和_____三大结构。

90.小网膜游离缘的后方有_____,它通向_____。

91.大网膜是连于_____和_____之间的双层腹膜结构。

92.系膜主要有_____、_____、_____、_____。

93.平卧时,腹膜腔的最低点部位是_____,而站立或坐位时,腹膜腔的最低部位在男性为_____,在女性为_____。

94.胃后壁穿孔时,胃内容物可经_____→_____→肝肾隐窝→_____到达右髂窝。

(三)名词解释

95.上消化道

96.咽峡

97.十二指肠大乳头

98.回盲瓣

99.Barrett 食管

100.肠上皮化生

101. 肝小叶

102. 门管区

103. 胰岛

104. 腹膜

105. 腹膜腔

106. 腹腔

107. 小网膜

108. 直肠子宫陷凹

(四)问答题

109. 试述胃的位置、形态和分部。

110. 空肠与回肠有何区别?

111. 一幼儿误食一分硬币后,过两天后在粪便中发现,请按顺序写出该硬币都经过了哪些器官排出体外。

112. 试述胆汁在平时和进食时的排出途径。

113. 简述胃黏膜的自我保护机制。

114. 简述小肠与大肠黏膜结构的区别。

115. 简述肝的血液循环途径。

116. 简述肝内胆汁的排出途径。

117. 腹膜的功能有哪些?

118. 试述腹膜形成的主要结构有哪些?

(五)病例分析

119. 男性,39 岁。上腹部疼痛 2 个月,饭后加重,时而反酸,因饮酒后出现腹部剧痛入院。请问:

(1)位于上腹部的脏器有哪些?

(2)该患者病变可能位于哪个脏器?

(3)简述该脏器的形态结构特点。

120. 某男,68 岁。上腹痛、体重下降 6 个月,皮肤黄染 2 个月,影像学检查发现胰头部占位,病理穿刺诊断为胰头部腺癌,拟进行手术治疗。请问:

(1)胰头毗邻的结构有哪些?

(2)为何患者出现皮肤黄染?

121. 女性,29 岁。某日突感全腹剧痛并伴恶心、呕吐而来医院检查,体温 39.2℃,脉搏 102 次/分,腹胀明显,全腹压痛和反跳痛,叩诊有移动性浊音,经 X 线检查可见大、小肠普遍胀气并有多数小液平面等肠麻痹征象。诊断为急性腹膜炎。请问:

(1)什么是腹膜? 与被覆脏器关系有哪几种?

(2)为什么腹膜炎患者宜取半卧位?

(3)女性应在何处穿刺抽取腹腔积液?

第二章　消化和吸收

1. 掌握胃液、胰液、胆汁的主要成分和作用,三大营养物质、水、无机盐等重要物质的吸收部位。
2. 熟悉胃、小肠的运动形式及意义,胃排空的特点及其影响因素,小肠在消化过程中的重要性,消化道的神经支配及作用,消化器官的反射性调节方式。
3. 了解食物在口腔内的消化、消化期胃液分泌的分期及机制、大肠的功能、各物质的吸收过程和影响因素、消化道平滑肌的一般生理特性、胃肠激素的作用。
4. 能分析常见消化不良形成及胃酸分泌增多引发溃疡的原因,了解防治方案。
5. 能分析几种主要营养成分吸收障碍的可能原因,并能进行科学宣教。
6. 能合理解释环境、情绪变化等因素对消化器官活动影响的机制。

第一节　食物的消化

一、口腔内消化

食物的消化始于口腔。食物在口腔内经咀嚼被磨碎,与唾液混合形成食团,为在胃肠内消化创造条件。

(一)唾液

唾液是由腮腺、下颌下腺、舌下腺和小唾液腺分泌的混合液,正常人每日分泌的唾液量为1~1.5L。

1.唾液的性质和成分　唾液近于中性(pH 6.6~7.1),唾液的成分约99%为水分,其余为有机物和无机物。有机物主要为黏蛋白、唾液淀粉酶、球蛋白和溶菌酶等,无机物有 Na^+、K^+、HCO_3^-、Cl^- 等。

2.唾液的作用　①湿润和溶解食物,易于吞咽并引起味觉;②清洁和保护口腔,清除口腔中的食物残渣,冲淡有害物质,唾液中的溶菌酶和免疫球蛋白具有杀灭细菌和病毒的作用;③消化淀粉,唾液淀粉酶(最适 pH 是 7.0)可将淀粉分解为麦芽糖。

(二)咀嚼和吞咽

1.咀嚼　咀嚼是由咀嚼肌群按一定顺序收缩组成的反射动作。其作用是将食物切碎,并与唾液混合形成食团,使食物与唾液淀粉酶充分接触而产生化学消化作用。此外,咀嚼还能加强食物对口腔内各种感受器的刺激,反射性地引起胃、胰、肝、胆囊活动加强。

2.吞咽 吞咽也是一种反射活动,其中枢位于延髓。吞咽动作分为三期:①由口腔到咽,是在大脑皮层控制下随意启动的,主要依靠舌的运动将食团推至咽部;②由咽到食管上端,由于食团刺激咽部感受器,引起一系列反射动作,包括软腭上升,咽后壁向前突出封闭鼻咽通路,喉头升高紧贴会厌封闭咽与气管的通路,食管上括约肌舒张,食团被挤入食管;③沿食管下行至胃,食团进入食管后,通过食管的蠕动将食团推送至胃。

在昏迷、深度麻醉和某些神经系统疾病时,吞咽反射发生障碍,食物或上呼吸道的分泌物易误入气管,甚至引起吸入性肺炎。婴幼儿由于神经系统尚未发育成熟,吞咽反射不够灵敏,也易使食物或分泌物误入气管。

二、胃内消化

胃具有暂时贮存食物的功能,同时通过化学消化(胃液作用)和机械消化(胃的运动)对食物进行初步消化。成人胃的容量约 $1\sim2L$。

(一)胃液

纯净的胃液是 pH 为 $0.9\sim1.5$ 的无色液体,正常成人每日分泌量约 $1.5\sim2.5L$。胃液由外分泌腺(贲门腺、泌酸腺及幽门腺)和胃黏膜上皮细胞的分泌物构成,主要成分包括盐酸、胃蛋白酶原、黏液和内因子。

1.胃液的主要作用

(1)盐酸 又称胃酸,由壁细胞分泌。盐酸的主要作用有:①激活胃蛋白酶原,并为胃蛋白酶发挥作用提供适宜的酸性环境。②杀灭随食物进入胃内的细菌。③盐酸进入小肠后,促进胰液、胆汁和小肠液的分泌。④盐酸造成的酸性环境有利于铁和钙的吸收。盐酸分泌不足,可引起食欲不振、腹胀、消化不良等症状;盐酸分泌过多,对胃和十二指肠黏膜产生侵蚀作用,可诱发溃疡病。

(2)胃蛋白酶原 由主细胞分泌。在盐酸作用下,胃蛋白酶原转变为有活性的胃蛋白酶。胃蛋白酶可将蛋白质分解为际、胨以及少量的多肽或氨基酸。胃蛋白酶作用的最适 pH 为 $2.0\sim3.5$,当 pH>5 时则失活。

(3)黏液和碳酸氢盐 胃的黏液由胃黏膜上皮细胞、泌酸腺的黏液颈细胞、贲门腺和幽门腺共同分泌,主要成分为糖蛋白。胃内 HCO_3^- 主要由胃黏膜的非泌酸细胞分泌。黏液和 HCO_3^- 共同形成"黏液- HCO_3^- 屏障",可有效保护胃黏膜免受粗糙食物的机械损伤以及胃酸、胃蛋白酶的侵蚀作用(图 2-1)。长期服用阿司匹林、酗酒、强酸、强碱等因素可破坏胃的屏障,引起胃黏膜损伤。

(4)内因子 是由壁细胞分泌的一种糖蛋白,其作用是保护维生素 B_{12} 免受酶的破坏,并促进维生素 B_{12} 在回肠的吸收。如萎缩性胃炎、胃大部分切除,引起内因子缺乏可致维生素 B_{12} 吸收障碍,导致巨幼红细胞性贫血。

2.胃液分泌的调节 进食是胃液分泌的自然刺激,根据接受食物刺激的部位分为以下三个时期。

(1)头期胃液分泌 是指食物刺激头部感受器(眼、耳、鼻、口腔、咽、食管等)所引起的胃

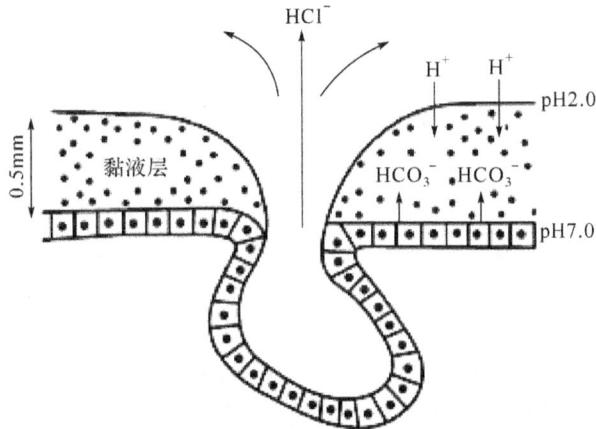

图 2-1 胃黏液-碳酸氢盐屏障示意图

液分泌。此期的胃液分泌包括条件反射和非条件反射两种。前者是与食物有关的形象、气味、声音刺激视、嗅、听等感受器而引起；后者是当咀嚼和吞咽食物时，刺激口腔和咽喉等处感受器而引起。头期胃液分泌量与食欲和情绪有关，约占整个消化期分泌量的30%，酸度和胃蛋白酶的含量都很高。

（2）胃期胃液分泌 食物入胃后，对胃产生机械扩张和化学性刺激，继续引起胃液分泌，主要途径为：①扩张刺激胃底、胃体的感受器，通过迷走-迷走神经反射，引起胃腺分泌；②扩张刺激幽门部，通过壁内神经丛，作用于 G 细胞，引起胃泌素释放；③蛋白质的消化产物直接作用于 G 细胞，引起胃泌素的释放。胃期胃液的分泌量约占整个消化期分泌量的 60%，酸度很高，但胃蛋白酶的含量比头期少。

（3）肠期胃液分泌 食物进入小肠后，继续刺激胃液分泌。主要通过食糜刺激小肠黏膜释放胃泌素等激素，引起胃液分泌。肠期胃液分泌量不大，约占整个消化期分泌量的 10%，胃蛋白酶的含量也较少。

此外，正常消化期的胃液分泌还受到抑制因素的调节，除精神、情绪因素外，主要是盐酸、脂肪和高渗溶液。

(二)胃的运动

食物在胃内的机械消化是通过胃的运动实现的。

1. 胃运动的主要形式

（1）容受性舒张 当咀嚼和吞咽时，食物刺激咽、食管等处感受器，引起胃平滑肌舒张，胃容积增大，称为容受性舒张。其意义在于食物的暂时储存，并使胃在大量食物涌入时胃内压变化不至于过大。

（2）蠕动 胃蠕动出现于食物入胃后 5min 左右，起始于胃的中部，向幽门方向传播，约每分钟 3 次，每个蠕动波约需 1min 到达幽门。胃蠕动可搅拌、磨碎食物，促进食物与胃液的混合，以利于化学性消化，同时可将食糜推入十二指肠，实现胃排空。

（3）紧张性收缩 胃壁平滑肌经常处于一定程度的收缩，称为紧张性收缩。它有助于维持胃的形态和位置，并形成一定的胃内压。如胃的紧张性收缩减弱，可引起胃下垂或胃扩张。

2.胃排空 食物由胃排入十二指肠的过程称为胃排空。食物入胃后 5min 左右即开始胃排空,其速度与食糜的理化性质和化学组成有关,一般流体食物比固体食物排空快,颗粒小的比大块的食物排空快,等渗溶液比非等渗溶液快。在三类主要食物中,糖类排空最快,蛋白质次之,脂肪类最慢。混合食物由胃完全排空通常需要 4~6h。

胃排空受胃内因素和十二指肠内因素的影响。

(1)胃内因素促进胃排空 胃内容物扩张胃壁,通过壁内神经反射或迷走-迷走反射,加强胃的运动。此外,食物的化学成分还可引起胃泌素的释放,胃泌素也使胃运动增强,促进胃排空。

(2)十二指肠内因素抑制胃排空 当食糜中的酸、脂肪、渗透压及机械扩张刺激十二指肠壁上的感受器时,反射性地抑制胃运动,使胃排空减慢,这种反射称为肠-胃反射。此外,当胃酸和脂肪进入十二指肠后,还可引起小肠黏膜释放多种激素,抑制胃运动和胃排空。

随着盐酸在肠内被中和、食物消化产物被吸收,它们对胃的抑制作用逐渐消失,胃运动又逐渐增强。如此重复,直至食糜全部排入十二指肠为止。由此可见,胃排空是间断进行的,而且能与十二指肠内消化和吸收的速度相适应。

三、小肠内消化

小肠内消化是整个消化过程中最重要的阶段。食糜在小肠内一般停留 3~8h,通过多种消化液(胰液、胆汁和小肠液)的化学性消化以及小肠运动的机械性消化,使营养物质分解为可被吸收的小分子物质。

(一)胰液

胰液由胰腺的腺泡细胞和小导管上皮细胞分泌,经胰腺导管排入十二指肠。胰液是无色的碱性液体,pH 为 7.8~8.4,每日分泌量为 1~2L。胰液中除含有大量水分外,还含有碳酸氢盐和多种消化酶。

1.碳酸氢盐 由胰腺小导管上皮细胞分泌,主要作用是中和进入十二指肠的胃酸,使小肠黏膜免受强酸的侵蚀,并为小肠内多种消化酶的活动提供适宜的 pH 环境。

2.胰酶 胰液中的各种消化酶由胰腺的腺泡细胞分泌。

(1)胰淀粉酶 能将淀粉消化为糊精、麦芽寡糖及麦芽糖,最适 pH 6.7~7.0。

(2)胰脂肪酶 可将三酰甘油分解为甘油、脂肪酸和单酰甘油,最适 pH 7.5~8.5。但胰脂肪酶只有在胰腺分泌的辅脂酶存在的条件下才能发挥作用。

(3)胰蛋白酶和糜蛋白酶 两者都是以不具有活性的酶原形式存在于胰液中。当胰液进入小肠后,小肠液中的肠激酶可激活胰蛋白酶原和糜蛋白酶原,使之变为具有活性的胰蛋白酶和糜蛋白酶。这两种酶作用相似,都能将蛋白质分解为脈和胨,两者共同作用时,可将蛋白质分解为为小分子的多肽和氨基酸。

如上所述,胰液含有水解三种主要营养物质的消化酶,是消化食物最全面、消化力最强的一种消化液。如胰腺分泌发生障碍,会明显影响蛋白质和脂肪的消化和吸收,但对糖的消化和吸收影响不大。

(二)胆汁

胆汁由肝细胞分泌。在消化期,胆汁经肝管、胆总管直接排入十二指肠;在非消化期,胆汁大部分流入胆囊贮存,需要时再排入十二指肠。肝胆汁呈金黄色,pH 约 7.4;胆囊胆汁因被浓缩而颜色变深,并因碳酸氢盐被胆囊吸收而呈弱酸性,pH 为 6.8,正常成人每日分泌量约 0.8～1L。

1. 胆汁的成分　胆汁的成分很复杂,除水分和钠、钾、钙、碳酸氢盐等无机成分外,其有机成分有胆汁酸、胆色素、胆固醇、脂肪酸、卵磷脂和黏蛋白等。胆汁酸在肝细胞中由胆固醇转变而来,与甘氨酸或牛磺酸结合形成钠盐或钾盐,称为胆盐。胆汁中胆盐、胆固醇和卵磷脂的适当比例是维持胆固醇成溶解状态的必要条件,如胆固醇分泌过多,或胆盐、卵磷脂合成减少时,胆固醇易沉积形成胆结石。

2. 胆汁的作用　胆汁中不含消化酶,但胆汁对脂肪的消化和吸收具有重要作用。

(1)乳化脂肪　胆汁中的胆盐、胆固醇和卵磷脂等可作为乳化剂,降低脂肪的表面张力,使脂肪乳化成微滴,增加了胰脂肪酶的作用面积,有利于脂肪分解。

(2)促进脂肪吸收　胆盐可与脂肪的分解产物,如脂肪酸、单酰甘油等形成水溶性复合物,促进脂肪消化产物的吸收。

(3)促进脂溶性维生素(维生素 A、D、E、K)的吸收。

当胆石阻塞或肿瘤压迫胆管,使胆汁排出困难时,可引起脂肪消化吸收不良和脂溶性维生素吸收障碍。

(三)小肠液

小肠液由小肠腺和十二指肠腺分泌,呈弱碱性,pH 为 7.6,正常成人每日分泌量为 1～3L。小肠液中主要是水和无机盐,还有肠激酶和黏蛋白等。其主要作用有:①保护十二指肠黏膜免受胃酸的侵蚀;②稀释消化产物,降低渗透压,有利于吸收;③小肠液中的肠激酶可激活胰蛋白酶原。

(四)小肠的运动

1. 紧张性收缩　是进行其他运动形式的基础。小肠紧张性收缩加强时,有利于食糜在肠腔内的混合和运转;紧张性收缩降低时,肠腔易于扩张,肠内容物的混合和运转减慢。

2. 分节运动　是一种以环行肌为主的节律性收缩和舒张运动(图 2-2),其作用在于:①使食糜与消化液充分混合,便于进行化学性消化;②使食糜与肠壁紧密接触,为吸收创造有利条件;③挤压肠壁,促进血液和淋巴回流,以利于吸收。

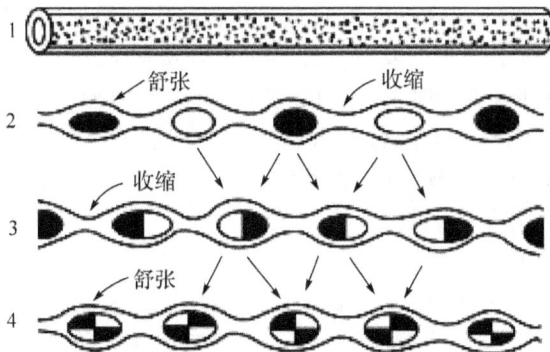

图 2-2　小肠分节运动示意图

3. 蠕动　小肠的蠕动可发生在小肠的任何部位，其速度约为 $0.5\sim2.0cm/s$，近端小肠的蠕动速度大于远端。其意义在于使经过分节运动作用的食糜向前推进，到达一个新的肠段后，再开始分节运动。

四、大肠的功能

人类的大肠没有重要的消化功能，其主要功能是吸收水、无机盐及结肠内微生物产生的维生素 B、K 等物质，暂时贮存食物残渣，形成并排出粪便。

(一)大肠液及大肠内细菌的活动

大肠液是由大肠腺及大肠黏膜杯状细胞分泌的，pH 为 $8.3\sim8.4$，主要成分是黏液和碳酸氢盐，具有保护肠黏膜和润滑粪便的作用。

大肠内有大量细菌，约占粪便固体总量的 $20\%\sim30\%$，主要来自空气和食物。大肠内细菌的作用为：①分解食物残渣，通过对糖及脂肪的发酵产生乳酸、醋酸、CO_2、沼气等，通过腐败作用分解蛋白质产生氨、硫化氢、组胺、吲哚等；②利用肠内较为简单的物质合成维生素 B 复合物和维生素 K，吸收后可被人体利用。若长期使用广谱抗菌药物，可抑制或杀死肠内细菌，引起 B 族维生素和维生素 K 缺乏。

(二)大肠的运动

大肠的运动少而慢，对刺激的反应也较迟钝，这些特点与大肠的功能相适应。

1. 袋状往返运动　空腹时最多见的一种运动形式，由环行肌不规则的收缩所引起。袋状往返运动使结肠袋中的内容物向两个方向作短距离的位移，但并不向前推进。

2. 分节或多袋推进运动　是一个结肠袋或一段结肠收缩，其内容物被推进到下一段的运动。进食后，分节或多袋推进运动增多，可将肠内容物向肛门推进。

3. 蠕动　由一些稳定向前的收缩波所组成。收缩波前方的肌肉舒张，往往充有气体；收缩波的后面则保持收缩状态，使这段肠管内容物排空。

此外，大肠还有一种进行快且推进远的蠕动，称为集团蠕动，可将内容物迅速向肛门推进。集团蠕动常见于进食后，最常发生在早餐后 $60min$ 之内，可能是胃内食物进入十二指肠，由十二指肠反射所引起。

(三)排便反射

食物残渣在大肠内停留一般在十多个小时以上，在这一过程中，大部分水、无机盐和维生素被吸收，未消化的食物残渣经过细菌的发酵和腐败作用形成的产物，加上消化道脱落的上皮细胞、大量细菌、肝排出的胆色素衍生物等共同构成粪便。

当肠的蠕动将粪便推入直肠时，刺激直肠壁内的感受器，冲动沿盆神经和腹下神经传至脊髓腰骶段的初级排便中枢，同时上传到大脑皮层，引起便意。如条件允许，大脑皮层对脊髓排便中枢的抑制作用解除，使降结肠、乙状结肠和直肠收缩，肛门内括约肌舒张，同时阴部神经传出冲动减少，肛门外括约肌舒张，使粪便排出体外。此外，腹肌和膈肌发生收缩，使腹内压增加，可促进粪便排出。

当有便意时，如条件不允许，排便反射可被大脑皮层抑制，便意暂时消失。若经常对便意予以制止，会使直肠对粪便压力刺激不敏感，导致粪便在大肠内停留过久，水分吸收过多而变得干硬，引起排便困难。

(陈慧玲)

第二节 营养物质的吸收

一、吸收的部位

消化管的不同部位对食物的吸收能力和吸收速度不同。口腔和食管几乎不吸收,胃只吸收酒精和少量水分。小肠是营养物质吸收的主要部位,糖类、蛋白质和脂肪的消化产物大部分在十二指肠和空肠吸收。回肠吸收胆盐和维生素 B_{12}。大肠主要吸收水分和无机盐(图2-3)。

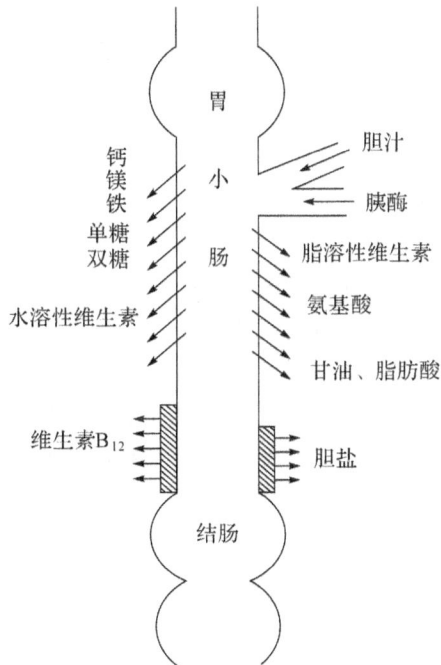

图 2-3 营养物质在小肠的吸收部位

小肠之所以成为营养物质吸收的主要部位,是由以下特性决定的:①吸收面积巨大,小肠长约 4m,其黏膜上环形皱褶、绒毛、微绒毛等结构非常发达,使小肠的吸收面积增加约 600倍;②食物在小肠内已被消化为易于吸收的小分子物质;③食物在小肠内停留的时间较长(3～8h),营养物质有足够的时间被吸收;④小肠黏膜绒毛内有丰富的毛细血管和毛细淋巴管。

二、主要营养物质的吸收

(一)糖的吸收

糖类以单糖形式被小肠上皮细胞所吸收,吸收途径是血液。肠腔中的单糖主要是葡萄糖,约占单糖总量的 80%。单糖的吸收是逆着浓度差进行的,吸收机制是与 Na^+ 吸收耦联的继发性主动过程,其能量来自钠泵运转所形成的细胞内外 Na^+ 的势能差(图 2-4)。

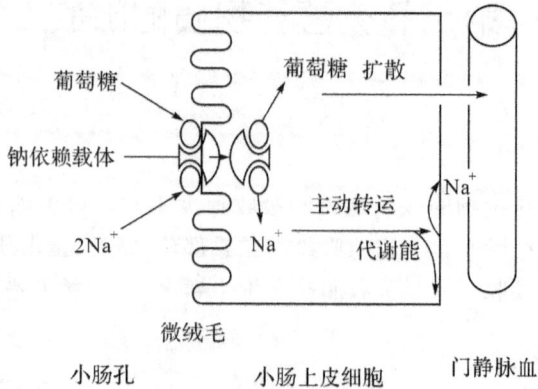

图 2-4　葡萄糖吸收过程示意图

(二)蛋白质的吸收

蛋白质消化产物一般以氨基酸形式被吸收,吸收途径是血液。氨基酸吸收机制与葡萄糖吸收相似,也是继发性主动转运。此外还存在二肽和三肽转运系统,也属于继发性主动转运。在某些情况下,少量的完整蛋白也可以通过小肠上皮细胞进入血液。婴儿的小肠上皮细胞可吸收母体初乳中的免疫球蛋白,以提高免疫力。但成人的小肠若吸收少量完整蛋白,不但无营养作用,相反可作为抗原而引起过敏反应。

(三)脂类的吸收

脂肪的消化产物脂肪酸、单酰甘油及肠道的胆固醇与胆盐形成混合微胶粒,穿过覆盖在小肠绒毛表面的静水层到达微绒毛,其中的脂肪酸、单酰甘油和胆固醇从混合微胶粒中释出,透过微绒毛膜进入黏膜细胞,而胆盐则留于肠腔内。长链脂肪酸及单酰甘油被吸收后,在上皮细胞内重新合成三酰甘油,并与载脂蛋白形成乳糜微粒,经淋巴管进入血液。中、短链三酰甘油水解产生的脂肪酸和单酰甘油可直接吸收入血。由于膳食中的动、植物油中含有长链脂肪酸较多,所以脂肪的吸收途径以淋巴为主。

(四)无机盐的吸收

1.钠和负离子的吸收　钠的吸收是主动转运过程,通过上皮细胞膜上钠泵的活动,降低膜内钠浓度,使肠腔内的钠顺浓度梯度进入细胞。钠吸收过程产生的电位差,可促使肠腔内负离子如 Cl^- 和 HCO_3^- 向细胞内转移,同时钠的主动吸收也为单糖和氨基酸的吸收提供动力。

2.铁的吸收　铁的吸收是主动转运过程,吸收的主要部位是十二指肠和空肠,人每日吸收铁约 1mg。铁的吸收能力与机体对铁的需要有关,如缺铁性贫血患者、急性失血患者、孕妇、儿童等吸收铁的能力增强。食物中的铁绝大部分为三价铁,不易被吸收,需还原为亚铁才能被吸收,维生素 C 能将高价铁还原为亚铁而促进铁的吸收。铁在酸性环境中易溶解,故胃液中的盐酸可促进铁的吸收。

3.钙的吸收　小肠各部都有吸收钙的能力,但十二指肠吸收钙的能力最强。钙只有在离子状态才能被吸收,影响机体吸收钙的因素有:①维生素 D 能促进钙进入肠黏膜细胞,并协助钙从细胞进入血液；②酸性环境使钙呈离子状态，最易吸收；③脂肪酸与钙结合成钙皂，再与胆汁酸结合成水溶性复合物而吸收；④儿童、孕妇和哺乳妇女对钙的需求增加，钙吸收量也随之增加。

(五)水的吸收

人体每日由胃肠吸收的水约 8L，其中摄入水约 1～2L，由消化腺分泌的液体达 6～8L，随粪便排出的水仅为 0.1～0.2L。水的吸收是被动的，各种溶质尤其是 NaCl 吸收后所产生的渗透压梯度是水被动吸收的动力。严重呕吐、腹泻可使人体丢失大量的水分和电解质，从而导致脱水和电解质紊乱。

(六)维生素的吸收

维生素分为脂溶性维生素和水溶性维生素两类。水溶性维生素主要以扩散的方式在小肠上段被吸收，但维生素 B_{12} 必须与内因子结合形成水溶性复合物才能在回肠被吸收。脂溶性维生素 A、D、E、K 的吸收机制与脂肪吸收相似。

（陈慧玲）

第三节　消化器官活动的调节

一、神经调节

(一)消化器官的神经支配

消化管的神经支配包括外来的自主神经系统和消化道壁内的神经系统，两者相互协调，共同调节胃肠功能(图 2-5)。

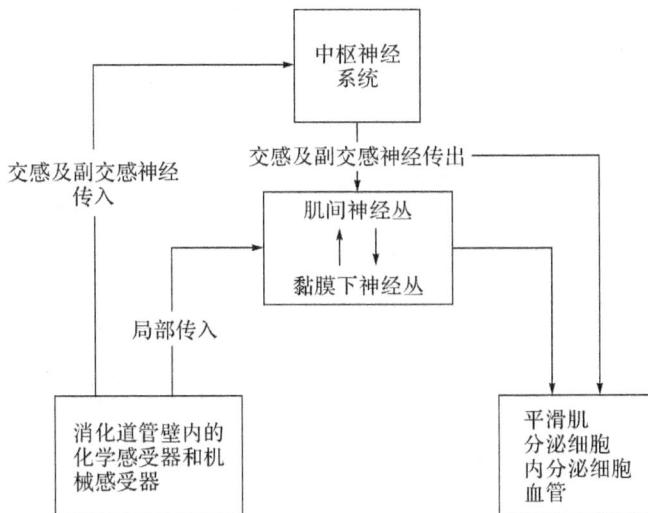

图 2-5　消化道的神经支配图

1. 自主神经系统

（1）交感神经　起自脊髓胸腰段侧角，在相应的神经节换元后，节后纤维支配消化道平滑肌、腺体及血管平滑肌。交感神经兴奋时，节后纤维末梢释放去甲肾上腺素，引起胃肠道活动减弱，消化液分泌减少，括约肌收缩。

（2）副交感神经　来自迷走神经和盆神经，其节后纤维支配腺细胞、上皮细胞和平滑肌细胞。副交感神经兴奋时，大多数节后纤维末梢释放乙酰胆碱，引起消化道活动增强，消化液分泌增加，还可使胆囊收缩，括约肌舒张，胆汁排出。

2. 壁内神经系统

包括黏膜下神经丛和肌间神经丛。壁内神经丛含有感受胃肠道内化学、机械和温度等刺激的感觉神经元，支配胃肠道平滑肌、腺体和血管的运动神经元，以及大量的中间神经元。各种神经元之间形成一个相对独立的局部反射系统，但在完整机体，壁内神经受外来神经的调节。

（二）消化器官活动的反射性调节

1. 非条件反射　是由食物直接刺激消化道壁的机械和化学感受器引起的。当食物进入口腔后，可引起口腔黏膜和舌的感受器发生兴奋，引起唾液分泌增加，还能引起胃的容受性舒张和消化液的分泌。当食物进入胃肠后刺激胃肠壁感受器，引起胃肠运动增强，胃液、胰液、胆汁等消化液分泌。此外，酸性食糜进入小肠可反射性抑制胃的排空。

2. 条件反射　在进食前或进食时，食物的形状、颜色、气味，以及有关的声音、语言、文字和进食的环境等刺激分别作用于视、嗅、听觉感觉器，反射性引起消化道运动和消化腺分泌的改变。"望梅止渴"就是一例典型的消化活动的条件反射。

二、胃肠激素调节

由胃肠道黏膜的内分泌细胞合成并分泌的激素称为胃肠激素。从胃到大肠的黏膜内，有 40 多种内分泌细胞，可分泌多种胃肠激素。胃肠激素对消化器官的主要作用：①调节消化腺的分泌和消化道的运动；②调节其他激素的释放，例如抑胃肽有很强的刺激胰岛素分泌的作用；③营养作用，一些胃肠激素具有促进消化道组织的代谢和生长的作用。胃肠激素中对消化道功能影响较大的主要有胃泌素、促胰液素和缩胆囊素等，其作用见表 2-1。

表 2-1　三种胃肠激素对消化腺分泌和消化道平滑肌运动的作用

激素	主要作用
胃泌素	促进胃液、胰液、胆汁分泌，加强胃肠运动
促胰液素	促进胰液、胆汁分泌，抑制胃液分泌和胃肠运动
缩胆囊素	促进胰液分泌和胆囊收缩，加强小肠运动

（陈慧玲）

练习与思考

(一)选择题

A1 型题

1. 下列关于唾液的叙述,错误的是　　　　　　　　　　　　　　　　　　　　(　　)
   A. 是腮腺、下颌下腺、舌下腺和小唾液腺分泌液的混合液
   B. 是一种无味的黏稠液体
   C. 正常成年人每日的分泌量约为 1~1.5L
   D. 唾液中的消化酶是唾液蛋白酶
   E. 唾液具有杀灭细菌和病毒的作用

2. 以下关于胃酸生理作用的叙述错误的是　　　　　　　　　　　　　　　　　(　　)
   A. 激活胃蛋白酶原　　　　　　　　　　　　B. 杀死入胃的细菌
   C. 促进小肠对维生素 B_{12} 的吸收　　　　　　D. 有助于小肠对铁和钙的吸收
   E. 进入小肠内可引起促胰液素的释放

3. 参与构成胃黏膜保护屏障的主要离子是　　　　　　　　　　　　　　　　　(　　)
   A. Na^+　　　　B. K^+　　　　C. Ca^{2+}　　　　D. Cl^-　　　　E. HCO_3^-

4. 关于头期胃液分泌的说法正确的是　　　　　　　　　　　　　　　　　　　(　　)
   A. 胃液分泌量较少　　　　　　B. 胃液酸度较低　　　　　　C. 胃蛋白酶含量高
   D. 食物入胃后引起　　　　　　D. 纯神经性调节

5. 关于胃排空的叙述以下错误的是　　　　　　　　　　　　　　　　　　　　(　　)
   A. 脂肪类食物比糖排空慢　　　　　　B. 混合食物由胃完全排空通常需要 4~6h
   C. 胃泌素促进胃排空　　　　　　　　D. 十二指肠内的酸和脂肪促进胃排空
   E. 迷走神经兴奋促进胃排空

6. 使胃保持一定形态和位置的运动形式是　　　　　　　　　　　　　　　　　(　　)
   A. 容受性舒张　　B. 紧张性收缩　　C. 蠕动　　　　D. 分节运动　　　E. 逆蠕动

7. 所有消化液中消化食物最全面、消化力最强的是　　　　　　　　　　　　　(　　)
   A. 唾液　　　　B. 胃液　　　　C. 胰液　　　　D. 小肠液　　　　E. 胆汁

8. 使胰蛋白酶原激活的主要物质是　　　　　　　　　　　　　　　　　　　　(　　)
   A. 肠激酶　　　B. 胃蛋白酶　　　C. 糜蛋白酶　　　D. 胰蛋白酶本身　　　E. 盐酸

9. 胆汁中与消化有关的成分是　　　　　　　　　　　　　　　　　　　　　　(　　)
   A. 胆盐　　　　B. 胆固醇　　　　C. 胆色素　　　D. 水和无机盐　　E. 各种消化酶

10. 下列哪种形式的小肠运动使食糜与消化液充分混合,便于进行化学消化　　　(　　)
    A. 紧张性收缩　　B. 分节运动　　C. 蠕动　　　D. 蠕动冲　　　E. 容受性舒张

11. 有关大肠功能的叙述,以下错误的是　　　　　　　　　　　　　　　　　　(　　)
    A. 吸收水分　　　　　　　　B. 大肠液中的消化酶在食物消化中起重要作用
    C. 大肠液润滑粪便　　　　　D. 贮存食物残渣并形成粪便
    E. 肠内细菌可利用简单物质合成 B 族维生素和维生素 K

12. 糖、蛋白质和脂肪消化产物主要的吸收部位是 （ ）
    A. 胃　　　　　　　　　B. 十二指肠、空肠　　　　　　C. 回肠
    D. 结肠　　　　　　　　E. 十二指肠、空肠和回肠

13. 淀粉在小肠内被吸收的主要形式是 （ ）
    A. 麦芽糖　　　B. 果糖　　　C. 葡萄糖　　　D. 蔗糖　　　E. 半乳糖

14. 氨基酸在小肠被吸收的机制是 （ ）
    A. 单纯扩散　　　　　　B. 易化扩散　　　　　　C. 原发性主动转运
    D. 继发性主动转运　　　E. 胞吞和胞吐作用

15. 长链脂肪酸及单酰甘油在小肠上皮细胞内合成三酰甘油,并与载脂蛋白形成乳糜微粒,被吸收进入 （ ）
    A. 毛细淋巴管　B. 毛细血管　　C. 胸导管　　　D. 门静脉　　　E. 淋巴或血液

16. 盐酸可促进小肠吸收 （ ）
    A. NaCl　　　B. 铁和钙　　　C. 维生素 B_{12}　　　D. 葡萄糖　　　E. 氨基酸

17. 胆盐和维生素 B_{12} 的吸收是在 （ ）
    A. 胃　　　　B. 十二指肠　　C. 空肠　　　D. 回肠　　　E. 大肠

18. 支配胃肠道的交感节后纤维释放的递质是 （ ）
    A. 乙酰胆碱　B. 多巴胺　　C. 肾上腺素　　D. 去甲肾上腺素　　E. 组胺

19. 迷走神经兴奋时 （ ）
    A. 胃肠平滑肌活动增强,消化腺分泌减少
    B. 胃肠平滑肌活动减弱,消化腺分泌增加
    C. 胃肠平滑肌活动增强,消化腺分泌增加
    D. 胃肠平滑肌活动减弱,消化腺分泌减少
    E. 以上都不是

20. 不属于胃肠激素作用的是 （ ）
    A. 调节胃肠运动　　　　　　　　B. 调节消化腺分泌
    C. 调节其他胃肠激素的分泌　　　D. 调节小肠内营养物质的吸收
    E. 营养消化道组织

21. 用阿托品阻断 M 受体可导致 （ ）
    A. 唾液分泌增多　　　　B. 胃液分泌增多　　　　C. 胰液分泌增多
    D. 吞咽困难　　　　　　E. 胃肠运动减弱

22. 胃大部分切除的患者出现严重贫血,表现为外周血巨幼红细胞增多,其主要原因是下列哪项减少 （ ）
    A. HCl　　　B. 内因子　　　C. 黏液　　　D. HCO_3^-　　　E. 胃蛋白酶原

23. 临床上治疗胃酸过少的胃病可用极稀的 （ ）
    A. H_2SO_4　　　B. HCl　　　C. H_2CO_3　　　D. H_3PO_4　　　E. $NaHCO_3$

24. 在胆囊造影时,为检查胆囊的收缩功能,让受检者进食油煎荷包蛋是为了促进 （ ）
    A. 胆盐合成　　　　　　B. 胆固醇合成　　　　　　C. 促胃液素分泌

D.缩胆囊素分泌　　　　　　　E.迷走神经兴奋

(二)填空题

25.唾液中含有的消化酶是_____;胆汁中与脂肪的消化和吸收有关的主要成分是_____。

26.胃液的主要成分有_____、_____、黏液和 HCO_3^- 和_____。

27.在三种主要食物中,排空最快的是_____,排空最慢的是_____。

28.小肠的运动形式包括_____、_____和_____。

29._____是吸收的主要部位,糖类吸收的主要形式是_____,蛋白质吸收的主要形式是_____。

30.副交感神经兴奋时,胃肠运动_____,消化腺分泌_____。

(三)名词解释

31.消化

32.吸收

33.黏液-碳酸氢盐屏障

34.胃排空

(四)问答题

35.胃液中有哪些主要成分? 它们有何生理作用?

36.为什么说胰液是最重要的消化液?

37.小肠为什么是吸收营养物质的主要部位?

38.交感神经和副交感神经对消化道活动的影响分别是什么?

(五)病例分析

39.男性,35 岁。长期有上腹疼痛史,进食后缓解,伴有反酸、嗳气、恶心、呕吐等症状。

诊断:胃溃疡。请问:

(1)正常情况下,胃酸和胃蛋白酶为何不会侵蚀胃黏膜?

(2)哪些因素容易损伤胃黏膜诱发胃溃疡?

第三章　肝的生物化学和病理

⭐ 学习目标

1. 掌握三种黄疸的病因及指标,肝硬化的病理变化。
2. 熟悉生物转化作用的概念、意义及影响因素,胆红素的正常代谢过程;病毒性肝炎的基本病理变化和临床病理类型。
3. 了解肝脏在糖、脂类、蛋白质、维生素和激素代谢中的作用,生物转化作用的反应类型。
4. 能分析肝病患者在糖、脂类、蛋白质、维生素和激素代谢方面的异常表现。
5. 能宣教病毒性肝炎的病理知识。
6. 能说出肝硬化临床表现的病理基础。
7. 能根据血尿粪的检测结果,判断不同的黄疸类型。

第一节　肝脏在物质代谢中的作用

一、肝脏在糖代谢中的作用

肝脏是调节血糖浓度的主要器官。进餐后血糖浓度升高,肝脏将血中的葡萄糖合成糖原贮存起来,从而使血糖浓度不至于过高。在空腹状态下,血糖浓度降低时,肝糖原迅速分解生成葡萄糖释放入血,使血糖浓度不至于过低。饥饿超过 12h 以上时,肝糖原几乎耗尽,肝脏可通过糖异生作用将甘油、乳酸及生糖氨基酸等非糖物质转化为葡萄糖或糖原,以维持血糖浓度的相对恒定。

因此,严重肝病时,肝糖原的合成、分解及糖异生作用降低,难以维持正常的血糖浓度,易出现空腹低血糖、饱食后血糖异常升高。

二、肝脏在脂类代谢中的作用

肝脏在脂类的消化、吸收、分解、合成与运输过程中均起重要作用。

1.分泌胆汁　肝脏能分泌胆汁,其中的胆汁酸盐是胆固醇在肝脏的转化产物,能乳化脂类,促进脂类的消化和吸收。因此,当肝损害或胆管阻塞时,影响脂类的消化吸收,患者常出现厌油腻食物、脂肪泻等症状。

2.氧化供能　肝脏是氧化分解脂肪酸的主要场所,也是人体内生成酮体的唯一场所。

饥饿时脂肪动员，释放的脂肪酸进入肝内进行 β-氧化生成乙酰辅酶 A，后者一方面经三羧酸循环氧化供能；另一方面可合成酮体，经血液运输到其他组织，如脑、心、肾、骨骼肌等氧化利用，作为这些组织在饥饿状态的供能原料。

3. 合成脂类　肝脏是合成脂肪酸和三酰甘油的主要场所，肝可利用糖代谢产生的乙酰辅酶 A 合成脂肪酸，再进一步合成三酰甘油。肝脏还是人体合成胆固醇最旺盛的器官，肝脏合成的胆固醇占全身合成胆固醇总量的 80％以上，是血浆胆固醇的主要来源。此外，肝脏也是合成磷脂的重要器官，磷脂的合成与三酰甘油及胆固醇的转运有密切的关系。

4. 合成脂蛋白　脂蛋白是脂类在血浆中运输的主要形式，其组成中的载脂蛋白、磷脂、胆固醇等主要由肝脏合成并分泌入血。因此肝脏是合成血浆脂蛋白的主要场所。当肝功能损伤或其他原因使脂蛋白合成障碍时，就会引起脂类在肝脏堆积，导致脂肪肝。

三、肝脏在蛋白质代谢中的作用

肝脏不仅合成自身所需的各种蛋白质，还合成几乎所有的血浆蛋白质（除 γ-球蛋白），如白蛋白、凝血因子、纤维蛋白原、载脂蛋白、转铁蛋白等。成人肝每天可合成 12g 白蛋白，占肝合成蛋白质总量的 1/4。白蛋白是维持血浆胶体渗透压的主要因素，当肝功能严重受损时可出现水肿及腹水。同时由于凝血因子、纤维蛋白原合成减少，严重肝病患者还可出现出血症状。

肝脏内氨基酸代谢也十分活跃。氨基酸脱氨基作用生成的游离氨对人体具有毒性，而肝脏能将氨转变为尿素，通过血液循环运至肾脏排出体外，以解除氨毒。当肝功能严重损伤时，尿素合成障碍，使血氨浓度增加，可引起肝性脑病。

四、肝脏在维生素代谢中的作用

肝脏在维生素的吸收、运输、储存及代谢中起着重要作用。肝脏分泌的胆汁酸盐可促进脂溶性维生素 A、D、E、K 的吸收，维生素 A、E、K 及 B_{12} 等主要储存于肝脏，其中肝脏内维生素 A 的含量占体内总量的 95％。当维生素 A 缺乏引起夜盲症时，食用动物肝脏具有较好的疗效。肝脏还参加多种维生素的代谢转化，可将 β-胡萝卜素转化为维生素 A，将维生素 D_3 转化为 25-羟维生素 D_3，还可将 B 族维生素转化为辅酶，在物质代谢中发挥着重要作用。

五、肝脏在激素代谢中的作用

多种激素在发挥调节作用后，主要在肝脏转化、降解而失去活性，此过程称为激素的灭活。当肝功能损伤时，激素的灭活作用减弱，体内的醛固酮、雌激素、抗利尿激素等水平升高，可出现男性乳房发育、肝掌、蜘蛛痣以及钠、水潴留等现象。

（陈慧玲）

第二节　肝脏的生物转化作用

一、生物转化的概念

人体内的某些物质既不是组织细胞的结构成分,又不能氧化供能,其中一些具有一定的生物学效应或毒性作用,称为非营养性物质,如代谢产物、激素、药物、食品添加剂、毒物等。人体在排出非营养性物质之前常将其进行代谢转变,这一过程称为生物转化。肝脏是生物转化的主要器官。

生物转化的生理意义在于使非营养性物质的溶解性增加,易于随胆汁或尿液排出体外。多数非营养性物质经生物转化后活性降低或消失(灭活作用),毒性降低或消失(解毒作用)。但有些物质经生物转化后毒性反而增强,如芳烃在体内经氧化反应后转变成致癌物质——环氧化合物。

二、生物转化的反应类型

(一)第一相反应——氧化、还原和水解反应

1.氧化反应

(1)加单氧酶系　此酶系存在于肝细胞的微粒体内,催化脂溶性物质从分子氧中接受一个氧原子,生成羟基化合物。加单氧酶的羟化作用不仅增加药物或毒物的水溶性,有利于排泄,而且是许多物质代谢不可缺少的步骤。

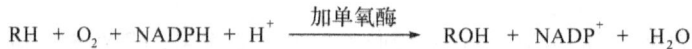

$$RH + O_2 + NADPH + H^+ \xrightarrow{\text{加单氧酶}} ROH + NADP^+ + H_2O$$

(2)单胺氧化酶系　此酶系存在于肝细胞的线粒体内,可催化胺类(如组胺、酪胺、色胺、尸胺和腐胺)氧化脱氨基生成相应的醛类。

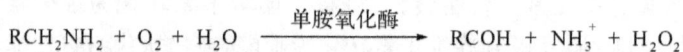

$$RCH_2NH_2 + O_2 + H_2O \xrightarrow{\text{单胺氧化酶}} RCOH + NH_3^+ + H_2O_2$$

(3)脱氢酶系　肝细胞的微粒体和胞液中含有醇脱氢酶及醛脱氢酶,分别催化醇类氧化成醛及醛类氧化成酸。大量饮酒会加重肝的负担,而且代谢物醛对肝有毒性。

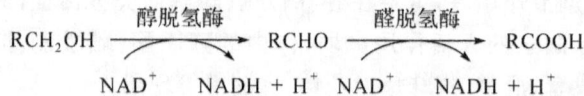

$$RCH_2OH \xrightarrow[NAD^+ \quad NADH + H^+]{\text{醇脱氢酶}} RCHO \xrightarrow[NAD^+ \quad NADH + H^+]{\text{醛脱氢酶}} RCOOH$$

2.还原反应
肝细胞的微粒体中含有还原酶类,主要是硝基还原酶和偶氮还原酶,分别催化硝基化合物与偶氮化合物从 $NADPH + H^+$ 接受氢,还原成相应的胺类。如硝基苯、氯霉素,许多化妆品和染料是偶氮化合物。

3.水解反应
肝细胞的微粒体与胞液中含有多种水解酶类,可将脂类、酰胺类和糖苷类化合物水解,以减低或消除其生物活性。如局部麻醉药普鲁卡因经水解后,分解为对氨基苯甲酸和二乙氨基乙醇,解除其麻醉作用。

(二)第二相反应——结合反应

1. 葡萄糖醛酸结合反应 供体为尿苷二磷酸葡萄糖醛酸（UDPGA），在 UDP-葡萄糖醛酸基转移酶的催化下，将葡萄糖醛酸基转移到多种含极性基团的分子上，生成葡萄糖醛酸苷。如胆红素、类固醇激素进行葡萄糖醛酸结合反应后极性增加，前者主要经胆管排泄，后者主要由肾排泄。

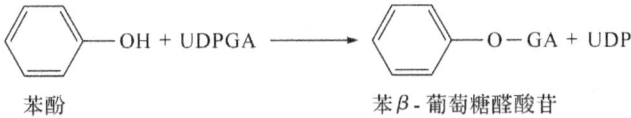

苯酚 ⟶ 苯β-葡萄糖醛酸苷

2. 硫酸结合反应 供体为 $3'$-磷酸腺苷 $5'$-磷酸硫酸（PAPS），在硫酸转移酶的催化下，将硫酸基转移到多种醇、酚或芳香族胺类分子上，生成硫酸酯化合物。

3. 乙酰基结合反应 乙酰辅酶 A 是乙酰基的直接供体，乙酰基转移酶能催化乙酰基从乙酰辅酶 A 转移到芳香胺化合物，形成乙酰化衍生物。如大部分磺胺类药物和异烟肼在肝内通过这种形式灭活。

4. 甘氨酸结合反应 甘氨酸在酰基转移酶的催化下可与含羧基的外来化合物结合。如胆酸和脱氧胆酸可与甘氨酸或牛磺酸结合，形成结合胆汁酸。

此外，谷胱甘肽、甲基等也可参与结合反应。

三、生物转化的影响因素

1. 年龄差异 新生儿的肝功能还未发育完善，对药物及毒物的耐受性较差；而老年人的肝脏生物转化作用下降，服药后不良反应增大。因此，婴幼儿和老年人用药需谨慎。

2. 肝脏病变 肝功能低下可影响肝脏的生物转化，使药物或毒物的灭活速度下降，易造成肝损伤。因此，肝病患者用药也应慎重。

3. 药物或毒物的诱导 某些药物或毒物还可诱导相关酶的合成，长期服用可出现耐药性。

4. 药物之间的抑制作用 某些物质的生物转化反应由相同的酶体系催化，如同时服用几种药物，可发生药物之间对酶的竞争性抑制作用，而影响其生物转化。

（陈慧玲）

第三节　胆色素的代谢与黄疸

胆色素是铁卟啉化合物在体内分解代谢的产物，包括胆红素、胆绿素、胆素原和胆素等，主要随胆汁排出体外。其中胆红素是胆汁中的主要色素，呈橙黄色，有毒性。肝脏是胆红素代谢的主要器官，胆红素代谢异常引起高胆红素血症，可导致黄疸的发生。

一、胆红素的生成与转运

(一)胆红素的生成

正常人每天可生成约 250～350mg 胆红素，其中 70％以上来自衰老红细胞破坏释放的血红蛋白,其他主要来自铁卟啉酶类如细胞色素、过氧化物酶等的分解。

正常红细胞的寿命为 120 天,衰老的红细胞在肝、脾、骨髓的单核-吞噬细胞系统分解释放出血红蛋白,随后分解为珠蛋白和血红素。在单核-吞噬细胞系统微粒体的血红素加单氧酶系催化下,血红素转化为胆绿素。胆绿素在胞液中胆绿素还原酶的催化下,生成胆红素。

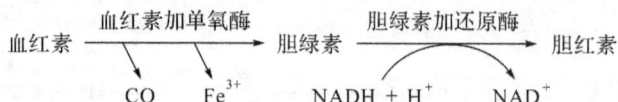

$$\text{血红素} \xrightarrow{\text{血红素加单氧酶}} \text{胆绿素} \xrightarrow{\text{胆绿素加还原酶}} \text{胆红素}$$

$$CO \quad Fe^{3+} \qquad NADH + H^+ \qquad NAD^+$$

(二)胆红素的转运

在单核-吞噬细胞中生成的胆红素进入血液后,主要与血浆清蛋白结合而运输。这种结合增加了胆红素的水溶性,有利于运输,而且又限制了胆红素自由通过细胞膜,以免对组织细胞产生毒性作用。与血浆清蛋白结合的胆红素由于未经肝脏转化,故称为未结合胆红素,不能经肾小球滤过,因而正常人尿液中无胆红素。

胆红素和清蛋白的结合是可逆的,若血浆中清蛋白含量减少,或结合部位被其他物质如磺胺类、水杨酸类、胆汁酸、脂肪酸等所占据,导致胆红素游离出来,进入脑组织而出现中毒症状,引起胆红素脑病。

二、胆红素在肝细胞内的转变

当胆红素-清蛋白复合体随血液进入肝脏后,胆红素与清蛋白分离而被肝细胞摄取,随即与 Y 蛋白或 Z 蛋白结合,其中 Y 蛋白与胆红素的亲和力较大。婴儿在出生 7 周后,Y 蛋白的水平才达到正常成人水平,因而易发生生理性黄疸。

胆红素-Y 蛋白或胆红素-Z 蛋白转运到滑面内质网后,在葡萄糖醛酸转移酶的催化下,转变为葡萄糖醛酸胆红素,称为结合胆红素。结合胆红素的水溶性大,易于随胆汁或尿液排出体外,且不易通过细胞膜和血脑屏障,消除了对组织细胞的毒性作用。

如肝内外胆管阻塞或重症肝炎,可引起排泄障碍,使结合胆红素逆流入血,导致血中结合胆红素升高,进而在尿中出现胆红素。

三、胆红素在肠道中的变化及胆素原的肠肝循环

结合胆红素由肝细胞分泌入毛细胆管,然后排到胆囊,随胆汁进入肠道。在回肠下段及结肠,由于肠道细菌的作用,大部分结合胆红素脱去葡萄糖醛酸,再逐步还原为无色的胆素原。胆素原在肠道下段接触空气氧化为黄褐色的粪胆素,这是正常粪便中的主要色素。

肠道中有 10%～20% 的胆素原可被肠黏膜细胞重吸收,经门静脉入肝。其中大部分胆素原可重新回到肝脏,再次随胆汁排入肠道,形成胆素原的肠肝循环。只有小部分胆素原进入体循环,通过肾脏随尿排出,成为尿胆素原,接触空气后被氧化为尿胆素,这是尿液的主要色素。临床上将尿胆素原、尿胆素、尿胆红素称为尿三胆,但正常人的尿中不会出现胆红素。

胆色素的代谢过程见图 3-1。

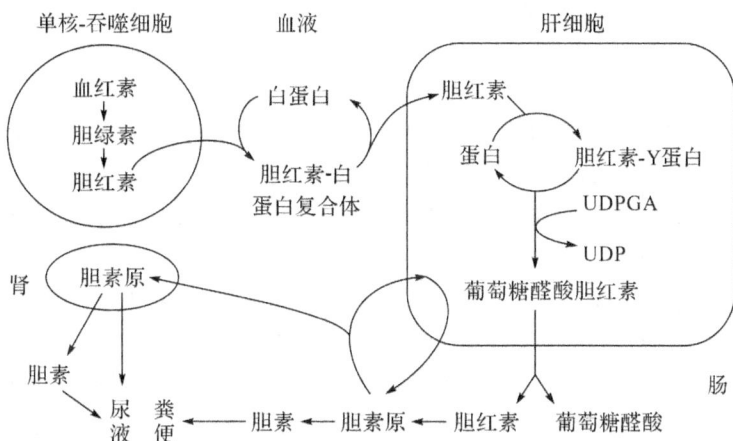

图 3-1 胆色素的代谢过程

四、血清胆红素与黄疸

(一)血清胆红素

正常人血清中胆红素的含量很少,总量不超过 $17.1\mu mol/L$,其中未结合胆红素约占 4/5,其余为结合胆红素。

1. 未结合胆红素 是指未经肝脏转化、与清蛋白结合的胆红素,又称游离胆红素或间接胆红素。未结合胆红素不能与重氮试剂直接起反应,需先加入乙醇或尿素才能与重氮试剂起反应,故称为间接反应阳性。未结合胆红素脂溶性较强,易通过细胞膜对细胞造成损害。

2. 结合胆红素 是指经肝脏转化的胆红素,又称直接胆红素。结合胆红素可与重氮试剂迅速反应,生成紫红色的偶氮化合物,称为直接反应阳性。结合胆红素在正常人的血浆中含量极低,呈水溶性,不易透过细胞膜。

结合胆红素和未结合胆红素的区别(表 3-1)。

表 3-1 两类胆红素的比较

项目	未结合胆红素	结合胆红素
与葡萄糖醛酸结合	未结合	结合
水溶性	小	大
细胞膜通透性及毒性	大	小
经肾随尿排泄	不能	能
与重氮试剂反应	间接反应	直接反应

(二)黄疸

体内胆红素生成过多、肝脏对胆红素的处理能力下降或胆红素的排泄发生障碍,均可引起血中胆红素浓度升高,引起巩膜、黏膜及皮肤等组织黄染,称为黄疸。当血清胆红素浓度超过 $34\mu mol/L$ 时,肉眼可见组织黄染,称为显性黄疸。如血清胆红素浓度超过正常,但仍

在 $34\mu mol/L$ 以内,肉眼不易观察到黄染现象,称为隐性黄疸。根据不同病因,可将黄疸分为三类。

1. 溶血性黄疸 又称肝前性黄疸,是由于红细胞在单核-吞噬细胞系统破坏过多,生成的胆红素超过肝细胞的处理能力,造成血中未结合胆红素浓度过高。此时,血中结合胆红素浓度改变不大,尿胆红素为阴性。由于肝对胆红素的处理增多,随粪便排出的粪胆素原增多,粪便颜色加深,此外从肠道吸收的胆素原也增多,造成尿胆素原、尿胆素也增多。溶血性黄疸可由输血不当、药物、过敏性疾病、恶性疟疾等引起。

2. 肝细胞性黄疸 又称肝源性黄疸,是由于肝细胞功能障碍,处理胆红素的能力下降所致。此时,不仅血中未结合胆红素升高,由于肝细胞肿胀、毛细血管阻塞或毛细胆管与肝血窦直接相通,使结合胆红素反流入血,造成血中结合胆红素浓度也增高。因此,临床检验可发现血清重氮反应试验双阳性,尿胆红素测定阳性。肝细胞性黄疸常见于肝实质性疾病,如各种肝炎、肝肿瘤等。

3. 阻塞性黄疸 又称肝后性黄疸,是由于胆汁排泄通道受阻,使胆小管或毛细胆管压力增大,致使结合胆红素反流入血所致。此时血中结合胆红素浓度异常升高,尿胆红素检查阳性,而血中未结合胆红素无明显改变。由于胆管阻塞使肠道生成胆素原减少,大便呈灰白色,称为陶土样大便。阻塞性黄疸常见于胆管炎症、肿瘤、结石或先天性胆管闭锁等疾病。

三种黄疸血、尿、粪的改变见表 3-2。

表 3-2　三类黄疸的比较

指标		正常	溶血性黄疸	肝细胞性黄疸	阻塞性黄疸
血清总胆红素		$<17.1\mu mol/L$	$>17.1\mu mol/L$	$>17.1\mu mol/L$	$>17.1\mu mol/L$
结合胆红素		$<3.4\mu mol/L$	不变或微增	↑	↑↑
未结合胆红素		$<13.7\mu mol/L$	↑↑	↑	不变或微增
尿三胆	胆红素	—	—	++	++
	胆素原	少量	↑	不定	↓
	胆素	少量	↑	不定	↓
粪便颜色		正常	变深	变浅或正常	变浅或陶土色

(陈慧玲)

第四节　病毒性肝炎与肝硬化

一、病毒性肝炎

病毒性肝炎(viral hepatitis)是指由一组肝炎病毒引起的以肝实质细胞变性、坏死为主要病变的一种常见传染病。目前已证实引起病毒性肝炎的肝炎病毒有甲型、乙型、丙型、丁型、戊型及庚型六种。病毒性肝炎发病率较高且有不断升高的趋势、流行地区广泛,各种年龄及不同性别均可罹患,严重危害人类的健康。

(一)病因及发病机制

病毒性肝炎的发病机制比较复杂,至今尚未完全阐明。其取决于多种因素,尤其是与机体的免疫状态有密切关系。

1. 甲型肝炎病毒(hepatitis A virus,HAV) 引起甲型肝炎,其特点为经消化道感染,潜伏期短(2~6周),可散发或造成流行。甲型肝炎病毒通过肠道上皮经门静脉系统到达肝脏,病毒在肝细胞内复制,分泌入胆汁,故粪便中可查到病毒。甲型肝炎病毒并不直接损伤细胞,可能通过细胞免疫机制而导致肝细胞损伤。甲型肝炎病毒一般不引起携带者状态,也不导致慢性肝炎。通常急性起病,大多数可痊愈。极少发生急性重型肝炎。

2. 乙型肝炎病毒(hepatitis B virus,HBV) 乙型肝炎病毒通过免疫机制损伤肝细胞。HBV有一糖蛋白外壳称乙型肝炎表面抗原(hepatitis B surface antigen,HBsAg)。在感染的肝细胞表面可分泌大量HBsAg,使机体免疫系统,尤其是CD8$^+$T细胞识别并杀伤感染细胞,导致肝细胞坏死或凋亡。在机体缺乏有效的免疫反应的情况下则表现为携带者状态。HBV在中国是慢性肝炎的主要致病原,最终导致肝硬化,也可引起急性乙型肝炎、急性重型肝炎和无症状携带者状态。HBV主要经血流、血液污染的物品、吸毒或密切接触传播。在高发区,母婴传播也很明显。

3. 丙型肝炎病毒(hepatitis C virus,HCV) 其传播途径主要通过注射或输血。HCV病毒可直接破坏肝细胞,较多实验证明免疫因素也是肝细胞损伤的重要原因。丙型肝炎病毒感染者约3/4可演变成慢性肝炎。其中20%可进展为肝硬化,部分可发生肝细胞性肝癌。

(二)基本病理变化

各型病毒性肝炎病变基本相同,都是以肝细胞的变性、坏死为主,同时伴有不同程度的炎细胞浸润、肝细胞再生和间质纤维组织增生。属于变质为主的炎症,病变包括:

1. 肝细胞变性坏死

(1)肝细胞变性 常见有两种类型的变性。①肝细胞水肿:为最常见的病变。光镜下见肝细胞明显肿大,胞质疏松呈网状、透明状,称为胞质疏松化。进一步发展,肝细胞体积更加肿大,由多角形变为圆球形,胞质几乎完全透明,称气球样变。②嗜酸性变:此种变性一般仅累及单个或数个肝细胞,散在于肝细胞小叶内。光镜下见病变肝细胞由于胞质水分脱失浓缩使肝细胞体积变小,胞质嗜酸性增强,故红染。细胞核染色亦较深。

(2)肝细胞坏死 一般也有两种类型。①嗜酸性坏死:即由上述的嗜酸性变发展而来。胞质进一步浓缩,核也浓缩消失,最终形成深红色浓染的圆形小体,称嗜酸性小体。为单个肝细胞的死亡,属细胞凋亡。②溶解性坏死:由严重的细胞水肿发展而来。

不同类型的病毒性肝炎此种坏死的范围和分布不同,可分为:①点状坏死(spotty necrosis):指单个或数个肝细胞的坏死,常见于急性普通型肝炎;②碎片状坏死(piecemeal necrosis):指肝小叶周边部界板肝细胞的灶性坏死和崩解,常见于慢性肝炎;③桥接坏死(bridging necrosis):指中央静脉和汇管区之间,两个汇管区之间,或两个中央静脉之间出现的互相连接的坏死带,常见于中度与重度慢性肝炎;④大片坏死:指几乎累及整个肝小叶的大范围肝细胞坏死,常见于重型肝炎。

2. 炎症细胞浸润 主要为淋巴细胞和单核细胞呈散在性或灶状浸润于肝小叶内或汇管区。

3. 肝细胞再生 坏死的肝细胞由周围的肝细胞通过直接或间接分裂再生而修复。再生的肝细胞体积较大,胞质略呈嗜碱性,细胞核大且深染,有时可见双核。这种再生的肝细胞可沿原有的网状支架排列。但如坏死严重,原小叶内的网状支架塌陷,再生的肝细胞则呈团块状排列,称为结节状再生。

4. 间质反应性增生和小胆管增生 间质中 Kupffer 细胞增生可脱入窦腔内变为游走的吞噬细胞,参与炎细胞浸润。贮脂细胞和成纤维细胞增生参与损伤的修复。慢性且坏死较严重的病例,在汇管区或大片坏死灶内,可见小胆管的增生。

(三)临床病理类型

1. 普通型病毒性肝炎 分急性及慢性两种类型。

(1)急性(普通型)肝炎 最常见。临床根据患者是否出现黄疸而分为黄疸型及无黄疸型两种。我国以无黄疸型多见,且主要为乙型病毒性肝炎,一部分为丙型。黄疸型肝炎病变稍重,病程较短,多见于甲型、丁型和戊型肝炎。黄疸型与无黄疸型肝炎病理变化基本相同。

1)病理变化 ①肉眼观:肝脏肿大,质较软,表面光滑。②镜下:肝细胞出现广泛的变性,且以细胞水肿为主,表现为肝细胞胞质疏松淡染和气球样变,因而肝细胞体积增大,排列紊乱拥挤,肝窦受压而变窄,肝细胞内可见瘀胆现象。肝细胞坏死轻微,肝小叶内可见点状坏死与嗜酸性小体。肝小叶内与汇管区可见轻度炎细胞浸润。黄疸型坏死往往稍重,毛细胆管内常有瘀胆和胆栓形成。

2)临床病理联系 弥漫性肝细胞肿大,使肝脏体积变大,包膜紧张,引起肝区疼痛。肝细胞变质性改变,造成肝细胞内酶释放入血,血清谷丙转氨酶(SGPT)升高,同时还可引起多种肝功能异常,病变严重者出现黄疸。

3)结局 本型肝炎患者多数在 6 个月内治愈,点状坏死肝细胞能完全再生修复。但乙型、丙型肝炎往往恢复较慢,其中乙型肝炎约 5%～10%、丙型肝炎约 70%转变为慢性肝炎。

(2)慢性(普通型)肝炎 病毒性肝炎病程持续半年以上者即为慢性肝炎。导致肝炎慢性化的因素有:感染的病毒类型、治疗不当、营养不良,同时又患其他传染病、饮酒、服用对肝有损害的药物以及免疫因素等,这些应引起临床医生注意。以往将慢性肝炎分为慢性持续性肝炎与慢性活动性肝炎。目前学者们注意到 HCV 患者由慢性肝炎演变为肝硬化的百分比极高,与最初的肝病变程度无关,因而慢性肝炎的病原分型更为重要。学者们根据炎症、坏死、纤维化程度,将慢性肝炎分为下述三型。

1)轻度慢性肝炎 点状坏死,偶见轻度碎片状坏死,汇管区慢性炎细胞浸润,周围有少量纤维组织增生。肝小叶界板无破坏,小叶结构清楚。

2)中度慢性肝炎 肝细胞变性、坏死较明显,中度碎片状坏死,出现特征的桥接坏死。小叶内有纤维间隔形成,但小叶结构大部分保存。

3)重度慢性肝炎 重度的碎片状坏死与大范围的桥接坏死。坏死区出现肝细胞不规则再生,纤维间隔分割肝小叶结构。

晚期逐步转变为肝硬化,若在慢性肝炎的基础上,发生新鲜的大片坏死,即转变为重型肝炎。

毛玻璃样肝细胞:HE 染色光镜下,在 HBsAg 携带者和慢性肝炎患者的肝组织常可见部分肝细胞质内充满嗜酸性细颗粒物质,胞质不透明似毛玻璃样,故称此种细胞为毛玻璃样肝细胞。免疫组织化学和免疫荧光检查 HBsAg 反应阳性。电镜下见细胞质滑面内质网增生，内质网池内见较多的 HBsAg 颗粒。

2.重型病毒性肝炎 是最严重的一型病毒性肝炎，较少见。根据发病缓急及病变程度的不同。又分为急性重型和亚急性重型两种。

(1)急性重型肝炎 少见，起病急骤，病程短，大多为 10 天左右，病变严重，死亡率高。临床上将本型肝炎称暴发型、电击型或恶性肝炎。

1)病理变化 ①肉眼观：肝体积明显缩小，重量减至 600～800g，尤以左叶为甚。被膜皱缩，质地柔软，切面呈黄色或红褐色，部分区域呈红黄相间的斑纹状，因而又称急性黄色肝萎缩或急性红色肝萎缩。②镜下：肝细胞坏死广泛而严重，肝细胞索解离，肝细胞溶解，出现弥漫性大片坏死。肝细胞坏死多从肝小叶中央开始并迅速向四周扩展，仅小叶周边部残留少许变性的肝细胞。溶解坏死的肝细胞很快被清除，仅残留网状支架。肝窦明显扩张、充血甚至出血，Kupffer 细胞增生肥大，吞噬活跃。肝小叶内及汇管区大量炎细胞浸润，其中以淋巴细胞、巨噬细胞浸润为主。数日后网状支架塌陷，残留的肝细胞无明显再生现象。

2)临床病理联系 大量肝细胞溶解坏死可导致：①黄疸：胆红素大量入血引起严重的肝细胞性黄疸；②出血倾向：凝血因子合成障碍导致明显的出血倾向；③肝衰竭及肝性脑病：对各种代谢产物的解毒功能出现障碍而肝衰竭及肝性脑病。④肝肾综合征(hepatorenal syndrome)：由于胆红素代谢障碍及血循环障碍等，还可诱发肾衰竭而出现肝肾综合征。

3)结局 本型肝炎大多数在短期内死亡，死亡原因主要为肝衰竭(肝昏迷)，其次为消化道大出血、肾衰竭、弥漫性血管内凝血(DIC)等。少数迁延而转为亚急性重型肝炎。

(2)亚急性重型肝炎 起病较急性重型肝炎稍慢，病程较长(数周至数月)，大多数系由急性重型肝炎迁延而来，少数由急性普通型肝炎恶化进展而来。

1)病理变化 ①肉眼观：肝体积缩小，表面包膜皱缩不平，质地软硬程度不一，部分区域呈大小不一的结节状。切面见坏死区呈红褐色或土黄色，再生的结节因胆汁瘀积而呈现黄绿色。②镜下：本型肝炎的特点为既有肝细胞的大片坏死，又有结节状肝细胞再生。坏死区网状纤维支架塌陷融合和胶原化，因而使残存的肝细胞再生时不能沿原有支架排列，而呈结节状。肝小叶内外可见明显的炎细胞浸润，主要为淋巴细胞、单核细胞，肝小叶周边部有小胆管增生，较陈旧的病变区有明显的结缔组织增生。

2)结局 如治疗得当且及时，病变可停止发展并有治愈可能。多数继续发展而转变为坏死后性肝硬化。

3.携带者状态(carrier state) 指无明显症状或仅为亚临床表现的慢性肝炎。多由 HBV、HCV 或 HDV 感染所致。患者仅病毒抗原阳性，而无明显的进行性肝细胞损害。HBV 感染可能出现"毛玻璃"样肝细胞或"砂状"核。

二、肝硬化

肝硬化(liver cirrhosis)是由肝细胞弥漫性变性、坏死，纤维组织增生和肝细胞结节状再生，这三种病变反复交错进行而导致肝脏变形、变硬的一种常见慢性肝脏疾病。

晚期患者临床常表现有不同程度的门静脉压力升高和肝功能障碍，对人体危害较大。大多数发病年龄在 20～70 岁，男女发病率无明显差异。由于引起肝硬化的病因及其发病较为复杂,因而至今尚无统一的分类方法。一般是按照病因或依据形成结节的大小进行分类。国际上依据形态分类将肝硬化分为大结节型、小结节型、大小结节混合型及不全分割型四型。我国常采用的是结合病因、病变特点以及临床表现的综合分类方法。下面主要介绍我国分类法中常见的三种肝硬化类型。

(一)门脉性肝硬化

门脉性肝硬化(portal cirrhosis)是最常见的一型肝硬化,遍布世界各地。相当于国际形态学分类中的小结节型肝硬化。

1. 病因及发病机制 尚未完全清楚。多数研究表明,很多不同的因素均可引起肝细胞的损害进而发展为肝硬化,常见的因素有:

(1)病毒性肝炎 这是我国肝硬化的主要原因,尤其是乙型和丙型病毒性肝炎与肝硬化的发生有密切关系。这无论在流行病学、临床还是病理形态等方面都有很多令人信服的资料,值得重视。

(2)慢性酒精中毒 长期酗酒是引起肝硬化的另一个重要因素,这在欧美一些国家更为突出。由于酒精在体内代谢过程中产生的乙醛对肝细胞有直接毒害作用,使肝细胞发生脂肪变性而逐渐进展为肝硬化。

(3)营养不良 如食物中长期缺乏蛋氨酸或胆碱类物质时,使肝脏合成磷脂发生障碍,经过脂肪肝逐渐发展为肝硬化。

(4)有毒物质的损伤作用 许多化学物质可以损伤肝细胞,例如四氯化碳、辛可芬等。如长期作用可致肝损伤而引起肝硬化。

上述各种因素均可引起肝细胞弥漫性损害,如长期作用,反复发作,可导致肝内广泛的胶原纤维增生。这种增多的胶原纤维有两种来源:其一为肝细胞坏死后,肝小叶内原有的网状支架塌陷、聚积、胶原化或由贮脂细胞转变为肌成纤维细胞样细胞,产生胶原纤维;其二为汇管区的成纤维细胞增生并分泌产生胶原纤维。肝小叶内网状支架塌陷后,再生的肝细胞不能沿原有支架排列而形成不规则的再生肝细胞结节。广泛增生的胶原纤维一方面向肝小叶内伸展,分割肝小叶,另一方面与肝小叶内的胶原纤维接成纤维间隔包绕原有的或再生的肝细胞团,形成假小叶。这些病变随着肝细胞不断坏死与再生而反复进行,最终形成弥漫全肝的假小叶,并导致肝内血液循环改建和肝功能障碍而形成肝硬化(图 3-2)。

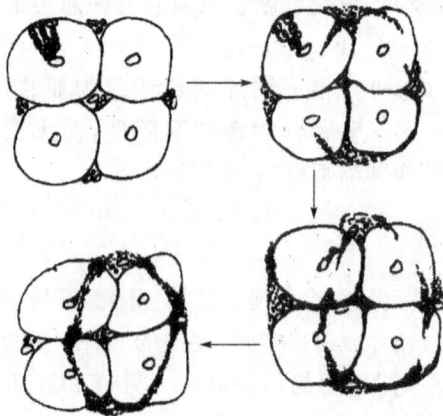

图 3-2 门脉性肝硬化假小叶形成过程示意图

2. 病理变化

(1)肉眼观　早期肝体积可正常或稍增大,重量增加,质地正常或稍硬。晚期肝体积明显缩小,重量减轻,硬度增加。表面和切面呈弥漫全肝的小结节。结节大小相仿,直径多在0.15～0.5cm之间,一般不超过1cm。肝被膜增厚。切面见有圆形或类圆形岛屿状结构,其大小与表面的结节一致,周围有灰白色纤维组织条索或间隔包绕。

(2)镜下　正常肝小叶结构破坏,被假小叶所取代。假小叶(pseudolobule)是指由广泛增生的纤维组织分割原来的肝小叶并包绕成大小不等的圆形或类圆形的肝细胞团。假小叶的特点为:①结节内肝细胞索排列紊乱,肝细胞可出现不同程度的变性、坏死、再生;②中央静脉缺如、偏位或多个;③纤维间隔内有淋巴细胞、浆细胞浸润,小胆管增生及瘀胆。

3. 临床病理联系

(1)门静脉高压症　门静脉压力增高的原因有:①肝内广泛的结缔组织增生,肝血窦闭塞或窦周纤维化,使门静脉循环受阻(窦性阻塞);②假小叶压迫小叶下静脉,使肝窦内血液流出受阻,进而影响门静脉血流入肝血窦(窦后性阻塞);③肝内肝动脉小分支与门静脉小分支在汇入肝窦前形成异常吻合,使高压力的动脉血流入门静脉内(窦前性)(图3-3)。门静脉压力升高后,患者常出现一系列的症状和体征。主要表现如下:

1)胃肠瘀血、水肿　门静脉压力升高,胃肠静脉血回流受阻,导致胃肠壁瘀血、水肿,影响胃的消化、吸收功能,患者可出现腹胀、食欲不振等症状。

2)慢性瘀血性脾肿大　门静脉压力增高,脾静脉回流受阻,引起慢性瘀血性脾大,常伴有脾功能亢进,红细胞、白细胞及血小板减少,导致贫血。肝硬化患者中约有70%～80%出现脾大。肉眼观:脾大,重量一般在500g以下,少数可达800～1000g;镜下见脾窦扩张,窦内皮增生、肿大,脾小体萎缩,红髓内纤维组织增生,部分可见含铁结节。脾大后可引起脾功能亢进。

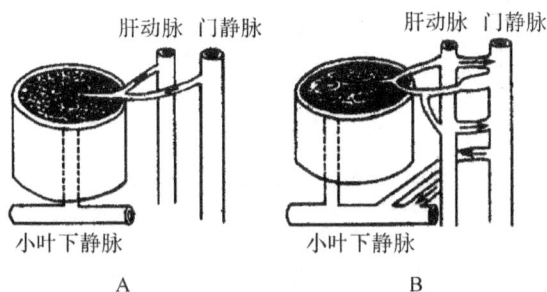

图 3-3　肝血流模式

A. 正常时肝内血液循环　B. 肝硬化时肝内血管异常吻合

3)腹水　多发生于肝硬化晚期,腹腔内出现大量淡黄色澄清透明的液体(漏出液),量较大时可致腹部明显膨隆。腹水形成的原因有:①门静脉压力升高使门静脉系统的毛细血管流体静压升高,管壁通透性增大,液体漏入腹腔;②肝功能降低,肝细胞合成的白蛋白减少,患者出现低蛋白血症,使血浆胶体渗透压降低,也与腹水形成有关;③肝窦内压升高,使液体从窦壁漏出,淋巴液生成过多,部分经肝包膜漏入腹腔;④肝功能障碍,肝对醛固酮、抗利尿激素灭活作用降低,血中水平升高,导致水、钠潴留而促使腹水形成。

4)侧支循环形成 门静脉压力升高,血液回流受阻,使部分门静脉血通过侧支不经肝脏而直接回流到体静脉(图 3-4),从而引起部分侧支静脉的曲张及并发症:①胃底食管下段静脉丛曲张:门静脉血经胃冠状静脉、食管静脉丛、奇静脉入下腔静脉,常致胃底与食管下段静脉丛曲张,甚至破裂发生致命性大出血,是肝硬化患者死亡的常见原因之一,这种情况常发生在腹压升高或受粗糙食物磨损时。②直肠静脉丛曲张:门静脉血经肠系膜下静脉、直肠静脉丛、髂内静脉进入下腔静脉,引起直肠静脉丛曲张,形成痔核,破裂可出现便血,长期便血可引起患者贫血。③脐周及腹壁静脉曲张:门静脉血经附脐静脉、脐周静脉网,而后向上经胸腹壁静脉进入上腔静脉,向下经腹壁下静脉进入下腔静脉,引起脐周浅静脉高度扩张,形成"海蛇头"(caput medusae)现象。

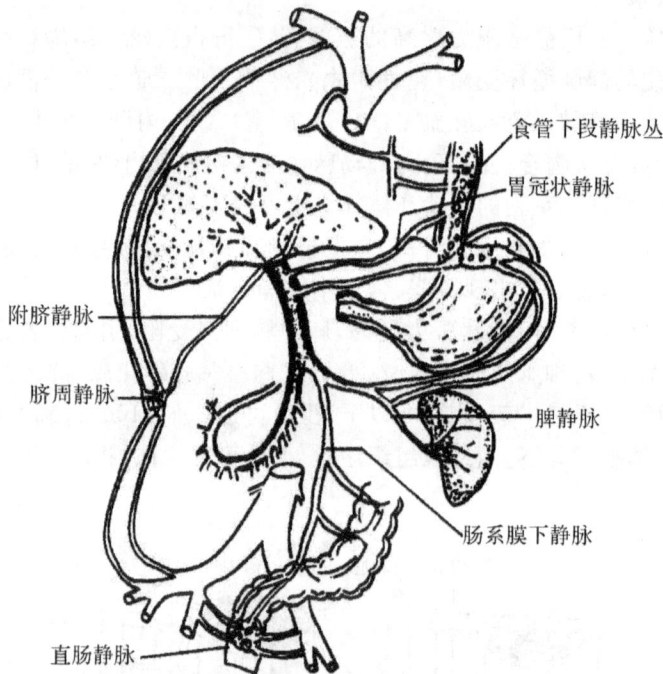

食管下段静脉丛
胃冠状静脉
附脐静脉
脐周静脉
脾静脉
肠系膜下静脉
直肠静脉

图 3-4 肝硬化时侧支循环模式图

(2)肝功能障碍 主要系肝实质(肝细胞)长期反复受到损伤所致。当肝细胞不能完全再生补充和代偿损伤肝细胞的功能时,则可出现以下肝功能不全的症状及体征。

1)蛋白质合成障碍 肝细胞受损伤后,合成蛋白的功能降低,使血浆蛋白减少。同时由于从胃肠道吸收的一些抗原性物质不经肝细胞处理,直接经过侧支循环而进入体循环,刺激免疫系统合成球蛋白增多,因而化验检查可出现血清蛋白降低,且血清/球蛋白比值下降或倒置现象。

2)出血倾向 肝硬化患者可有鼻出血、牙龈出血等皮肤、黏膜或皮下出血、瘀斑,这主要是由于肝脏合成凝血酶原、凝血因子和纤维蛋白原减少所致。另外与脾大、脾功能亢进,使血小板减少也有关系。

3)胆色素代谢障碍 主要与肝细胞坏死及毛细胆管瘀胆导致胆红素转化、排泄障碍有关,临床上常有肝细胞性黄疸表现。

4)对激素的灭活作用减弱　出现男性乳房发育或蜘蛛状血管痣。蜘蛛痣乃系肝内雌激素灭活障碍致体内雌激素水平升高,小动脉末梢扩张所致。常出现"蜘蛛痣"的地方是患者的颈部、胸腹部、面部等,手掌大鱼际、小鱼际处发红称"肝掌"。部分男性患者还可出现睾丸萎缩,女性患者出现月经不调、不孕等。

5)肝性脑病(肝昏迷)　此乃最严重的后果,系肝功能极度衰竭的表现,是肝硬化患者死亡的又一重要原因。

(二)坏死后性肝硬化

坏死后性肝硬化(postnecrotic cirrhosis)相当于国际形态学分类中的大结节型和大小结节混合型肝硬化,是在肝细胞发生大片坏死的基础上形成的。

1. 病因及发病机制

(1)病毒性肝炎　多由亚急性重型肝炎迁延而来。慢性肝炎的反复发作过程中,若坏死严重时,也可发展为本型肝硬化。

(2)药物及化学物质中毒　某些药物或化学物质可引起肝细胞广泛中毒性坏死,继而出现结节状再生而发展为坏死后性肝硬化。

2. 病理变化

(1)肉眼观　肝脏体积缩小,变硬,以左叶为甚,与门脉性肝硬化不同之处在于肝脏变形明显,结节大小悬殊,最大结节直径可达 5～6cm,切面纤维结缔组织间隔宽,且厚薄不均。

(2)镜下　肝细胞坏死范围及其形状不规则,故假小叶形态大小不一,可呈半月形、地图形,也可见圆形及类圆形,较大的假小叶内有时可见数个完整的肝小叶,有的可见残存的汇管区集中现象;假小叶内的肝细胞有不同程度的变性、坏死,若是由病毒性肝炎引起,常可见肝细胞水肿,嗜酸性变或有嗜酸小体形成。纤维间隔较宽,其内有多量炎细胞浸润及小胆管增生。

(3)结局　坏死后性肝硬化因肝细胞坏死较严重,病程较短,因而肝功能障碍较门脉性肝硬化明显且出现较早,而门脉高压症较轻且出现晚。本型肝硬化的癌变率也较门脉性肝硬化高。

(三)胆汁性肝硬化

胆汁性肝硬化(biliary cirrhosis)是由于胆管阻塞,胆汁瘀积引起的肝硬化,较少见。

根据病因不同,分原发性和继发性两种。

1. 病因及发病机制

(1)原发性胆汁性肝硬化　在我国少见,原因不明,可能与自身免疫反应有关,这是因为在患者血中可检查到自身抗体。可由肝内小胆管的慢性非化脓性胆管炎引起。

(2)继发性胆汁性肝硬化　其原因与长期肝外胆管阻塞和胆管上行性感染两种因素有关。长期的胆管阻塞、胆汁瘀积,使肝细胞变性、坏死,继发结缔组织增生而导致肝硬化。

2. 病理改变

(1)肉眼观　肝脏缩小不如前两型肝硬化明显(早期肝脏常肿大),质中等硬度,表面较光滑呈细小结节或无明显结节,相当于国际形态学分类中的不全分割型。颜色呈深绿色或绿褐色。

(2)镜下　原发性胆汁性肝硬化早期小叶间胆管上皮细胞水肿、坏死,周围有淋巴细胞浸润,最后由小胆管破坏而致结缔组织增生并伸入肝小叶内,假小叶呈不完全分割型。继发性胆汁性肝硬化镜下见肝细胞明显瘀胆而变性坏死,坏死肝细胞肿大,胞质疏松呈网状,核消失,称网状或羽毛状坏死,假小叶周围结缔组织的分割包绕不完全。

（万　勇）

练·习·与·思·考

(一)选择题

A1 型题

1.肝在糖代谢中的主要作用是 （　　）

    A.促进糖的有氧氧化　　　　B.加速糖酵解　　　　　C.升高血糖浓度

    D.降低血糖浓度　　　　　　E.维持血糖浓度的相对恒定

2.肝脏不能进行下列哪项反应 （　　）

    A.将胆固醇转化为胆汁酸　　B.脂肪酸的氧化分解　　　C.脂肪酸的合成

    D.酮体的氧化分解　　　　　E.酮体的合成

3.肝合成最多的血浆蛋白质是 （　　）

    A.α-球蛋白　　B.γ-球蛋白　　C.清蛋白　　D.载脂蛋白　　E.转铁蛋白

4.氨在肝脏中的最主要去路是 （　　）

    A.合成蛋白质　　B.合成尿素　　C.合成氨基酸　　D.合成谷氨酰胺　　E.合成脂蛋白

5.在肝脏中储存最多的维生素是 （　　）

    A.维生素 A　　B.维生素 B_1　　C.维生素 B_2　　D.维生素 B_6　　E.维生素 C

6.体内生物转化作用的主要器官是 （　　）

    A.肝　　　　B.肾　　　　C.脑　　　　D.骨骼肌　　　　E.脾

7.生物转化第一相反应中最主要的是 （　　）

    A.水解反应　　B.还原反应　　C.氧化反应　　D.结合反应　　E.脱羧反应

8.最普遍进行的生物转化第二相反应是代谢物与下列哪一物质结合 （　　）

    A.乙酰基　　B.葡萄糖醛酸　　C.硫酸　　D.谷胱甘肽　　E.甲基

9.下列关于生物转化作用的叙述哪项是错误的 （　　）

    A.使物质的水溶性增大,易于随胆汁或尿液排出体外

    B.结合反应称为第二相反应

    C.肝功能低下可使药物的生物转化速度下降

    D.对各种药物的转化能力与年龄、性别无关

    E.长期使用某些药物可诱导相关酶的合成,加速代谢从而出现耐药

10.生物转化不具有下列哪个特点 （　　）

    A.多数生物转化需经连续几种反应才可完成

    B.一种物质的生物转化往往涉及多种生物转化反应

    C.非营养物质一般先进行第一相反应,再进行第二相反应

    D.非营养性物质经生物转化后毒性消失

E. 非营养性物质经生物转化后水溶性增加

11. 物质代谢生成的胆红素来自铁卟啉化合物,其中70％以上来自　　　　　　　　（　　）

    A. 血红蛋白　　　B. 肌红蛋白　　　C. 细胞色素　　　D. 过氧化氢酶　　　E. 过氧化物酶

12. 血液中运输胆红素的蛋白质是　　　　　　　　　　　　　　　　　　　　　（　　）

    A. 清蛋白　　　B. 球蛋白　　　C. Z-蛋白　　　D. Y-蛋白　　　E. 纤维蛋白

13. 对未结合胆红素的叙述错误的是　　　　　　　　　　　　　　　　　　　　（　　）

    A. 水溶性小　　　　　　　　　B. 细胞膜通透性大　　　　　　　C. 细胞毒性大

    D. 可从尿中排泄　　　　　　　E. 未经肝细胞转化

14. 结合胆红素是指胆红素与下列哪种物质结合的复合物　　　　　　　　　　　（　　）

    A. 白蛋白　　　B. 球蛋白　　　C. Z-蛋白　　　D. Y-蛋白　　　E. 葡萄糖醛酸

15. 胆红素产生、转运和排出所经过的基本途径是　　　　　　　　　　　　　　（　　）

    A. 肝→血液→胆管→肠　　　　　　　　　　　B. 血液→胆管→肝→肠

    C. 单核-吞噬细胞→血液→肝→肠　　　　　　D. 单核-吞噬细胞→肝→血液→肠

    E. 肝→单核-吞噬细胞→血液→肠

16. 正常人粪便的色素主要来自　　　　　　　　　　　　　　　　　　　　　　（　　）

    A. 胆绿素　　　B. 胆素原　　　C. 游离胆红素　　　D. 粪胆素　　　E. 尿胆素

17. 不能从尿液中排出的胆色素是　　　　　　　　　　　　　　　　　　　　　（　　）

    A. 尿胆素　　　B. 结合胆红素　　　C. 游离胆红素　　　D. 胆素　　　E. 胆红素

18. 关于溶血性黄疸叙述错误的是　　　　　　　　　　　　　　　　　　　　　（　　）

    A. 血中未结合胆红素增加　　　　　　　　B. 血中结合胆红素的浓度改变不大

    C. 尿胆红素阳性,尿胆素原增多　　　　　　D. 粪便颜色加深

    E. 可由过敏、药物和输血不当引起

19. 关于肝细胞性黄疸患者血、尿中胆红素变化的叙述正确的是　　　　　　　　（　　）

    A. 血清结合胆红素无变化　　　　　　　　B. 血清未结合胆红素无变化

    C. 尿胆红素检查阴性　　　　　　　　　　D. 尿中无结合胆红素

    E. 血中结合胆红素和未结合胆红素都增加

20. 关于阻塞性黄疸血、尿、粪的改变正确的是　　　　　　　　　　　　　　　（　　）

    A. 血清未结合胆红素浓度明显升高　　　　B. 尿胆红素检查阴性

    C. 血清结合胆红素浓度无明显变化　　　　D. 大便呈陶土色

    E. 尿胆素原增加

21. 肝病患者出现蜘蛛掌是由于　　　　　　　　　　　　　　　　　　　　　　（　　）

    A. 维生素D代谢障碍　　　B. 雄性激素灭活减弱　　　　C. 雌性激素灭活减弱

    D. 胰岛素灭活减弱　　　　E. 甲状腺素灭活减弱

22. 肝病患者出现厌油腻食物、脂肪泻症状是由于　　　　　　　　　　　　　　（　　）

    A. 肝糖原分解作用降低　　　B. 白蛋白合成减少　　　　C. 胆汁分泌减少

    D. 凝血因子和纤维蛋白原合成减少

    E. 雌激素灭活作用减弱

23. 肝功能降低,尿素合成减少,血液中可能升高的物质是　　　　　　　　　　（　　）

A. 血糖　　　　B. 血氨　　　　C. 血脂　　　　D. 血胆固醇　　　E. 血钾

24. 乙型病毒性肝炎的主要传播途径是　　　　　　　　　　　　　　　（　　）

A. 经输血、血制品传播　　　　B. 经粪-口途径传播　　　　C. 经穿刺传播

D. 经手术传播　　　　E. 经性接触传播

25. 病毒性肝炎的基本病变属于　　　　　　　　　　　　　　　　　　（　　）

A. 浆液性炎　　B. 纤维素性炎　　C. 变质性炎　　D. 出血性炎　　E. 肉芽肿性炎

26. 关于病毒性肝炎的肝细胞病变下列哪项不正确　　　　　　　　　　（　　）

A. 肝细胞水肿　　　　　　B. 肝细胞气球样变　　　　C. 肝细胞嗜酸性变

D. 肝细胞糖原沉积　　　　E. 肝细胞溶解性坏死

27. 病毒性肝炎肝细胞气球样变　　　　　　　　　　　　　　　　　　（　　）

A. 细胞水肿　　B. 玻璃样变　　C. 黏液变性　　D. 淀粉样变　　E. 脂肪变

28. 以下不属于肝细胞溶解性坏死的是　　　　　　　　　　　　　　　（　　）

A. 点状坏死　　B. 大片坏死　　C. 碎片状坏死　　D. 桥接坏死　　E. 嗜酸性坏死

29. 急性（普通型）肝炎的坏死灶多属于　　　　　　　　　　　　　　（　　）

A. 碎片状坏死　　B. 点状坏死　　C. 桥接坏死　　D. 大片坏死　　E. 凝固性坏死

30. 肝细胞点状坏死的特点是　　　　　　　　　　　　　　　　　　　（　　）

A. 肝细胞核碎裂为小点状的坏死　　B. 破坏界板的坏死　　　　C. 形成嗜酸性坏死

D. 坏死灶仅累及几个肝细胞　　　　E. 伴有严重脂肪变性的坏死

31. 碎片状坏死主要见于　　　　　　　　　　　　　　　　　　　　　（　　）

A. 急性重型肝炎　　　　　　B. 亚急性重型肝炎　　　　C. 慢性肝炎

D. 急性普通型肝炎　　　　　E. 肝癌

32. 病毒性肝炎时，肝细胞坏死在两个中央静脉之间或中央静脉与门管区之间连接成片时称　　　　　　　　　　　　　　　　　　　　　　　　　　　　　（　　）

A. 点状坏死　　B. 碎片状坏死　　C. 桥接坏死　　D. 嗜酸性坏死　　E. 大片坏死

33. 病毒性肝炎在汇管区或肝小叶内浸润的炎性细胞主要是　　　　　　（　　）

A. 嗜中性粒细胞及淋巴细胞　　　　B. 嗜中性粒细胞及单核细胞

C. 淋巴细胞及单核细胞　　　　　　D. 淋巴细胞及嗜酸性粒细胞

E. 嗜中性粒细胞及嗜酸性粒细胞

34. 急性（普通型）肝炎的病理临床联系中，错误的是　　　　　　　　（　　）

A. 弥漫肝细胞变性——肝大　　　　B. 肝包膜紧张——肝区痛

C. 部分肝细胞坏死——转氨酶升高　　D. 肝细胞脂肪变性——厌油腻饮食

E. 毛细胆管破坏、瘀胆——黄疸

35. 急性病毒性肝炎的临床表现为　　　　　　　　　　　　　　　　　（　　）

A. 肝大、肝区疼痛　　　　B. 食欲不振　　　　C. 血清转氨酶升高

D. 黄疸　　　　　　　　　E. 以上都对

36. 急性（普通型）肝炎，其坏死病变主要为　　　　　　　　　　　　（　　）

A. 点状坏死　　B. 桥接坏死　　C. 碎片状坏死　　D. 大片坏死　　E. 灶性坏死

37. 急性病毒性肝炎的病变特点是　　　　　　　　　　　　　　　　　（　　）

A. 肝细胞广泛变性,瘀胆明显　　　B. 肝细胞广泛变性,坏死轻微

C. 肝细胞广泛变性、坏死严重　　　D. 肝细胞广泛变性,桥接坏死

E. 肝细胞大片坏死,炎细胞浸润

38. 急性(普通型)肝炎、肝细胞的变性坏死中不包括的改变是　　　　　　　（　　）

　　A. 胞质疏松化　　　　　　　B. 胞质嗜酸性变　　　　　　C. 大片状坏死

　　D. 点状坏死　　　　　　　　E. 气球样变

39. 病毒性肝炎中见明显碎片状坏死和桥接坏死的是　　　　　　　　　　　（　　）

　　A. 急性黄疸型肝炎　　　　　B. 亚急性重型感染　　　　　C. 慢性中度肝炎

　　D. 慢性重度肝炎　　　　　　E. 急性重型肝炎

40. 桥接坏死主要见于　　　　　　　　　　　　　　　　　　　　　　　（　　）

　　A. 急性普通型肝炎　　　　　B. 轻度慢性肝炎　　　　　　C. 急性重型肝炎

　　D. 中、重度慢性肝炎　　　　E. 亚急性重型肝炎

41. 肝脏有大片肝细胞坏死并有肝细胞结节状再生,见于　　　　　　　　　（　　）

　　A. 急性普通型肝炎　　　　　B. 轻度慢性肝炎　　　　　　C. 中度慢性肝炎

　　D. 亚急性重型肝炎　　　　　E. 急性重型肝炎

42. 急性重型肝炎时肝脏的主要病变是　　　　　　　　　　　　　　　　（　　）

　　A. 肝细胞广泛萎缩　　　　　B. 肝细胞广泛变性　　　　　C. 肝细胞大量胆汁瘀积

　　D. 肝细胞活跃再生　　　　　E. 肝细胞广泛大片坏死

43. 毛玻璃样肝细胞内嗜酸性颗粒的性质是　　　　　　　　　　　　　　（　　）

　　A. 包涵体　　　　　　　　　B. 嗜酸性坏死　　　　　　　C. 细胞内玻璃变

　　D. 乙型肝炎表面抗原　　　　E. 肿胀的内质网和线粒体

44. 我国肝硬化最常见的病因是　　　　　　　　　　　　　　　　　　　（　　）

　　A. 病毒性肝炎　　　　　　　B. 慢性酒精中毒　　　　　　C. 营养缺乏

　　D. 化学毒物中毒　　　　　　E. 药物中毒

45. 最常导致肝硬化的 DNA 病毒是　　　　　　　　　　　　　　　　　（　　）

　　A. HAV　　　B. HBV　　　C. HCV　　　D. HDV　　　E. HEV

46. 肝硬化特征性的病变是　　　　　　　　　　　　　　　　　　　　　（　　）

　　A. 肝细胞坏死　　　　　　　B. 炎细胞浸润　　　　　　　C. 假小叶形成

　　D. 肝细胞水肿　　　　　　　E. 肝细胞脂肪变性

47. 在肝硬化的发病机制中,形成肝纤维化的主要细胞是　　　　　　　　（　　）

　　A. 贮脂细胞　　　　　　　　B. 肝细胞　　　　　　　　　C. Kupffer 细胞

　　D. 上皮细胞　　　　　　　　E. 内皮细胞

48. 下述有关假小叶的描述中,哪项不正确　　　　　　　　　　　　　　（　　）

　　A. 体积大小不等　　　　B. 肝细胞索排列紊乱　　　C. 中央静脉偏位或缺如

　　D. 可见汇管区　　　　　E. 肝细胞异型性显著

49. 下列对假小叶的描述哪项是错误的　　　　　　　　　　　　　　　　（　　）

　　A. 中央静脉缺如或偏位　　　　　　　B. 肝细胞索呈放射状排列

　　C. 假小叶周围纤维组织增生　　　　　D. 淋巴细胞、浆细胞浸润

　　E. 小胆管增生

50. 下列哪项是诊断门脉性肝硬化的可靠依据　　　　　　　　　　　　　　（　　）

　　A. 腹水　　　　　　　　　　　　　　B. 脾大　　　　C. 肝掌及蜘蛛痣

　　D. 肝穿刺活检有假小叶形成　　　　　E. 黄疸

51. 下列哪项不属于门脉高压症　　　　　　　　　　　　　　　　　　　　（　　）

　　A. 脾大　　　　B. 胃肠道瘀血　　C. 蜘蛛痣　　　D. 腹水　　　　E. 侧支循环形成

52. 肝硬化引起脾大的主要原因是　　　　　　　　　　　　　　　　　　　（　　）

　　A. 慢性脾瘀血　　　　　　　B. 脾功能亢进　　　　　　　C. 脾内纤维组织增生

　　D. 脾内淋巴组织增生　　　　E. 含铁结节形成

53. 肝硬化门脉高压患者出现全血细胞减少最主要的原因是　　　　　　　（　　）

　　A. 营养不良　　B. 脾功能亢进　　C. 溶血　　B. 消化道出血　　E. 病毒感染

54. 肝硬化侧支循环形成,可造成严重的上消化道出血是指　　　　　　　（　　）

　　A. 脐周静脉丛曲张　　　　B. 肠系膜静脉丛曲张　　　　C. 食管下段静脉丛曲张

　　D. 痔静脉丛曲张　　　　　E. 腹壁静脉曲张

55. 下列哪项不属于肝硬化肝功能障碍的表现　　　　　　　　　　　　　（　　）

　　A. 蜘蛛痣　　B. 腹水　　C. 出血倾向　　D. 男性乳房发育　　E. 黄疸

56. 以下不属于肝硬化肝功能障碍时表现的是　　　　　　　　　　　　　（　　）

　　A. 雌激素灭活功能障碍　　　　　　　B. 出血倾向　　　C. 肝性脑病

　　D. 黄疸　　　　　　　　　　　　　　E. 脾大

57. 肝硬化晚期,引起腹水的有关因素是　　　　　　　　　　　　　　　（　　）

　　A. 门静脉分支毛细血管内压升高　　　B. 血浆胶体渗透压下降

　　C. 肝内淋巴液生成过多　　　D. 钠、水潴留　　　E. 以上均有关

58. 下列哪项是肝硬化患者的皮肤表现　　　　　　　　　　　　　　　　（　　）

　　A. 环形红斑　　B. 皮下结节　　C. 蜘蛛痣　　　D. 凹陷性水肿　　E. 玫瑰疹

59. 肝硬化并发肝昏迷的主要原因是　　　　　　　　　　　　　　　　　（　　）

　　A. 凝血机制障碍所致出血　　B. 肠道含氮物质不能在肝内分解引起氨中毒

　　C. 体内雌激素水平升高　　　D. 血清蛋白减少

　　E. 肝细胞性黄疸

A2 型题

60. 肝炎患者,男性,25 岁。肝穿刺活检,镜下示:肝细胞点状坏死,汇管区见少量淋巴
　　细胞浸润及轻度纤维组织增生,肝小叶结构完整。上述病变符合　　　　（　　）

　　A. 急性普通型肝炎　　　　B. 轻度慢性肝炎　　　　　C. 中度慢性肝炎

　　D. 重度慢性肝炎　　　　　E. 早期肝硬化

61. 男性,40 岁。10 年前发现乙型肝炎表面抗原阳性,未规律诊治。近日食欲下降。肝
　　穿刺可见假小叶,其正确的诊断是　　　　　　　　　　　　　　　　（　　）

　　A. 肝癌　　　　B. 慢性乙型肝炎　　　C. 肝结核　　D. 肝淋巴瘤　　E. 乙肝肝硬化

62. 女性,16 岁。低热伴乏力、纳差、恶心、呕吐 3 天,来诊当日发现巩膜黄染。实验室检
　　查:ALT 860U/L,TB 120μmol/L。出生时曾注射乙肝疫苗。本病的病理特点不包

括 （　　）

A.假小叶形成　　　　　　B.肝细胞气球样变性　　　　C.肝细胞点状坏死

D.炎症细胞浸润　　　　　E.毛细胆管内胆栓形成

63.男性,58岁。乏力、腹胀伴尿少3个月,慢性肝病史17年。查体:巩膜轻度黄染,肝掌(+),肝肋下未触及,脾肋下4cm,移动性浊音阳性。最可能的诊断是 （　　）

A.慢性乙型肝炎　　　　　B.慢性丙型肝炎　　　　　C.原发性肝癌

D.原发性胆汁性肝硬化　　E.乙肝肝硬化

64.男性,45岁。疲乏、贫血4个月入院。既往有乙型肝炎病史10年。查体:睑结膜略苍白,腹软,可见腹壁静脉曲张,肝肋下未触及,脾脏肿大,移动性浊音阳性。血小板$50×10^9$/L。血小板减少最可能的原因是 （　　）

A.营养不良　　B.溶血　　C.骨髓抑制　　D.脾功能亢进　　E.出血

(二)填空题

65.生物转化的第一相反应包括 _____、_____ 和水解反应,第二相反应为 _____ 反应。

66.胆红素分为 _____ 和 _____ 两类,其中 _____ 经过了肝脏的生物转化。

67.黄疸可分为 _____、_____ 和 _____ 三种。

68.病毒性肝炎是变质性炎症,其中变性包括 _____、_____;坏死包括 _____、_____。

69.肝细胞溶解性坏死可分为 _____、_____、_____、_____。

70.慢性肝炎分为 _____、_____、_____ 三型。

71.重型病毒性肝炎分为 _____、_____ 两种。

72.门脉高压症的临床表现有 _____、_____、_____。

73.肝硬化时形成的侧支循环主要有 _____、_____、_____。

74.肝硬化常见的类型有 _____、_____、_____。

(三)名词解释

75.生物转化

76.结合胆红素

77.肝细胞性黄疸

78.阻塞性黄疸

79.碎片状坏死

80.桥接坏死

81.肝硬化

82.假小叶

(四)问答题

83.什么是生物转化作用? 并说明生物转化作用的生理意义。

84.试比较三类黄疸的产生原因及血、尿、粪的指标变化。

85.病毒性肝炎有哪些基本病变?

86.简述急性普通型肝炎的病理变化及临床表现。

87. 肝硬化时门脉高压症的主要临床表现是什么？

88. 简述肝硬化腹水形成的机制。

(五)病例分析

89. 男性,45 岁。长期食欲差、厌食油腻食物。近一年来,空腹时常头晕眼花、心慌无力,经常牙龈出血,近两天出现皮肤巩膜黄染。实验室检查:血清总胆红素 276μmol/L,结合胆红素 102.2μmol/L,未结合胆红素 174μmol/L。诊断:肝硬化。请问:

(1)患者为何食欲差、厌食油腻食物?

(2)患者空腹时为何易出现头晕眼花、心慌无力?

(3)判断患者的黄疸类型,依据是什么?

90. 男性,35 岁。因厌食、厌油、乏力、右上腹疼痛入院。体格检查:肝区触痛,肝肋下 1.5cm,剑突下 3cm,血清学检查 HBsAg 阳性,谷丙转氨酶 120U/L。请问:

(1)病毒性肝炎的基本病变有哪些?

(2)病毒性肝炎的临床病理类型有哪些?

91. 男性,52 岁。因腹胀、食欲差入院,既往有慢性肝炎病史。查体:营养不良,神智清,皮肤、眼结膜黄染,可见皮肤出血点、肝掌和蜘蛛痣。腹部膨隆,腹部静脉曲张。实验室检查:白蛋白 24g/L,HBsAg 阳性。临床诊断:门脉性肝硬化。请问:

(1)什么是肝硬化?

(2)结合本案例,分析其临床病理联系。

第四章　消化系统药物

1. 掌握抗消化性溃疡药的分类及代表药。

2. 掌握抗酸药、胃黏膜保护药、抗幽门螺杆菌药的作用机制、临床应用、主要不良反应及用药护理措施。

3. 掌握抑制胃酸分泌药的分类及代表药,掌握 H_2 受体阻断药、H^+-K^+-ATP 酶抑制药的作用机制、临床应用、不良反应及用药护理。

4. 熟悉各类泻药和止泻药的作用机制、临床应用及用药护理;掌握硫酸镁不同给药途径的药理作用和临床应用;学会观察并评价药效、不良反应,掌握用药护理措施。

5. 熟悉止吐药及胃肠促动力药的作用机制、作用特点及不良反应。

6. 熟悉助消化药及肝胆疾病辅助用药的药理作用、临床应用及不良反应。

7. 能为患者选择有效的治疗药物;能准确判断患者用药的合理性并执行处方;能正确指导患者相关药物的合理使用。

8. 具有高度责任感和尊重、爱护患者,耐心、细致的工作态度。

第一节　抗消化性溃疡药

消化性溃疡(peptic ulcer,PU)主要指发生在胃和十二指肠球部的慢性溃疡,即胃溃疡(gastric ulcer,GU)和十二指肠溃疡(duodenal ulcer,DU),是常见的消化系统疾病,发病率约 $10\%\sim12\%$。临床上 DU 较多见,且好发于青壮年,GU 多见于中老年。消化性溃疡为慢性病程,病史可达数年至数十年。其发作有季节性,以秋冬和冬春之交为高发。周期性发作,发作与自发缓解相交替。发作时上腹痛呈节律性,DU 表现为空腹痛即餐后 $2\sim4h$ 或午夜痛,进食后或服用抗酸药即可缓解,而 GU 多表现为餐后痛。

目前认为,消化性溃疡的发生是由于胃黏膜损伤因素(胃酸、胃蛋白酶的分泌和幽门螺杆菌感染)和保护因素(胃黏液、HCO_3^- 的分泌、胃黏膜上皮完整性)之间的平衡失调所致。因此,抗消化性溃疡药物的主要作用是降低胃黏膜损伤因素的作用或增强胃黏膜保护因素的作用,保持两者的平衡,减轻溃疡病症状、促进溃疡愈合、防止复发。常用的抗消化性溃疡药物包括抗酸药、抑制胃酸分泌药、胃黏膜保护药及抗幽门螺杆菌药四类。

消化性溃疡治疗史

消化性溃疡为临床常见疾病。1910 年 Schiwatz 提出"无酸，便无溃疡"的观点以来，抗酸和抑酸成为治疗消化性溃疡的主要措施。20 世纪 80 年代初期 H_2 受体阻断剂的问世和应用，成为消化性溃疡治疗史上的第一次革命；随后质子泵抑制药的上市，进一步提高了消化性溃疡的治疗效果，但停药后复发率高。1983 年，罗宾·沃伦（J. Robin Warren）和巴里·马歇尔（Barry J. Marshall）从人胃黏膜中分离出幽门螺杆菌（helicobacterium pylori，Hp），并在大量临床研究中进一步证实了 Hp 与消化性溃疡病、胃炎等疾病的关系，改变了消化性溃疡的治疗理念，两位科学家因此获得 2005 年的诺贝尔生理学或医学奖。目前 Hp 感染在消化性溃疡中起重要作用得到世界公认。近年倡导在抗酸治疗的同时，采取三联或四联疗法根除 Hp 以达到治愈消化性溃疡的目的。根除 Hp 称为消化性溃疡治疗史的第二次革命，也是 20 世纪胃肠疾病的重大进展之一。

一、抗酸药

抗酸药为一类弱碱性药物，口服后在胃内直接中和胃酸，降低胃液酸度和胃蛋白酶活性，有些抗酸药如氢氧化铝、三硅酸镁还可在形成胶状保护膜，覆盖于溃疡面和胃黏膜表面起保护作用，可缓解胃酸和胃蛋白酶对胃及十二指肠黏膜的腐蚀和对溃疡面的刺激，从而缓解溃疡疼痛，促进溃疡愈合。常用抗酸药的作用特点见表 4-1。

表 4-1　常用抗酸药的作用特点

药物	抗酸特点	黏膜保护	收敛作用	排便影响	产生 CO_2
碳酸氢钠（sodium bicarbonate）	强、快、短	无	无	无	有
氢氧化铝（aluminum hydroxide）	较强、慢、持久	有	有	便秘	无
三硅酸镁（magnesium trisilicate）	弱、慢、持久	有	无	轻泻	无
氧化镁（magnesium oxide）	强、缓慢、持久	无	无	轻泻	无
碳酸钙（calcium carbonate）	强、快、持久	无	有	便秘	有

理想的抗酸药应具备作用持久、不吸收、不产气、不致腹泻和便秘，对胃黏膜及溃疡面有保护和收敛作用等特点。抗酸药单用效果差，碳酸氢钠口服可被肠道吸收，长期使用可导致碱血症。临床为增强疗效，减少不良反应，常将不同的抗酸药及其他药物配伍制成复方制剂。如复方氢氧化铝片（胃舒平）、复方铝酸铋片、胃得乐、乐得胃及胃仙-U 等。抗酸药在胃内容物将近排空或完全排空后才能充分发挥抗酸作用，故通常应在餐后 1h、3h 或临睡前服用。用药中应观察患者是否出现便秘、腹泻、嗳气、口干等情况。

二、抑制胃酸分泌药

胃酸主要由胃壁细胞分泌。组胺、乙酰胆碱和促胃泌素可分别激动胃壁细胞膜上的 H_2 受体、M_1 受体、促胃泌素受体，最终通过激动壁细胞质子泵（H^+-K^+-ATP 酶），将 H^+ 分泌到胃腔，使胃酸分泌增加。阻断任一受体或抑制质子泵均可抑制胃酸分泌。现临床上常用的胃酸分泌抑制剂主要是 H_2 受体阻断药、H^+-K^+-ATP 酶抑制药,抗胆碱药哌仑西平、胃泌素受体拮抗剂丙谷胺等因疗效不佳,现已少用。

(一)H_2 受体阻断药

常用的药物有西咪替丁(cimetidine,甲氰咪胍)、雷尼替丁(ranitidine)、法莫替丁(famotidine)、尼扎替丁(nizatidine)等。

【体内过程】

本类药物口服易吸收,血药浓度 $1\sim3h$ 达高峰,血浆蛋白结合率低。作用维持 $5\sim12h$,仅小部分药物($10\%\sim35\%$)被肝脏代谢,大部分药物以原形经肾脏排泄。

【药理作用与临床应用】

本类药物竞争性阻断胃壁细胞上的 H_2 受体,阻断组胺及胆碱受体激动剂所引起的胃酸分泌,能明显抑制以基础胃酸分泌为主的夜间胃酸分泌。主要用于消化性溃疡的治疗,能迅速缓解症状,并促进溃疡愈合,对十二指肠溃疡的疗效优于胃溃疡。也可用于治疗反流性食管炎、卓-艾(Zollinger-Ellison)综合征、消化性溃疡及预防应激性溃疡。

【不良反应与用药护理】

不良反应发生率低。偶可引起头痛、头晕、腹泻、便秘、肌肉痛、药疹、瘙痒等。长期大量使用西咪替丁,因其抑制细胞色素 P_{450} 对雌激素的代谢,可导致女性溢乳,男性阳痿、精子减少、乳房发育等。妊娠期和哺乳期妇女、老年人、幼儿及肝肾功能不全者慎用。

【药物相互作用】

西咪替丁为肝药酶抑制剂,可减少肝脏对华法林、苯妥英钠、茶碱、苯二氮䓬类、普萘洛尔等药物的代谢,使后者的血药浓度升高。

常用 H_2 受体阻断药的作用特点见表 4-2。

表 4-2　常用 H_2 受体阻断药的作用特点

项　　目	西咪替丁	雷尼替丁	法莫替丁	尼扎替丁
生物利用度(%)	80	50	40	＞90
相对作用强度	1	$5\sim10$	40	$5\sim10$
血浆半衰期(h)	$1.5\sim2.3$	$1.6\sim2.4$	$2.5\sim4$	$1.1\sim1.6$
作用持续时间(h)	6	8	12	8
抑制肝药酶相对强度	1	0.1	0	0

(二)H^+-K^+-ATP 酶抑制药(质子泵抑制药,PPI)

临床常用的 PPI 有三代产品,奥美拉唑(omeprazole)为第一代,兰索拉唑(lansoprazole)为第二代,泮托拉唑(pantoprazole)、雷贝拉唑(rabeprazole)等为第三代。新一代产品作用强,不良反应相对较少。

【体内过程】

PPI 为弱碱性药物,在酸性液体环境中不稳定,在胃液中易降解,临床上常用其肠溶制剂,奥美拉唑、兰索拉唑和泮托拉唑的生物利用度分别为 35%、85% 和 77%。各种 PPI 口服后达峰时间均在 1~3h 内。奥美拉唑注射 1min 后可分布全身,血浆蛋白结合率约为 95%,$t_{1/2}$ 为 0.5~2h。PPI 均在肝脏中代谢,代谢产物经肾脏排出。

【药理作用与作用机制】

胃壁细胞上的 H^+-K^+-ATP 酶的功能是将 H^+ 从壁细胞内转运到胃腔中,同时将 K^+ 从胃腔中转运到壁细胞内,进行 H^+-K^+ 交换,形成胃酸。PPI 抑制胃酸形成的最后环节而降低胃酸分泌。抑酸作用完全、强大、持久,对胃及十二指肠溃疡均有较好疗效,疗程较短,常规剂量下,用药 4 周可以达到理想的疗效,溃疡愈合率、症状缓解速度均明显优于 H_2 受体拮抗剂及其他溃疡治疗药。PPI 还具有保护胃黏膜和抗幽门螺杆菌的作用。

【临床应用】

用于治疗消化性溃疡、反流性食管炎、上消化道出血,与抗生素合用治疗 Hp 感染具有协同作用。一般疗程为 4~6 周。

【不良反应与用药护理】

PPI 安全性好,不良反应发生率低。主要有轻度胃肠反应(腹痛、腹泻、恶心等)及头痛、失眠,偶见外周神经炎、皮炎、血清氨基转移酶升高。因长期抑制胃酸分泌,可致胃内细菌生长。妊娠期及哺乳期妇女、恶性肿瘤患者慎用或禁用,严重肝病患者慎用或减量,过敏者禁用。

【药物相互作用】

奥美拉唑抑制肝药酶,与华法林、地西泮、苯妥英钠等合用时,可使后者体内代谢减慢。泮托拉唑与雷贝拉唑对肝药酶的影响较奥美拉唑和兰索拉唑弱。

(三)M 胆碱受体阻断药

哌仑西平(pirenzepine)能选择性阻断胃壁细胞的 M_1 受体,抑制胃酸分泌,也能抑制组胺释放,间接减少胃酸分泌,此外还有解痉作用。可用于治疗胃和十二指肠溃疡。主要不良反应有口干、视物模糊、心动过速等。妊娠期妇女、青光眼和前列腺肥大者禁用,肝、肾功能不全者慎用。

本类药物因选择性低,不良反应较多,已较少用于溃疡的治疗。

(四)促胃液素受体阻断药

丙谷胺(proglumide)竞争性阻断促胃液素受体,抑制胃酸及胃蛋白酶分泌,能促进胃黏膜分泌黏液,增强胃黏膜的黏液-碳酸氢盐屏障,对胃黏膜有保护和促进溃疡愈合的作用,用于治疗消化性溃疡及慢性胃炎。不良反应有口干、失眠、腹泻、腹胀等。妊娠期妇女及肝炎患者禁用。因其疗效比 H_2 受体阻断药差,现已少用。

三、胃黏膜保护药

胃、十二指肠黏膜除了经常接触胃酸外,还受到胃蛋白酶、Hp、胆汁、乙醇、药物等有害物质的侵袭。正常情况下,胃、十二指肠黏膜具有一系列防御和修复机制,消化性溃疡发生时防御和修复机制失衡。胃黏膜保护药主要通过增强黏膜的防御和修复作用,促进溃疡的愈合,在消化性溃疡的治疗中占有重要的地位。常用胃黏膜保护剂的药理作用、不良反应及用药护理见表 4-3。

表 4-3 常用胃黏膜保护剂的药理作用、不良反应及用药护理

药物	药理作用	不良反应及用药护理
硫糖铝(sucralfate)	①酸性环境下可形成不溶性胶体,在溃疡面形成一层薄膜,阻止胃酸及胃蛋白酶侵袭,促进溃疡愈合;②吸附胃蛋白酶、促进内源性 PGE 的合成、刺激碳酸氢盐的分泌而具胃黏膜保护作用;③具有抗 Hp 作用	①常见便秘,偶见口干、恶心、腹泻等;②肾功能不全时可引起铝蓄积中毒,应慎用;③不宜与抗酸药和抑制胃酸分泌药合用
枸橼酸铋钾(bismuth potassium citrate,胶体次枸橼酸铋)	①在胃酸性作用下形成氧化铋胶体,沉着于溃疡表面或基底肉芽组织,形成保护膜;②具有抗 Hp 作用;③促进 PGE_2 的合成;④增加胃黏液及碳酸氢盐的分泌;⑤抑制胃蛋白酶活性	①长期服用可引起铋吸收中毒而致神经毒性;②可使大便颜色变成灰黑色,须与上消化道出血引起的黑便鉴别;③便秘、恶心、ALT 升高、舌苔发黑等;④不宜与牛奶、抗酸药同服
米索前列醇(misoprostol)	通过加强胃黏膜屏障,增加胃、十二指肠黏液分泌,增加胃黏膜血供等保护胃黏膜,加速黏膜修复	①可引起腹部痉挛性疼痛和腹泻;②青光眼、哮喘者禁用;③过敏者、妊娠期妇女,肝、肾功能不全者禁用;④脑血管或冠状动脉病变、低血压、癫痫患者慎用
麦滋林(marzulene)	促进黏膜细胞增殖,增加黏液合成,抑制胃蛋白酶活性。可减轻溃疡病症状,促进溃疡愈合	不良反应发生率低,有胃肠道反应、面部潮红等。与抑酸药合用效果更佳

胃黏膜保护剂治疗胃及十二指肠溃疡的疗效与 H_2 受体拮抗剂相似。经铋剂治疗后溃疡的复发率显著下降,可能与铋剂杀灭 Hp 有关,因而铋剂对难治性及复发性溃疡的治疗具有独特优势。

四、抗幽门螺杆菌药

在明确 Hp(G^- 厌氧菌)与消化性溃疡发病的关系后,抗 Hp 治疗已成为溃疡治疗的首要环节,只有根除 Hp 感染才能真正达到治愈消化性溃疡的目的。由于大多数抗生素在胃内酸性环境中活性降低且不易穿透黏液层杀灭 Hp,故单一用药疗效差,常用三联或四联用药清除 Hp。常用的抗 Hp 药分为三类:①抑制胃酸分泌药,如 PPI 类;②铋剂,如枸橼酸铋钾等;③抗菌药,如阿莫西林、克拉霉素、甲基红霉素、庆大霉素、四环素、呋喃唑酮、甲硝唑、替硝唑等。根治 Hp 三联疗法方案见表 4-4。

表 4-4 根治 Hp 三联疗法方案

PPI 或铋剂(选择其中一种)	抗菌药物(选择其中两种)
奥美拉唑 40mg/d	阿莫西林 1500~2000mg/d
兰索拉唑 60mg/d	甲基红霉素 500mg/d
雷贝拉唑 20~40mg/d	克拉霉素 500~1000mg/d
枸橼酸钾 480mg/d	甲硝唑 800mg/d
	呋喃唑酮 200mg/d
上述剂量分 2 次服用,疗程 7d	

(姚苏宁)

第二节 消化系统其他药

一、泻药和止泻药

(一)泻药

泻药是指能促进肠蠕动、软化粪便或润滑肠道,以利于肠内容物排出的药物。临床主要用于治疗功能性便秘,也可用于清洁肠道或加速肠内容物排出。按其作用机制将泻药分为容积性泻药、接触性泻药和润滑性泻药三类。

1. 容积性泻药 容积性泻药又称渗透性泻药,口服后肠道很少吸收,增加肠容积而促进肠道推进性蠕动,产生导泻作用。

(1)硫酸镁(magnesium sulfate)

【药理作用与临床应用】

硫酸镁给药途径不同,产生不同的药理作用:口服给药可产生导泻和利胆作用,注射给药则产生抗惊厥和降血压作用。

1)导泻、利胆作用 硫酸镁口服难吸收。在肠内形成高渗透压而阻止肠内水分吸收,使肠腔容积增大,刺激肠壁引起肠道蠕动加快而导泻。导泻作用迅速、强大。临床用于排出肠道寄生虫或肠内毒物,或用于外科术前或结肠镜检查前清洁肠道。口服高浓度(33%)硫酸镁或用导管直接注入十二指肠,可刺激肠黏膜,反射性引起胆总管括约肌松弛和胆囊收缩,促进胆囊排空,产生利胆作用。临床用于治疗慢性胆囊炎、胆石症和阻塞性黄疸等。

2)抗惊厥、降压作用 注射硫酸镁,由于 Mg^{2+} 可拮抗 Ca^{2+} 的作用,减少运动神经末梢释放 ACh,松弛骨骼肌而呈现抗惊厥作用,适用于各种原因所致的惊厥尤其是子痫。较高浓度的 Mg^{2+} 可直接松弛血管平滑肌,还可抑制心肌,使血压下降,可用于治疗高血压危象、高血压脑病,特别适用于妊娠期高血压。

3)消肿止痛 外用50%硫酸镁溶液局部热敷患处,能改善局部血液循环,有消肿止痛的作用,可用于治疗扭、挫伤引起的局部肿痛。

【不良反应与用药护理】

口服可刺激肠壁,易致盆腔充血,妇女月经期和妊娠期、急腹症、肠道出血、肾功能不全及中枢抑制药中毒者禁用。老年人和体弱者慎用。静脉注射过量或过快,可抑制延脑呼吸中枢和血管运动中枢,引起呼吸抑制、血压剧降或心跳骤停,甚至导致死亡。过量时肌腱反射消失是呼吸抑制的先兆,连续用药期间应注意检查腱反射。中毒时应缓慢静脉注射氯化钙或葡萄糖酸钙解救。

【药物相互作用】

硫酸镁不宜用于中枢抑制药中毒的导泻;由于氨基糖苷类药物可抑制神经肌肉接头传递,可加重硫酸镁引起的呼吸抑制,故不宜合用;与筒箭毒碱合用可引起骨骼肌麻痹,甚至呼吸麻痹。

（2）硫酸钠（sodium sulfate）　其导泻机制同硫酸镁，作用较弱，无中枢抑制作用。临床用于中枢抑制药口服中毒时的导泻。对肾功能不全者用硫酸钠导泻比硫酸镁安全。硫酸钠还是钡化合物中毒的特殊解毒药。

（3）纤维素类　如植物纤维素、甲基纤维素等，口服后不被肠道吸收，增加肠内容物并保持粪便湿软，有良好通便的作用，可防止功能性便秘。

2.接触性泻药　接触性泻药又称刺激性泻药，刺激结肠推进性蠕动，产生导泻作用。

（1）酚酞（phenolphthalein，果导）　酚酞口服后与碱性肠液形成可溶性钠盐，刺激结肠黏膜，促进肠推进性蠕动，并抑制水的重吸收而产生缓泻作用。作用温和而持久，适用于慢性或习惯性便秘。不良反应较少，偶见皮疹、过敏反应及出血倾向。本药可使碱性尿液呈红色，用药前应告知患者。

（2）比沙可啶（bisacodyl，双醋苯啶）　其药理作用及临床应用似酚酞，口服或直肠给药后，其活性代谢物对直肠有较强刺激性而产生导泻作用。由于刺激性较强，可致肠痉挛、直肠炎等。妊娠期妇女慎用。

3.润滑性泻药　润滑性泻药通过局部润滑并软化粪便促进排便。

（1）液状石蜡（liquid paraffin）　是一种矿物油，口服后不被吸收，能阻止肠道水分吸收，有润滑肠壁、软化粪便作用，使粪便易于排出。适用于老年人、儿童、体弱、高血压、动脉瘤、痔、疝等患者的便秘。长期应用可减少脂溶性维生素及钙、磷的吸收。

（2）甘油（glycerol）　能润滑并刺激肠壁，软化粪便而导泻。常用甘油栓或开塞露（含50％甘油）直肠给药，作用迅速、方便、安全。适用于老年、体弱者和儿童便秘。

（二）止泻药

腹泻是消化系统疾病的常见症状，治疗应以对因治疗为主，如感染性腹泻，首选抗感染药物。剧烈而持久的腹泻，可引起水电解质平衡紊乱，应适当给予止泻药以缓解症状。常用止泻药有两大类：①抑制肠蠕动药，如地芬诺酯、洛哌丁胺等；②收敛吸附药，如双八面蒙脱石、碱式碳酸铋、鞣酸蛋白、药用炭等。常用止泻药见表4-5。

表4-5　常用止泻药

药物	药理作用及临床应用	不良反应及用药护理
地芬诺酯（diphenoxylate，苯乙哌啶）	本品是哌替啶的衍生物，减少肠蠕动而止泻。用于急、慢性功能性腹泻	偶见恶心、呕吐、嗜睡、腹部不适等，长期应用产生依赖性，过量导致昏迷和中枢抑制
洛哌丁胺（loperamide，易蒙停）	化学结构与地芬诺酯相似，抑制肠壁神经末梢释放乙酰胆碱，抑制肠蠕动，止泻作用快、强、持久。用于急、慢性腹泻	不良反应同地芬诺酯。妊娠及哺乳期妇女慎用
双八面蒙脱石（dioctahedral smectite，思密达）	口服后可将多种病原体吸附于肠腔的表面，随肠蠕动排出体外，用于急、慢性腹泻，儿童急性腹泻疗效好	不宜与其他药物同服，以免影响吸收。必须合用时，应在服用本药1h后。治疗急性腹泻时，首次剂量加倍

续表

药物	药理作用及临床应用	不良反应及用药护理
鞣酸蛋白（tannalbin）	口服后在肠内分解释放鞣酸，与肠黏膜表面蛋白质结合，形成一层保护膜，降低炎性渗出，减轻有害因子对肠壁的刺激，收敛而止泻。用于各种腹泻的治疗	忌与酶类制剂合用，以免影响疗效
碱式碳酸铋（bismuthi subcarbonate）	在胃肠黏膜形成一层保护膜，收敛止泻，用于各种腹泻的治疗	服药期间大便呈黑色；干扰四环素吸收
药用炭（medicinal charcoal）	能吸附肠内细菌、气体及毒物，阻止毒物的吸收并减轻刺激，使肠蠕动减弱而止泻	久用干扰营养物质吸收

二、止吐药及胃肠促动力药

恶心、呕吐常由多种原因引起，同时也是机体的一种保护反应。参与呕吐反射的中枢部位包括呕吐中枢和催吐化学感受区。呕吐所涉及的受体有：多巴胺受体、$5-HT_3$ 受体、H_1 受体、M_1 胆碱受体等，这些受体的阻断药都有可能发挥止吐作用。增强胃肠动力药是一类能促进胃肠 ACh 释放或抑制多巴胺、5-HT 释放，增强并协调胃肠节律性运动的药物。主要用于胃肠运动功能低下引起的消化道症状。常用药物包括多巴胺受体阻断药、$5-HT_3$ 受体阻断药、H_1 受体阻断药、M 受体阻断药，本章重点介绍前两类药物。

（一）多巴胺受体阻断药

1. 甲氧氯普胺（metoclopramide，胃复安） 能阻断延髓催吐化学感受区 D_2 受体发挥中枢性止吐作用；阻断外周胃肠 D_2 受体，促使食管至肠壁上段肌间神经丛释放乙酰胆碱，促进上消化道运动，加速胃的正向排空。较大剂量时阻断 $5-HT_3$ 受体，产生止吐作用。临床用于肿瘤放疗或化疗、胃肠功能失调、妊娠等多种原因引起的呕吐。

常见嗜睡、乏力，偶见便秘、腹泻、药疹、溢乳及男性乳房发育等不良反应。其中枢作用可引起明显的锥体外系症状及焦虑、抑郁。注射给药可引起直立性低血压。妊娠期和哺乳期妇女慎用。

2. 多潘立酮（domperidone，吗丁啉） 其主要阻断胃肠多巴胺受体，有促进胃肠动力和较强的止吐作用。对胃肠的作用类似于甲氧氯普胺，促进胃排空，防止食物反流。主要用于治疗各种轻度胃瘫，加速胃排空，尤其用于治疗慢性功能性消化不良、恶心、呕吐和胃潴留；对偏头痛、颅脑外伤、放射治疗及肿瘤化疗等原因引起的恶心、呕吐也有效。不良反应较轻，可见头痛、眩晕、乏力、轻度腹痛、腹泻等，也可引起溢乳、男性乳房发育等。乳腺癌患者、妊娠期妇女及对本药过敏者禁用。

（二）$5-HT_3$ 受体阻断药

1. 昂丹司琼（ondansetron，枢复宁） 能选择性阻断中枢和外周的 $5-HT_3$ 受体，产生迅速而强大的止吐作用。主要用于防治恶性肿瘤化疗和放疗引起的呕吐，也可防治手术后的恶心、呕吐，但对晕动病和阿扑吗啡引起的呕吐无效。

不良反应可见头痛、头晕、腹泻、便秘、药疹等，部分患者可有暂时性氨基转移酶升高。妊娠期和哺乳期妇女禁用。

2. 格雷司琼(granisetron) 为强效的高选择性 5-HT₃ 受体阻断药,作用机制和临床应用同昂丹司琼,止吐作用比昂丹司琼强 5～11 倍,作用时间约为昂丹司琼的 2 倍。

3. 西沙比利(cisapride,普瑞博思) 为全胃肠动力药,属 5-HT₃ 受体激动药。对胃和小肠的作用类似于甲氧氯普胺,但能促进食管至结肠的运动,引起腹泻。可促进肠壁肌层神经丛释放乙酰胆碱,但无阻断多巴胺受体作用。主要用于胃肠运动障碍性疾病,如反流性食管炎、胃轻瘫、胃肠反流性疾病、慢性自发性便秘等。

不良反应为腹痛、腹泻、头痛、头晕、嗜睡等。剂量过大可引起心电图 Q-T 间期延长、昏厥和严重的心律失常。心律失常、胃肠出血或穿孔、机械性肠梗阻及妊娠期妇女禁用。哺乳期妇女、儿童及肝肾功能不全者慎用。

三、助消化药

助消化药多为消化液成分,有些药物通过促进消化液的分泌或阻止肠道内的食物过度发酵,促进食物消化。常用助消化药见表 4-6。

表 4-6 常用助消化药

药物	作用机制与临床应用	不良反应及用药护理
稀盐酸(hydrochloric acid dilute)	提高胃内酸度,增强胃蛋白酶活性,还能促进胰液和胆汁分泌,促进钙、铁吸收,具有较弱的杀菌作用。用于各种原因引起的胃酸缺乏症和发酵性消化不良	宜在餐前或餐中用水稀释后口服;胃酸过多者禁用
胃蛋白酶(pepsin)	胃蛋白酶在酸性(pH1.5～1.8)环境中可迅速将蛋白质消化,常与稀盐酸配制成胃酶合剂,用于胃蛋白酶缺乏引起的消化不良	不可与抗酸药配伍,以免降低活性
胰酶(pancreatin)	胰酶含胰淀粉酶、胰蛋白酶、胰脂肪酶,在中性或弱碱性环境中促进淀粉、蛋白质和脂肪的消化,用于胰液分泌不足引起的消化不良	常用肠溶衣片,以免在酸性条件下被破坏,宜整片饭前吞服
乳酶生(biofermin,表飞鸣)	为干燥的活乳酸杆菌制剂。可抑制肠道腐败菌繁殖,防止发酵和产气。用于消化不良、肠胀气及小儿消化不良性腹泻	不宜与抗生素、吸附药和碱性药物合用。饭前服,送服水温不超过 40℃
干酵母(dried yeast,食母生)	含多种维生素(B₁、B₂、B₆、B₁₂)及叶酸、淀粉酶等,用于食欲不振、消化不良及维生素 B 缺乏症	过量可致腹泻
多酶片(multienzyme tablets)	本品为糖衣与肠溶衣的双层包衣片,外层为胃蛋白酶,内层为胰酶。用于消化酶缺乏引起的消化不良、食欲缺乏	服用时切勿嚼碎

四、肝胆疾病辅助用药

(一)利胆药和结石溶解药

胆汁的基本成分是胆汁酸,胆汁酸的主要成分是胆酸、鹅去氧胆酸和去氧胆酸,次要成分是石胆酸和熊去氧胆酸。利胆药是能促进胆汁分泌或胆囊排空的药物,主要用于胆囊炎、胆石症等。

1. 去氢胆酸(dehydrocholic acid) 能增加胆汁中水分含量,使胆汁稀释,数量增加,流动性提高而产生利胆作用,也可促进脂肪的消化吸收。临床用于急慢性胆管感染、胆石症、胆囊切除术后。胆管完全梗阻及严重肝肾功能不全患者禁用。

2. 熊去氧胆酸(ursodeoxycholic acid) 能抑制胆固醇合成与分泌,减少胆酸和胆固醇吸收,使胆汁中胆固醇含量降低,可阻止胆石形成,长期应用还可促进胆石溶解。主要用于胆囊及胆管功能失调、胆囊炎、胆固醇结石或以胆固醇为主的胆石症。

不良反应较少且轻,偶见腹泻、氨基转移酶升高。梗阻性胆管疾病、妊娠期禁用。哺乳期妇女慎用。

3. 鹅去氧胆酸(chenodeoxycholic acid) 为熊去氧胆酸的异构物,作用与其相似,主要用于治疗胆固醇结石。治疗剂量时常引起腹泻,长期应用可升高氨基转移酶。梗阻性胆管疾病、胆管炎或肠炎患者及妊娠期妇女禁用,哺乳期妇女慎用。

4. 羟甲香豆素(hymecromone,胆通) 为一种新型利胆药,可解除胆管括约肌痉挛,增加胆汁分泌,加强胆囊收缩,并有抑菌作用。本药利胆作用明显,并有较强的解痉止痛作用。临床主要用于胆囊炎、胆管感染、胆石症、胆囊切除术后。

5. 茴三硫(anethol trithione) 能增加胆酸、胆色素及胆固醇等固体成分的分泌,特别是增加胆色素分泌,还能改善肝脏解毒功能。能促进尿素的生成和排泄,有明显的利尿作用。临床主要用于胆囊炎、胆石症、急慢性肝炎、肝硬化等。不良反应有腹胀、腹泻、皮疹、发热等。大剂量长期应用可引起甲状腺功能亢进。胆管阻塞者禁用。

(二)抗肝性脑病药

肝昏迷又称肝性脑病,是由于肝衰竭使其代谢功能出现障碍,不能消除血液中有毒代谢产物所引起的。目前治疗肝昏迷药包括乳果糖、谷氨酸钠、左旋多巴等。

1. 乳果糖(lactulose) 其口服后在小肠内不被水解和吸收,进入结肠内被细菌分解为乳酸和乙酸,使肠内 pH 值降低,促使肠腔中的 NH_3 转变为难以吸收的 NH_4^+,自肠道排出,而使血中氨则向肠腔内扩散,而降低血氨。产生的酸性物质还能刺激肠蠕动而产生渗透性缓泻作用。临床主要用于血氨升高的肝昏迷,与新霉素合用效果更好,也可用于慢性便秘。大剂量应用可有恶心、呕吐、腹泻、腹痛等。

2. 谷氨酸钠(sodium glutamate) 能与血氨结合生成无毒的谷氨酰胺由肾排出,使血氨降低;还参与脑内蛋白质和糖的代谢,促进氧化过程,改善中枢神经系统的功能。临床用于血氨升高的肝昏迷前期和肝昏迷,还可用于癫痫小发作,减少发作次数。静脉滴注速度过快可引起皮肤潮红、流涎、呕吐等。过量可致碱中毒。肾功能不全者慎用。

3. 左旋多巴(levodopa,L-多巴) 其口服后在脑内经过酶促反应生成多巴胺,并可进一步转化为去甲肾上腺素,对抗胺类在脑内代谢形成的假神经递质,改善神经元之间的正常冲动传递,可暂时性改善脑功能。临床用于帕金森病和肝昏迷。

(姚苏宁)

练习与思考

(一)选择题

A1 型题

1. 起效快、作用强而短暂的抗酸药是 （ ）
   A. 碳酸氢钠 　B. 碳酸钙 　C. 氢氧化镁 　D. 氢氧化铝 　E. 三硅酸镁

2. 氢氧化铝和三硅酸镁联合用药的目的是 （ ）
   A. 防止产气 　　　B. 延长作用时间 　　　C. 防止药物吸收
   D. 减少胃肠道反应 　　　E. 降低神经毒性

3. 抑酸作用最强的药物是 （ ）
   A. 西咪替丁 　B. 哌仑西平 　C. 丙谷胺 　D. 奥美拉唑 　E. 碳酸氢钠

4. 能使胃蛋白酶作用增强的药物是 （ ）
   A. 胰酶 　B. 稀盐酸 　C. 乳酶生 　D. 奥美拉唑 　E. 抗酸药

5. 肿瘤化疗引起的呕吐应选用 （ ）
   A. 阿托品 　B. 昂丹司琼 　C. 枸橼酸铋钾 　D. 乳果糖 　E. 以上都不是

6. 洛哌丁胺可用于治疗 （ ）
   A. 消化性溃疡 　B. 急慢性便秘 　C. 急慢性腹泻 　D. 止吐 　E. 以上都不是

7. 可产生成瘾性的止泻药是 （ ）
   A. 地芬诺酯 　B. 碱式碳酸铋 　C. 药用炭 　D. 去氢胆酸 　E. 熊去氧胆酸

8. 适用于儿童、老人便秘的泻药是 （ ）
   A. 硫酸钠 　B. 液状石蜡 　C. 硫酸镁 　D. 大黄 　E. 番泻叶

9. 孕妇合并十二指肠溃疡不宜选用的药物是 （ ）
   A. 氢氧化铝 　B. 硫糖铝 　C. 丙谷胺 　D. 奥美拉唑 　E. 米索前列醇

10. 妊娠妇女禁用硫酸镁导泻的原因是 （ ）
    A. 收缩子宫平滑肌 　　　B. 抑制胎儿呼吸 　　　C. 升高孕妇血压
    D. 反射性使盆腔充血 　　　E. 致畸

A2 型题

11. 男性,25 岁。5 年来上腹痛,服药后短时间即缓解。近来因天气转冷,工作劳累又发。上腹灼痛,反酸,疼痛多出现在早上 10 点、下午 4 点左右,有时夜间痛醒,进食后缓解。X 线钡餐检查:十二指肠溃疡。该患者首选何药治疗 （ ）
    A. 西咪替丁 　B. 雷尼替丁 　C. Al(OH)₃ 凝胶 　D. 复方氢氧化铝
    E. 阿托品

12. 男性,32 岁。婚后 5 年未育,自述近几天嗳气、反酸较严重,并有上腹饱胀感,伴进食后疼痛,钡餐透视示胃溃疡,此患者不宜使用 （ ）
    A. 西咪替丁 　B. 法莫替丁 　C. 雷尼替丁 　D. 哌仑西平
    E. 胶体碱式枸橼酸铋

13. 男性,40 岁。近半年来上腹部疼痛,饭后减轻,诊断为十二指肠溃疡。应选用下列

何药治疗 （　　）
    A. 奥美拉唑　　B. 稀盐酸　　　C. 昂丹司琼　　D. 比沙可啶　　E. 硫酸镁

14. 男性,65 岁。近半年来患习惯性便秘,应采用下列哪种药治疗 （　　）
    A. 硫酸镁　　　B. 乳果糖　　　C. 酚酞　　　　D. 鞣酸蛋白　　E. 洛哌丁胺

15. 农村男孩,3 岁,腹痛,脐周较重,诊断为蛔虫症,可用下列哪种药物为其排虫 （　　）
    A. 液状石蜡　　B. 酚酞　　　　C. 硫酸镁　　　D. 甘油　　　　E. 比沙可啶

16. 老年女性。患脑血栓卧床 1 年,近半月腹部胀满,食欲减退,经常嗳气反酸。医生认为是轻度胃瘫,应给下列何药加强胃动力 （　　）
    A. 硫酸镁　　　B. 乳果糖　　　C. 比沙可啶　　D. 鞣酸蛋白　　E. 多潘立酮

A3/A4 型题

(17—18 题共用题干)

男性,40 岁。出现上腹痛、嗳气、反酸,纤维胃镜诊断为胃溃疡。

17. 最好选用 （　　）
    A. 抗酸药　　　B. 西咪替丁　　C. 奥美拉唑　　D. 硫糖铝　　　E. A 或 C 均可

18. 服药治疗后,症状缓解,最近由于工作紧张,上述症状重又出现,继续服用上述药物效果不佳,胃内发现幽门螺杆菌,应加服 （　　）
    A. 米索前列醇　　B. 硫糖铝　　C. 奥美拉唑　　D. 氢氧化铝　　E. 甲硝唑

(二)填空题

19. 治疗消化性溃疡药可分为_____、_____、_____、_____四类。

20. 奥美拉唑抑制_____,而发挥强大的抑制胃酸分泌作用,主要用于_____。

21. 抗酸药是一类物质_____,能中和_____,缓解_____对胃、十二指肠黏膜的侵蚀,常用药物有复方氢氧化铝,其主要成分是_____和_____。

22. 碳酸氢钠中和胃酸特点是_____、_____而_____,大量服用因吸收可引起_____。

23. 硫酸镁口服可治疗_____,注射给药可治疗_____。

24. 泻药按其作用机制可分为_____、_____、_____三类。

(三)名词解释

25. 抗酸药

(四)简答题

26. 试述奥美拉唑的药理作用及临床应用。

27. 试述复方氢氧化铝的特点。

28. 静脉注射硫酸镁时,为什么不能速度过快?

29. 简述常用抗消化性溃疡病药的分类及代表药。

30. 简述 H_2 受体阻断药和 H^+-K^+-ATP 酶抑制药的药理作用、临床应用、不良反应及用药护理措施。

31. 简述硫酸镁的药理作用及临床应用。

32. 硫酸镁的不良反应和用药监护要点有哪些?

33. 临床常用的泻药分为几类? 如何正确选用泻药?

五、处方及案例分析题

34.男性,60岁。高血压患者,用硫酸镁降压,由于剂量用得过大,出现腱反射消失、昏迷、血压骤降及呼吸抑制症状,立即进行人工呼吸。请问:

(1)应用何药解救?

(2)为什么?

第五章 消化系统疾病患者护理

第一节 消化系统疾病常见症状、体征的护理

📖 学习目标

1.掌握消化系统疾病的常见症状、体征的护理。
2.熟悉消化系统疾病的常见症状、体征。
3.能评估消化系统疾病常见症状、体征,完成护理评估记录,并能提出正确的护理措施。
4.具有高度责任感,尊重、关心爱护患者。

DAORU QINGJING
导入情景

情景描述:

男性,45岁。反复黑便3周,呕血1天。排出柏油便,呕血鲜红色,检查BP 90/70 mmHg,重病容,神志清楚,面色苍白、脉搏细速。有"胃溃疡"史10年。

若你是当班护士,请问:

1.该患者发生了什么情况?

2.如何评估其出血量?

一、恶心与呕吐

恶心(nausea)是上腹部一种欲吐的不适感,常为呕吐的先兆。呕吐(vomiting)是胃内容物反流入食管,经口吐出的一种反射动作,可分为三个阶段,即恶心、干呕和呕吐,但有些呕吐可无恶心或干呕的先兆。呕吐是机体的一种防御反射,有一定的保护作用,但频繁而剧烈的呕吐可引起脱水、电解质紊乱、酸碱平衡失调、营养障碍等并发症。

【病因】

引起呕吐的病因分析见表5-1。

表 5-1　以呕吐为主要症状的疾病特点

疾病	健康史	恶心	呕吐特点	伴随症状
急性胃肠炎	不洁饮食史	有	呕吐物为食物	腹泻、上腹痛
幽门梗阻	消化性溃疡、胃癌	有	食后 6h 呕吐、量大	腹胀、腹部不适
药物中毒	服药史	有	用药后不久呕吐	
神经性呕吐	精神因素	无	食后即吐,量少	神经官能症
早期妊娠	停经史	无	晨间呕吐	
脑肿瘤		无	喷射样	头痛

【护理评估】

(一)健康史

询问患者最近的工作、心理压力以及饮食情况;有无前庭功能障碍、药物影响及颅内高压等症状;有无尿毒症、酮症酸中毒、低钾血症引起的代谢障碍;有无胃肠和肝、胆、胰疾病以及泌尿、心血管等系统疾病的病史。此外,女性患者应询问月经周期,有无停经史。

(二)身体状况

评估患者的全身情况,如生命体征、营养状况,有无脱水征象;检查腹部的体征,如腹部外形、胃肠型、腹壁紧张度、压痛和反跳痛等。恶心、呕吐的特点如下:

1.发生的时间　晨间呕吐在育龄妇女应想到早孕反应,也见于尿毒症及慢性乙醇中毒,夜间呕吐常见于幽门梗阻。

2.与进食的关系　餐后短时间内呕吐,若集体发病,应考虑食物中毒;胃溃疡、精神性呕吐也常在餐后即刻发生。

3.呕吐物的性质　幽门梗阻呕吐宿食并伴腐酵味;呕吐物含有多量胆汁,常见于频繁剧烈呕吐、十二指肠或空肠梗阻、胃空肠吻合术后;大量呕吐,见于幽门梗阻或急性胃扩张;呕吐物有粪臭味,提示小肠梗阻。

4.伴随症状　恶心呕吐常伴有面色苍白、出冷汗、乏力及紧张不安等症状;反复或呕吐量过大,可出现脱水、电解质酸碱平衡失调、营养不良或上消化道出血等症状。

5.全身情况　如生命体征、营养状况,有无脱水征象;检查腹部的体征,如腹部外形、胃肠型、腹壁紧张度、压痛和反跳痛等。

(三)辅助检查

必要时将可疑食物和呕吐物送检(毒物鉴定或细菌培养);呕吐大量者注意有无水、电解质代谢和酸碱平衡失调。

(四)心理-社会状况

患者由于频繁恶心与呕吐引起痛苦、焦虑不安、恐惧等情绪变化;了解呕吐是否与精神因素有关。

【常见护理诊断/问题】

1.体液不足　与剧烈的呕吐有关。

2.营养失调:低于机体需要量　与剧烈呕吐或慢性反复呕吐有关。

【护理目标】

1.患者的体液恢复正常,生命体征平稳,无水、电解质紊乱和酸碱失衡。

2.呕吐减轻或停止,饮食恢复,营养改善或正常。

【护理措施】

(一)一般护理

1.体位 呕吐时协助患者取坐起或侧卧位,膝部弯曲,使其头部偏向一侧,取容器接呕吐物;昏迷患者应尽可能吸尽口腔呕吐物,避免因不慎将呕吐物吸入气道而引发窒息。

2.饮食 疑有肠梗阻时,应禁食、禁水并进行胃肠减压。对不能经口摄取营养和水、电解质的患者,通过静脉输液给予补充。

3.口腔护理 呕吐后及时给患者漱口,清理被污染的床褥、衣被等;使用棉签、纱布清洁口腔时,注意避免刺激舌、咽、上腭等,以防诱发呕吐。

4.对症护理 出现恶心、呕吐时鼓励患者做深呼吸动作,对频繁呕吐的患者可针刺内关、足三里等穴。

(二)病情观察

呕吐持续时间较长的患者可能引起水、电解质、酸碱平衡失调,需严密观察并准确记录其出入水量,以作为输液量的参考。有意识障碍的患者呕吐时应警惕引起窒息或吸入性肺炎的可能。

(三)用药护理

按医嘱给予甲氧氯普胺、多潘立酮等止呕药物;镇吐药物可引起倦怠、嗜睡等不良反应,应向患者予以解释。对剧烈呕吐的患者,使用镇吐剂后,尤应加强观察,以防掩盖其他病情。

【护理评价】

1.患者的体液是否恢复正常,生命体征是否平稳,有无水、电解质紊乱和酸碱失衡。

2.呕吐是否减轻或停止,饮食是否恢复,营养是否改善或正常。

二、腹泻

腹泻(diarrhea)是指排便次数较平时增加,且粪质稀薄,水分增加,并含有未消化的食物、黏液、脓血等异常成分。

腹泻发生的机制有:①渗出性腹泻,如细菌性痢疾、肠炎等;②分泌性腹泻,如霍乱;③渗透性腹泻,如胃大部分切除、口服甘露醇等;④肠蠕动增强性腹泻,如甲状腺功能亢进等引起的腹泻。

【护理评估】

(一)健康史

询问患者有无服用番泻叶、硫酸镁等药物史;有无饮食不当,如进食不洁或刺激性食物、聚餐史;有肠道或全身性感染,以及胃肠道手术史等。此外,应询问有无受凉、过劳、情绪紧张等诱发或加重的因素。

(二)身体状况

1.是急性腹泻还是慢性腹泻 病程小于 2 个月为急性腹泻;大于 2 个月为慢性腹泻。

2.是何部位病变引起腹泻

(1)直肠或乙状结肠 便意频繁,里急后重,粪便有黏液或脓血,腹部压痛在下腹或左下腹。

(2)结肠 粪便有黏液,可能有脓血,腹痛在下腹,常为持续性,便后可稍缓解。

(3)小肠 脐周疼痛及压痛,疼痛常为绞痛,间歇发作,肠鸣音活跃;粪便色淡、量多、水样、有恶臭,无里急后重。

(4)全身性疾病 如甲状腺功能亢进、肾上腺皮质功能减退危象、肝硬化、尿毒症、糖尿病等。

3.是何种性质腹泻

(1)渗出性腹泻 粪便特点为粪便含有渗出液和血。

(2)分泌性腹泻 一般无腹痛,粪便特点为大量水样便,每日多达数升;粪便中含大量电解质而无脓血,禁食后仍腹泻不止。

(3)渗透性腹泻 粪便特点为禁食后腹泻停止,粪便中有大量未完全消化的食物,粪便中电解质含量不高。

(三)辅助检查

正确采集腹泻者新鲜粪便标本做显微镜检查,严重腹泻者需监测其血清电解质、酸碱平衡。

(四)心理-社会状况

患者由于腹泻对生活、工作的影响;有无焦虑、紧张等不良心理反应及程度。

【常见护理诊断/问题】

1.腹泻 与肠道疾病、饮食不当等有关。

2.体液不足 与剧烈腹泻导致过多体液丢失有关。

【护理目标】

1.患者的腹泻及其引起的不适减轻或消失,能保证机体所需水分、电解质、营养素的摄入。

2.体液恢复,生命体征、尿量、血生化指标在正常范围。

【护理措施】

(一)一般护理

1.饮食护理 腹泻者宜摄入营养丰富、低脂肪、易消化、少纤维的饮食,适当补充水分和食盐。根据病情采取禁食,逐渐过渡到流质、半流质、软食以至普通饮食。避免食用茄子、韭菜、芹菜、酸性食物和碳酸类饮料等易胀气的食物,以及刺激性强的调味品,以免刺激肠黏膜,引起肠蠕动亢进而加重腹泻。

2.活动与休息 急性起病、全身症状明显的患者应卧床休息;注意腹部保暖,可用热水袋热敷腹部,以减弱肠道运动,减少排便次数,并有利于腹痛等症状的减轻。

3.肛周皮肤护理 排便频繁时,因粪便的刺激,可使肛周皮肤损伤,引起糜烂及感染。排便后应用温水清洗肛周,保持清洁干燥,涂无菌凡士林或抗生素软膏以保护肛周皮肤,促进损伤处愈合。

4.减轻心理不安和恐惧 向患者解释情绪、运动与肠道活动的关系,指导做松弛训练。

(二)补充液体和电解质

急性腹泻丢失大量水分和电解质,引起脱水及电解质紊乱,严重者导致休克。护理时注意:

1.观察病情 密切观察患者液体平衡状态,监测生命体征、神志、尿量的变化;有无口渴、口唇干燥、皮肤弹性下降、尿量减少的症状;有无肌肉无力、腹胀、肠鸣音减弱、心律失常等低钾血症的表现。

2.补充液体 按医嘱及时给予液体、电解质、营养物质的补充。轻症患者一般经口服补液;严重腹泻、伴恶心呕吐、禁食或全身症状明显者宜静脉补液。输液时注意速度的调节,防止输液太快引起循环负荷过重,诱发心力衰竭,尤其是年老体弱者。

(三)协助治疗

腹泻者按医嘱给予抗感染药物、止泻药以及输液。对严重肠道传染病者应严格隔离消毒,填报传染病卡。应用止泻药时应注意排便情况,腹泻控制后应及时停药。

【护理评价】

1.患者是否恢复正常排便状态,不适症状是否减轻或消失。

2.体液及电解质是否维持平衡,有无伴随的损伤症状。

三、呕血和黑便

消化道大量出血时,胃内或反流入胃内的血液经口腔呕出称为呕血。血液经过肠道时,在肠道细菌作用下,血液中的铁变成硫化铁而呈黑色,使大便成为黑便。呕血与黑便是上消化道出血的特征性表现。上消化道出血是指 Treitz 韧带以上的消化道出血以及胃空肠吻合术后的空肠病变所致的出血。上消化道大出血一般指数小时内失血量超出 1000ml 或循环血容量的 20%,主要表现为呕血和(或)黑便,常伴有急性周围循环衰竭。

【护理评估】

(一)健康史

上消化道疾病及全身性疾病均可引起上消化道大出血,临床上常见的是消化性溃疡,食管、胃底静脉曲张破裂,急性胃黏膜损害和胃癌等。

(二)身体状况

1.呕血与黑便 评估时应首先确认是否为呕血,呕血一般都伴有黑便,但黑便不一定伴有呕血。呕血与黑便的颜色取决于上消化道出血的量及速度,若为量少、缓慢出血,血液在胃内停留时间长,血红蛋白经胃酸作用后呈咖啡色;若出血量大且迅速,在胃内停留时间短,则呕吐物呈鲜红色。一般来说,上消化道每日出血量 5~10ml 时大便隐血试验呈阳性,出血量 50~100ml 时可出现黑便,胃内积血量达 250~300ml 时可引起呕血。

2.失血性周围循环衰竭 上消化道大出血时,由于循环血容量迅速减少而常有急性周围循环衰竭,其严重程度与出血量及出血速度有关。一次出血量少于 400ml 时一般不引起全身症状,但若超过 400~500ml,可出现全身症状,如头晕、心悸、乏力等。若短时间内失血量超出 1000ml 或为循环血容量的 20%就会出现失血性周围循环衰竭表现。

3.氮质血症 上消化道出血后,大量血液流入肠道,蛋白质代谢产物在肠道吸收增加,使血中尿素氮浓度升高,成为肠性氮质血症。出血后数小时开始升高,24～28h达高峰,3～4日降至正常。

4.发热 多数患者在出血24h内出现低热,但一般不超过38.5℃,持续3～5日降至正常。可能与循环血量减少,周围循环衰竭导致体温调节中枢功能异常有关。

(三)辅助检查

1.实验室检查 测定血常规,了解红细胞、白细胞、血小板计数、血红蛋白含量、网织红细胞计数;血尿素氮;肝肾功能、大便隐血等。

2.内镜检查 病因检查主要手段,一般在出血24～48h内进行急诊检查,同时可采取内镜下止血措施。

3.其他 X线检查、B超等。

(四)心理-社会状况

出现呕血、黑便,患者会产生恐惧心理;因慢性病或全身性疾病所致反复出血患者,对治疗失去信心,出现紧张、恐惧或悲观、沮丧等心理反应。

【常见护理诊断/问题】

1.有窒息的危险 与血液反流或误吸或气囊阻塞气道有关。

2.焦虑/恐惧 与呕血、黑便及担心疾病预后有关。

3.潜在并发症 失血性休克。

【护理目标】

1.患者无窒息发生。

2.患者焦虑与恐惧程度减轻,情绪稳定,能积极配合治疗,对康复充满信心。

3.患者无休克发生或及时发现并纠正。

【护理措施】

(一)一般护理

1.休息与体位 轻者卧床休息,如厕时注意安全;重者绝对卧床休息,保持安静,宜取平卧位并将下肢抬高,以保证脑部供氧。呕血时将患者头偏向一侧,给氧,保持呼吸道通畅。

2.饮食营养 合理饮食能促进止血、维持机体营养需要。对少量出血,无呕吐或仅有黑便者或无明显活动性出血者,可选用温凉、清淡、无刺激性流质饮食。进食对消化性溃疡并出血者尤为重要,可减少胃的饥饿性收缩,可中和胃酸,促进溃疡愈合,维持营养需要。出血停止后改为无渣半流质饮食,逐渐过渡至软食,开始少量多餐,以后改为正常易消化、少刺激饮食。对食管、胃底静脉曲张破裂出血、急性大出血伴恶心、呕吐者应禁食,止血1～2天后方可进流质饮食。

(二)病情观察

观察呕血、黑便及伴随症状。观察周围循环衰竭表现及体征,如生命体征、神经、精神、尿量、中心静脉压等。观察原发病相关症状及体征。估计出血量及严重程度。在遵医嘱积极止血、抗休克治疗的同时,注意观察药物疗效及不良反应。判断是否继续出血或再出血的指标有:①反复呕血和(或)黑便次数增多,粪质稀薄;呕血转为鲜红色,黑便变成暗红色,伴肠鸣音亢进等。②经积极补液、输血后临床观察,或中心静脉压监测周围循环衰竭未能改善。③红细胞计数、血红蛋白测定与红细胞压积继续下降,网织红细胞持续增加。④无脱水或肾功能不全依据而氮质血症持续升高超过 3～4 天或再次升高。此外,急诊内镜检查对判断是否继续出血或再出血也很有价值。

(三)气囊压迫止血的护理

参考第十四节肝硬化疾病患者护理的内容。

(四)心理护理

关心安慰患者,减轻焦虑与恐惧程度。及时清除血迹、污物,减少对患者的不良刺激,同时抢救工作有条不紊地进行,耐心解答患者及家属疑问,使患者和家属有足够的安全感。

【护理评价】

1.患者有无窒息发生,是否安全舒适。

2.患者焦虑与恐惧程度是否减轻,情绪是否稳定,能否积极配合治疗。

3.患者休克是否及时发现并予以纠正。

四、便秘

便秘(constipation)是指排便次数减少,每 2～3 天或更长时间排便一次,无规律性,粪质少且干硬,常有排便困难感。

【病因】

便秘发生的原因有:①缺乏足够引起正常肠蠕动的肠内容物,如食物中的纤维素和足够的水分;②肠道肌肉张力减低及肠蠕动功能减弱;③排便反射减弱或消失;④参与排便的肌肉功能有异常。

【护理评估】

(一)健康史

询问如下相关因素:①饮食习惯,如食物中是否存在纤维素缺乏和水分不足;②是否存在食欲下降、吞咽困难等情况;③是否存在生活环境改变、情绪紧张等影响排便习惯的因素;④有无长期卧床、腹部手术及妊娠等情况;⑤有无肠梗阻、肠麻痹、肿瘤、痔疮等可引起便秘的肠道病变。

(二)身体状况

1.是否为便秘 便秘为粪便干燥、坚硬、排便不畅、正常频度丧失。

2.是否为器质性便秘 直肠、肛门病变引起肛门疼痛或括约肌痉挛抑制排便;结肠病变影响粪便推进机制而造成便秘;腹腔或盆腔内肿瘤的压迫。

3.是否为功能性便秘 进食少或食物中缺乏纤维素;排便习惯受干扰;滥用药物;结肠运动功能障碍;应用吗啡类药物等。

(三)辅助检查

必要时可行结肠镜等检查以明确便秘的病因。

(四)心理-社会状况

评估便秘对患者生活、工作的影响;评估有无焦虑、紧张等不良心理反应及程度。

【常见护理诊断/问题】

1. 便秘 与环境、生活习惯改变、肠道疾病等有关。

【护理目标】

患者的便秘及其引起的不适减轻或消失。

【护理措施】

1. 饮食 便秘者多吃含纤维素的蔬菜、水果和食物。如无禁忌,每天至少摄入 2000ml 液体。

2. 减轻不适感 指导患者做适当活动,可按升结肠、横结肠、降结肠顺序进行腹部按摩,以促进肠蠕动;对长期卧床者应指导其做腹肌锻炼,早餐后易引起胃结肠反射,所以此刻训练排便,可形成条件反射养成排便习惯。避免过度用力排便,否则可能造成痔疮、肛裂和心律失常等。

3. 减轻心理焦虑 向患者解释情绪、运动与肠道活动的关系,安排患者每天至少用20～30min 进行做操、散步等活动。

4. 协助治疗 指导便秘者养成定时排便的习惯,说明滥用缓泻剂对肠道不利,必要时可用开塞露或灌肠。

【护理评价】

患者是否恢复正常排便状态,腹部不适是否减轻或消失。

五、黄疸

黄疸(jaundice)是指由于血中总胆红素浓度超过 $34\mu mol/L$,致巩膜、黏膜、皮肤及体液黄染的现象。凡胆红素产生过多,肝细胞对胆红素的摄取、结合、排泄障碍,以及肝内或肝外胆管阻塞均可引起黄疸。

【病因和分类】

临床上黄疸分三类:

1. 溶血性黄疸 皮肤呈浅柠檬黄色,伴有寒战、高热、头痛、腰痛和不同程度的贫血;血管内溶血可有血红蛋白尿;慢性溶血,除贫血外可有脾大。见于遗传性球形红细胞增多症、自身免疫性溶血性贫血、新生儿溶血以及异型输血等。

2. 肝细胞性黄疸 皮肤浅黄至深黄不等,伴有乏力、恶心、呕吐、食欲减退、腹胀、肝区不适等表现。常见于病毒性肝炎、肝硬化、中毒性肝炎、钩端螺旋体病等。

3. 胆汁淤积性黄疸 皮肤呈暗黄色,伴有皮肤瘙痒、心动过缓、尿色深、粪便呈白陶土色。见于肝内泥沙样结石、肝癌、毛细胆管型病毒性肝炎、药物性胆汁淤积、肝外胆管或胆总管狭窄、胆管蛔虫症、胰腺炎、胰头癌等。

【护理评估】

(一)健康史

询问患者有无自身免疫性疾病及输血、用药史;有无急、慢性肝病或传染性疾病史;有无胆管结石、胆管蛔虫症及胰腺疾病的病史。此外,还应了解是否存在与黄疸有关的家族遗传因素。

(二)身体状况

评估皮肤黏膜黄染的起始部位、性质、程度及演变过程;有无消瘦或恶病质、肝脾及胆囊肿大等。黄疸的特点如下:

1.是否有黄疸 皮肤黏膜发黄不一定是黄疸,可能为摄入大量的含胡萝卜素的食物或某种药物所致。血清总胆红素$>17.1\mu mol/L$,但$<34.2\mu mol/L$,肉眼不能察觉的黄疸,称隐性黄疸。

2.黄疸是急骤出现还是缓慢发生 急骤出现的黄疸见于急性肝炎、胆囊炎、胆石症和溶血反应;缓慢发生的黄疸常为胆管阻塞所致,如胰头癌等癌性黄疸。

3.伴随症状 急性病毒性肝炎有明显的食欲不振、厌油腻及疲乏感;癌性黄疸常伴有体重减轻和恶病质;胆管结石常有右上腹阵发性绞痛;溶血性黄疸常先有寒战、发热和酱油色尿;阻塞性黄疸时可有脂肪性腹泻、白陶土样便、皮肤瘙痒、出血倾向等。

4.黄疸类型 根据临床表现、实验室结果判断黄疸的类型。

(三)辅助检查

收集与黄疸有关的检查结果,如胆红素测定、ALT 和 AST、γ-谷氨酰转肽酶、碱性磷酸酶、尿三胆等的检查结果。

(四)心理-社会状况

患者常因巩膜、体表发黄而产生病情严重的预感,感到心情有抑郁或恐惧。

【常见护理诊断/问题】

1.舒适的改变 与胆红素排泄障碍、血中胆盐增高有关。

2.有皮肤完整性受损的危险 与皮肤瘙痒有关。

【护理目标】

1.患者皮肤瘙痒减轻或消失。

2.血胆红素指标逐渐恢复正常范围。

【护理措施】

1.饮食 给予清淡低脂、易消化、富含维生素的饮食。蛋白质供应视肝功能情况而定,禁烟忌酒。胆管阻塞患者脂溶性维生素吸收不足,可由肌内注射补充。

2.病情观察 注意观察患者的尿色、粪色和皮肤、巩膜黄染的动态变化;观察黄疸的伴随症状,如食欲差、恶心呕吐、肝区不适、发热、皮肤瘙痒、出血倾向等消退情况。观察引起黄疸的诱因或病因是否已消除;目前采取的治疗措施,疗效如何及有无不良反应等。

3.皮肤护理 皮肤瘙痒者应注意保洁,常用温水清洗;局部可涂擦炉甘石洗剂等止痒剂,以减轻症状;严重的患者按医嘱使用氯苯那敏、异丙嗪等药物。及时修剪指甲,以免抓破皮肤。

4.心理护理 黄疸严重的患者卧床休息,避免负性语言刺激;耐心向患者解释有关黄疸产生的原因及注意事项,减轻患者因黄疸导致形象改变、害怕疾病严重引起的焦虑或恐慌情绪,以及害怕疾病是传染性的恐惧心理;鼓励患者树立信心,度过黄疸期。

【护理评价】

1.患者皮肤瘙痒是否减轻或消失,有无皮肤破损发生。

2.黄疸是否减轻或消除,血胆红素指标是否逐渐恢复正常。

(夏　涛)

第二节　急性腹膜炎患者的护理

学习目标

1.掌握急性腹膜炎的临床特点及急性腹膜炎患者的护理措施。
2.熟悉急性腹膜炎的病因和可能出现的并发症。
3.了解急性腹膜炎的分类和病理生理改变。
4.能评估急性腹膜炎患者的病情,并观察病情变化,及时发现并发症;能根据病情变化及时采取护理措施(如摆放合适体位,指导合理的饮食等);能协助医生进行腹腔穿刺、腹腔灌洗的操作;能进行胃肠减压管和腹腔引流管的护理。
5.具有高度责任感,尊重、关心爱护患者。

DAORU QINGJING
导入情景

情景描述:

　　吴某,男性,52 岁。1h 前出现上腹部刀割样剧痛来院急诊,伴恶心,呕吐胃内容物 2 次。体检 BP 95/65mmHg,痛苦呻吟,全腹压痛、反跳痛、肌紧张。

　　若你是当班护士,请问:

　　1.患者发生了什么情况?

　　2.应立即采取哪些护理措施?

　　急性腹膜炎(acute peritonitis)是由细菌感染、化学性刺激或物理性损伤等因素引起的腹膜和腹膜腔的急性炎症,是一种常见的急腹症。

【病因与分类】

　　按病因可分为细菌性(如化脓性)与非细菌性(如化学性)两类;按临床过程有急性、亚急性和慢性之分;按累及范围可分为弥漫性与局限性两类;按发病机制可分为原发性与继发性两类。临床上最常见的是急性继发性腹膜炎。

　　1.继发性腹膜炎(secondary peritonitis)　指由腹内脏器穿孔或破裂、炎症、腹部损伤及腹部手术污染等原因引起的腹膜炎(图 5-1)。致病菌以大肠埃希杆菌为最多见,其次为厌氧拟杆菌、变形杆菌等,且大多为混合性感染。临床上常见的原因有:①腹腔脏器疾病致穿孔或破裂:是最常见的引起继发性腹膜炎的原因,其中最常见为胃十二指肠溃疡并发急性穿孔,其起初是化学性腹膜炎,然后继发细菌感染引起化脓性腹膜炎。另外还有急性阑尾炎引起阑尾穿孔、急性胆囊炎致胆囊穿孔、绞窄性肠梗阻致肠穿孔及肝脓肿破裂等。②腹腔脏器炎症:主要见于急性胆囊炎、急性胰腺炎、急性阑尾炎及女性盆腔器官感染等引起含细菌的渗出液在腹腔内扩散,引起腹膜炎。③腹部损伤:如腹部损伤致肝、脾破裂或小肠穿孔引起腹膜炎,开放性腹部损伤污染腹腔,腹膜内型膀胱破裂致尿液漏入腹腔引起腹膜炎等。④其他:腹部手术污染、胃肠道吻合口漏、急性肠系膜血管栓塞及腹壁感染等可引起急性腹膜炎。

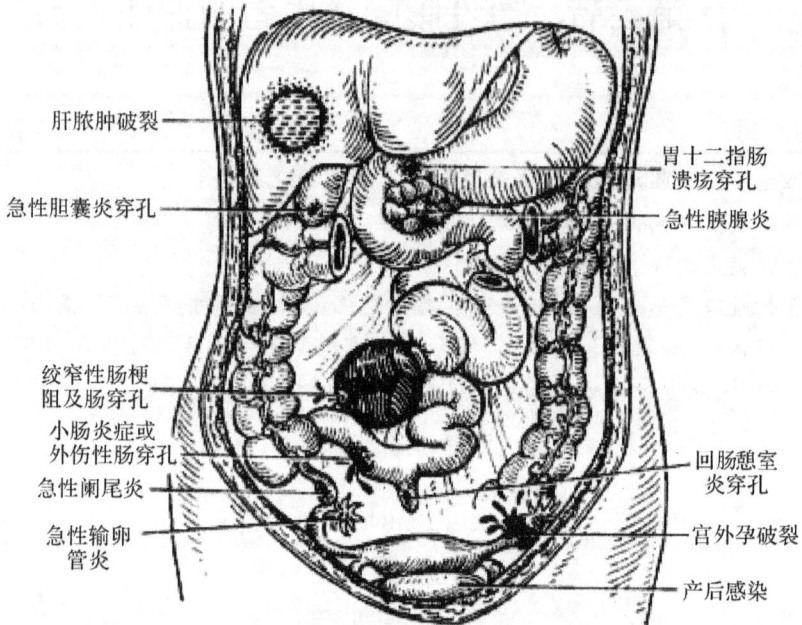

图 5-1　继发性腹膜炎的常见原因

2. 原发性腹膜炎(primary peritonitis)　指腹腔内无原发病灶,致病菌经血行、泌尿道、女性生殖道等途径播散至腹腔所引起的腹膜炎。病原菌多为溶血性链球菌、肺炎双球菌或大肠埃希杆菌。常见的如体质弱的婴幼儿呼吸道感染经血行播散至腹腔,成人因肝硬化并发腹水感染而引起等。

【病理生理】

腹膜受细菌、胃肠内容物等的刺激,起始发生充血、水肿等反应,继之产生大量含有吞噬细胞、中性粒细胞的浆液性渗出液以稀释毒素,随着炎症的加剧,其中加之以坏死组织、细菌与凝固的纤维蛋白,使渗出液逐渐变混浊成为脓液。

腹膜的大量渗出,可引起患者脱水、电解质紊乱、血浆蛋白降低、贫血等;腹内脏器浸泡在大量脓液中,肠管麻痹,形成麻痹性肠梗阻;由于肠麻痹时肠腔内大量积液及高热、呕吐所致的体液丢失,使血容量明显减少,甚至休克;细菌、毒素的吸收,易致感染性休克;肠管高度扩张,使膈肌抬高而影响心肺功能,加重休克,甚至导致死亡。

病变轻者,炎症局限后形成局限性腹膜炎,或残留的脓液未吸收尽,积存在腹壁、脏器、肠系膜、肠管间,多为大网膜粘连所包围,形成腹腔脓肿(图 5-2)。腹腔脓肿根据其形成部位包括膈下脓肿、盆腔脓肿及肠间脓肿三种。位于膈肌之下、横结肠及其系膜以上间隙的脓肿为膈下脓肿;腹腔内炎性渗出及脓液积聚于腹腔最低位的直肠膀胱陷凹的脓肿为盆腔脓肿;脓液积聚在肠管、肠系膜与网膜之间的形成为肠间脓肿。

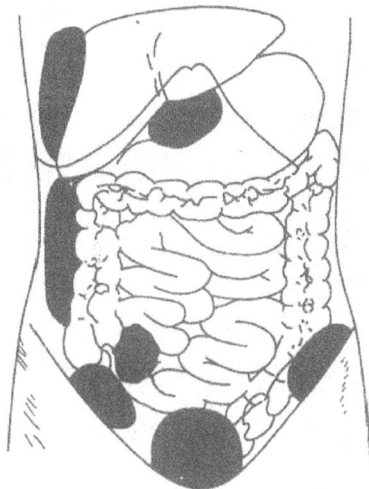

图 5-2 腹腔脓肿常见部位

腹膜炎治愈后,腹腔内可有不同程度的肠粘连,有时可引起粘连性肠梗阻。

【护理评估】

（一）健康史

询问患者既往有无胃十二指肠溃疡、阑尾炎、腹部外伤或腹部手术史;有无酗酒等不良生活习惯及发病前有无饱食、剧烈运动等诱因。小儿要特别注意有无肾病、猩红热等抵抗力低下及营养不良情况。

（二）身体状况

1. 腹痛 为最早最主要的症状。疼痛先从原发病灶部位开始,随炎症扩散可波及全腹。一般为剧烈疼痛,难以忍受,呈持续性,当咳嗽、深呼吸、改变体位时可加重腹痛。

2. 恶心、呕吐 为腹痛伴随症状。出现较早时系腹膜受刺激引起的反射性恶心、呕吐,呕吐物多为胃内容物;晚期并发麻痹性肠梗阻时可溢出性呕吐,呕吐物含黄绿色胆汁,甚至呈粪汁样。

3. 体温、脉搏变化 骤然发病的病例,开始时体温正常,后逐渐升高;原有炎性病变者,则发病开始体温已上升,继发腹膜炎后更高。年老体弱者体温可不升。一般体温升高,脉搏加速,若脉搏快而体温反而下降,则提示病情恶化。

4. 全身中毒表现 病情严重者可出现寒战、高热、脉速、呼吸急促、面色苍白、口唇发绀、舌干苔厚、四肢发凉、血压下降、神志不清等一系列感染中毒症状。

5. 腹部体征 可出现腹胀,腹式呼吸减弱或消失。腹部压痛、反跳痛和腹肌紧张是腹膜炎最重要的特征性体征,称为腹膜刺激征（peritoneal irritation sign）,其程度因不同腹腔内容物刺激而异,一般是胃液、胆汁、胰液对腹膜刺激最强,其次是肠液、脓液,血液、尿液最轻。继发性腹膜炎时以原发病灶处腹膜刺激征最明显,而腹肌紧张的程度与患者胖瘦、年龄及病因等因素有关,如胃肠、胆囊穿孔时胃酸、胆汁或胰液强烈刺激腹膜使腹肌紧张呈典型的"板状腹"。叩诊因胃肠胀气而呈鼓音;胃肠穿孔时气体移至膈下,可出现肝浊音界缩小或消失;腹腔内积液较多时可出现移动性浊音阳性。听诊肠鸣音减弱或消失,由肠功能减弱或肠麻痹所引起。已有盆腔感染或脓肿形成时,直肠指诊可出现直肠前窝饱满并有触痛。

6. 腹腔脓肿(intra-abdominal abscess) 急性腹膜炎渗出液未完全吸收可并发局部腹腔脓肿。①膈下脓肿(subphrenic abscess):较严重。早期可被原发病或手术后的反应所掩盖,一般多在原发病或手术后反应好转后又出现全身感染症状,如寒战、高热、乏力、消瘦、脉速等。季肋部疼痛逐渐明显,深呼吸时加重,可有肩、颈部牵涉痛。脓肿刺激膈肌可引起呃逆,感染影响至胸膜、肺时,可出现胸水、气促、咳嗽、胸痛等表现。②盆腔脓肿(pelvic abscess):临床上最常见。因盆腔腹膜面积较小,吸收能力有限,故盆腔脓肿时全身中毒症状较轻,主要表现为直肠或膀胱刺激症状,如下腹坠胀不适、里急后重、排便次数增多而量少、黏液便或尿急、尿频、排尿困难等。直肠指诊有触痛,有时有波动感。③肠间脓肿(interbowel abscess):少见。多有腹痛或肠梗阻的表现,可能触及境界不清的腹部压痛包块。

(三)辅助检查

1. 实验室检查 血常规检查示白细胞计数及中性粒细胞比例增高。血液生化检查可发现水、电解质与酸碱紊乱。而实质性脏器破裂往往出现血红蛋白和红细胞计数下降。

2. 影像学检查 常用于确定腹膜炎的原发病灶。

(1)腹部 X 线平片 肠麻痹时可见肠胀气和多个液气平面。胃肠道穿孔时多可见膈下游离气体,典型时呈半月形或镰刀形。膈下脓肿时见病侧膈肌抬高、活动受限,肋膈角模糊或有少量积液。肠间脓肿时可见肠壁间距增宽及部分肠胀气。

(2)B 超、CT 检查 对腹腔内实质脏器病变、有无液体积存或脓肿有诊断意义,并可定位引导下进行穿刺抽液。

3. 诊断性腹腔穿刺(diagnostic peritoneocentesis) 分析抽出液的性状,有助于病因诊断,还可做涂片、细菌培养及生化检查。穿刺点常选在髂前上棘与脐部连线的中、外 1/3 处或脐水平线与腋前线的交界点(图 5-3)。如胃十二指肠溃疡穿孔时穿刺液呈黄色混浊,无臭味,有时抽出食物残渣;急性化脓性阑尾炎时腹腔穿刺液呈稀脓性,有臭味;绞窄性肠梗阻时可抽出血性脓液,臭味重;出血坏死性胰腺炎时可抽出胰淀粉酶含量高的血性渗液;腹内实质脏器破裂而内出血时可抽出不凝固(因腹膜的去纤维化作用)的血液。

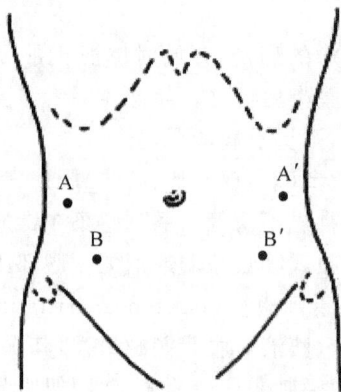

图 5-3 常用腹腔穿刺点

(四)心理-社会状况

急性腹膜炎患者一般发病急,疼痛剧烈,病情危重且变化多样,患者及家属心理负担较重,应评估患者及家属心理状态和对疾病、治疗方法、预后的认知程度与应对方式。

(五)处理原则

1. 急性腹膜炎　大多数继发性腹膜炎应及时手术治疗,手术指征:①继发性腹膜炎者,如胃肠、胆囊穿孔、绞窄性肠梗阻、腹内脏器破裂等所致;②腹腔内炎症较重,出现严重的肠麻痹或中毒症状,或合并休克;③非手术治疗6～8h后,腹膜炎症状不缓解或反而加重者;④腹膜炎病因不明,且无局限趋势者。手术原则为去除原发病灶(如修补、切除)、彻底清理腹腔(如清除、冲洗)及充分引流。但对病情较轻、炎症已有局限化趋势以及原发性腹膜炎者等可在严密观察下行非手术治疗,也可作为术前准备和术后处理。具体措施包括应用抗生素抗感染、补液纠正水电解质酸碱紊乱、营养支持、镇静止痛对症治疗及术后防治并发症等。

2. 腹腔脓肿　按不同部位脓肿处理:①膈下脓肿:脓肿形成前,采用非手术治疗,以大剂量抗感染药控制感染,加强支持治疗,必要时输血、血浆。一旦脓肿形成,必须定位引流,近年多采用经皮穿刺置管引流术,创伤小,引流效果较好,约80%的膈下脓肿可治愈。②盆腔脓肿:应用抗感染药、热水坐浴、温盐水保留灌肠及物理治疗等,多数患者的炎症能吸收。脓肿较大者,须切开引流,可经直肠前壁切开排脓,已婚女性也可经阴道后穹隆切开引流。③肠间脓肿:先应用抗感染药、局部热敷、物理透热、营养支持等非手术治疗。如无效或发生肠梗阻时,考虑剖腹探查清除脓肿并行引流术。

【常见护理诊断/问题】

1. 疼痛　与腹膜炎症反应和刺激有关。

2. 体温过高　与腹膜炎症反应有关。

3. 体液不足　与腹腔内大量炎症渗出、发热、呕吐等体液丢失有关。

4. 焦虑/恐惧　与对病情的担忧、手术的紧张及预后的忧虑有关。

5. 潜在并发症　休克、腹腔脓肿、粘连性肠梗阻。

【护理目标】

1. 患者疼痛得到及时缓解或消除。

2. 体温得到有效控制或恢复正常。

3. 液体补足,体液恢复平衡。

4. 焦虑与恐惧程度减轻,情绪稳定。

5. 并发症未发生或及时发现并处理。

【护理措施】

(一)一般护理

1. 休息与体位　卧床休息,最好取半卧位,使腹内渗出液积聚于盆腔,减少毒素吸收,减轻中毒症状,同时促使膈肌下移,减轻腹胀对呼吸和循环的影响。合并休克患者取平卧位或中凹位。

2. 饮食与补液　患者应禁食及胃肠减压,吸出胃肠道内容物和气体,使胃肠处于休息状态,降低胃肠内压力,减轻腹胀,改善胃肠壁的血液循环。由于腹腔内大量炎症渗出、禁食及胃肠减压,应予以及时补液,纠正水、电解质及酸碱平衡失调,以维持体液平衡。病情严重者遵医嘱输入血浆、全血，合并休克者给予抗休克。注意监测血压、脉率、尿量及血清电解质和血气分析，以便及时调整补液的种类和速度，维持成人尿量在 30～50ml/h。

(二)病情观察

密切观察患者生命体征、腹部症状及体征、辅助检查结果等局部和全身情况，以便及时发现病情变化。

(三)用药护理

按医嘱应用足量有效抗生素，继发性腹膜炎多为混合性感染，抗感染治疗时需考虑致病菌的种类，根据细菌培养及药敏结果选用或调整抗生素。

(四)对症护理

1. 镇静、止痛 已确诊的患者，可用哌替啶类止痛剂，减轻患者的痛苦与恐惧。诊断未明或病情观察期间，暂不用止痛药物，以免掩盖病情。

2. 维持正常体温、吸氧、呕吐护理 体温达到 38.0℃可用物理降温，达到 38.5℃以上可辅以药物降温。持续或间断鼻导管吸氧，改善氧供。及时清除呕吐物，防止误吸，观察并记录呕吐物的量和性状。

(五)手术护理

1. 术前护理 做好上述护理措施外给予常规急症术前准备。

2. 术后护理

(1)体位与活动 先按不同麻醉后安置体位，待麻醉解除，血压、脉搏平稳后改为半卧位，有利于引流。鼓励患者多翻身、活动下肢，病情允许后及早下床活动，预防肠粘连或粘连性肠梗阻。

(2)禁食、胃肠减压 腹腔手术后一般需禁食、胃肠减压 2～3 天。禁食期间做好口腔护理，每日 2 次。保持胃肠减压通畅，促进胃肠功能恢复，待肛门排气提示肠蠕动恢复后，方可拔除胃管，以后逐步恢复饮食。

(3)病情观察 术后密切监测生命体征的变化，定时测量体温、血压、脉搏；注意腹部体征的变化，观察有无膈下或盆腔脓肿的表现；对危重患者尤应注意循环、呼吸、肾功能的监测和维护。

(4)补液和营养支持 按医嘱合理补充水、电解质和维生素，必要时输新鲜血、血浆，维持水、电解质、酸碱平衡；给予肠内或肠外营养支持，促进内环境稳定、合成代谢和术后康复。

(5)应用有效抗生素 术后继续按医嘱给予抗生素，进一步控制腹腔内感染。

(6)切口和引流管护理 观察切口敷料是否干燥，有渗血、渗液时及时更换；观察切口愈合情况，及早发现切口感染的征象。正确连接各引流装置，有多根腹腔引流管时，贴上标签标明各管位置，以免混淆；妥善固定引流管，防止脱出或受压；经常挤捏引流管以防血块或脓痂堵塞，保持腹腔引流通畅，防止腹腔内残余感染；注意观察腹腔引流情况，对负压引流者及时调整负压，记录引流液的量、颜色、性状。

(7)疼痛护理 根据疼痛的评估给予止痛。

(8)并发症护理 注意并发症的观察，如腹腔脓肿、切口感染、粘连性肠梗阻等。

(六)心理护理

做好患者及其家属的解释安慰工作，稳定患者情绪，减轻焦虑；介绍有关腹膜炎的疾病知识，提高其认识并配合治疗和护理；帮助患者面对现实，增加战胜疾病的信心和勇气。

(七)健康指导

1.向患者说明非手术期间禁食、胃肠减压、半卧位的重要性,教会患者注意腹部症状和体征的变化。

2.讲解术后恢复饮食的有关知识,鼓励其循序渐进、少量多餐,进富含蛋白质和维生素的食物,促进手术创伤的修复和切口愈合。

3.解释术后早期活动的重要性,鼓励患者卧床期间进行床上活动,体力恢复后尽早下床走动,促进肠功能恢复,防止术后肠粘连。

4.术后定期门诊随访。

【护理评价】

1.患者疼痛是否缓解或消除。

2.体温是否得到有效控制或恢复正常。

3.液体是否得到补足,体液是否恢复平衡。

4.焦虑与恐惧是否减轻,情绪是否稳定。

5.并发症是否得到预防或及时发现并处理。

(沈开忠)

第三节　腹部损伤患者的护理

学习目标

1.掌握实质性脏器和空腔脏器损伤患者的临床特点区别及主要护理措施。

2.熟悉腹部脏器损伤患者的处理原则。

3.了解腹部损伤的病因和分类。

4.能评估腹部损伤患者病情并能判断实质性和空腔脏器损伤,完成护理评估记录;能观察病情变化,摆放合适的体位,指导患者合理饮食;能完成腹部损伤患者的急症术前准备工作,并观察以及时发现并发症。

5.具有高度责任感,尊重、关心爱护患者。

DAORU QINGJING

导入情景

情景描述:

王小姐,20岁。左季肋部被车撞伤,有休克表现,输液后病情很快好转。3h后下床去小便突然又发生休克,检查见BP 80/50mmHg,面色苍白、脉搏细速,腹部移动浊音阳性,腹腔穿刺见10ml不凝血液。

若你是当班护士,请问:

1.该患者最可能是怎样的腹内脏器损伤?

2.目前首先的护理诊断及护理措施是什么?

腹部损伤(abdominal injury)无论在平时和战时都是较为常见的严重创伤,腹部损伤的关键问题在于有无内脏器官的损伤,实质脏器损伤后会引起内出血或休克,空腔脏器损伤后会引起腹腔感染或腹膜炎,大多病情危重,如不及时诊治,则危及伤员的生命。因此,对腹部损伤的伤员应尽早诊断和及时治疗。

【病因及分类】

腹部损伤可分为开放性和闭合性两大类。

1. 开放性损伤　以战时最多见,主要由刀刃、枪刺、弹片等利器及火器引起。其中穿破腹膜者的开放性损伤为穿透伤(多伴内脏损伤),无腹膜穿破者为非穿透伤(有时伴内脏损伤);损伤有入口、出口者为贯通伤,有入口无出口者为非贯通伤。开放性腹部损伤合并的内脏损伤常诊断较明确。

2. 闭合性损伤　以平时生活中多见,系由挤压、碰撞、打击冲击、坠落等钝性暴力作用所引起,可合并内脏损伤。此外,临床上行穿刺、内镜、钡灌肠或刮宫等诊治措施引起的腹部损伤,称医源性损伤。腹部闭合性损伤者局部无伤口,有无内脏损伤较开放性损伤隐蔽而难以直接判断,故确定其是否合并内脏损伤更具临床意义。

【护理评估】

(一)健康史

询问患者受伤的原因、时间、部位、姿势、致伤物的性质及暴力的大小,注意有无合并其他部位损伤,注意伤后是否接受过救治,有何效果。腹部损伤受解剖特点、脏器生理功能、病理状态等的影响,如钝性暴力打击左季肋区时致脾破裂,可合并左肾损伤、胸部损伤(气胸、血胸);肝硬化、脾大、膀胱充盈、饱餐后等受伤后易使相应脏器破裂。平时腹部闭合性损伤常见合并受伤的脏器依次是脾、肾、小肠、肝、胃、结肠等。

(二)身体状况

1. 腹壁肿胀、瘀斑、压痛、伤口或伤道　单纯腹壁损伤时仅有腹壁肿胀、瘀斑、压痛等软组织损伤表现,而且始终在受伤的部位,全身症状轻,一般情况好,且逐渐缓解,范围渐趋缩小,化验、X线、腹腔穿刺等辅助检查无阳性结果。开放性腹部损伤可见伤口或伤道。

2. 腹腔内脏器损伤表现　出现以下情况者,即应考虑腹腔内脏器损伤:①早期出现失血性休克表现;②腹痛进行性加重,同时伴有恶心、呕吐;③有明显的腹膜刺激征;④有气腹表现或腹部出现移动性浊音;⑤有便血、呕血或血尿等血性排泄物出现;⑥直肠指检、腹腔穿刺及腹腔灌洗等有阳性发现。

(1)内出血或休克　主要见于合并实质性脏器破裂的腹部闭合性损伤,如肝、脾、胰、肾等或大血管损伤,表现为腹腔内或腹膜后内出血,患者面色苍白,脉搏快弱,血压不稳,甚至休克。腹痛呈持续性,一般不剧烈,腹膜刺激征也不明显。出血量大时,有腹胀和移动性浊音。若伴胆汁或胰液溢入腹腔,则出现明显的腹痛和腹膜刺激征,如肝破裂时,可既有内出血又有胆汁刺激腹膜引起的腹膜炎。肝破裂时血液有时可通过胆管进入十二指肠而出现呕血或黑便的上消化道出血的表现,即外伤性血胆症。

(2)腹膜炎　主要见于合并空腔脏器破裂的腹部闭合性损伤,如胃、肠、胆囊或胆管、膀胱等损伤,患者除出现剧烈腹痛、恶心、呕吐、便血、呕血等胃肠道症状外,腹膜刺激征最明显、最突出。胃肠穿孔或破裂大多可出现腹腔积气征即肝浊音界缩小或消失,听诊肠鸣音减弱或消失。腹膜炎严重者出现全身中毒症状,甚至发生感染性休克。

(三)辅助检查

1.实验室检查 实质性脏器破裂因大量失血,红细胞、血红蛋白、红细胞比容明显下降,白细胞计数略有升高。空腔脏器破裂时,血常规检查示白细胞计数及中性粒细胞升高。胰腺损伤时,血、尿淀粉酶升高。血尿提示有泌尿系统损伤。

2.影像学检查 常用于确定损伤部位。

(1)X线检查 可发现常见腹内脏器损伤的征象,如进行腹部立位平片检查,胃肠道穿孔时可见膈下游离气体。

(2)B超、CT检查 主要对腹内实质脏器损伤的诊断、有无液体积存具有重要意义,并可在定位引导下进行穿刺抽液。

3.诊断性腹腔穿刺和腹腔灌洗 分析腹腔穿刺抽出液的性状,对判断有无腹内脏器损伤有重要意义或最具有价值。腹腔内液体较少而腹腔穿刺阴性时,可采用诊断性腹腔灌洗,以提高诊断的阳性率。诊断性腹腔灌洗操作时,排空膀胱,在腹腔穿刺基础上或直接刺入套管针,经此置入塑料管至腹腔,通过塑料管缓慢注入灭菌生理盐水 500～1000ml,当液体滴完或稍感腹胀时,把空滴瓶转放在床旁地上,借助虹吸原理,使腹腔内灌洗液流向空瓶内。出现有下列情况之一时,即提示有腹部脏器损伤:①灌洗液呈血性或含黄绿色的胆汁、食物残渣或证明是尿液;②镜检红细胞计数超过 $100\times10^9/L$ 或白细胞计数超过 $0.5\times10^9/L$;③淀粉酶高于 100 苏氏单位;④灌洗液中含有细菌。

(四)心理-社会状况

类似急性腹膜炎患者,腹部损伤一般突然发生,病情复杂,有时难以明确内脏损伤,尤其开放性腹部损伤,患者及家属心理负担较重。评估患者及家属心理状态、经济状况和对治疗、预后的认知程度及应对能力。

(五)处理原则

1.单纯性腹壁损伤 处理原则同一般软组织损伤。但应加强病情的观察,以便及早发现严重的合并脏器损伤的情况。

2.手术治疗 对已确诊或高度怀疑有腹内脏器损伤者,应积极急症术前准备,尽早剖腹探查。对肝、脾等实质脏器破裂的进行性大出血,应边抗休克边手术止血、修补、部分切除或全部切除。对胃肠等空腔器官破裂者,早期有休克多为失液所致的低血容性休克,一般可先抗休克,待休克好转后再手术。同时应用足量抗生素行抗感染等处理。

【常见护理诊断/问题】

1.疼痛 与腹部损伤及手术有关。

2.焦虑/恐惧 与创伤的意外刺激、伤口出血、内脏损伤、手术治疗及担心预后有关。

3.有体液不足的危险 与大量腹腔渗出、失血等体液丢失有关。

4.活动无耐力 与损伤严重、休克有关。

5.潜在并发症 急性腹膜炎、休克、腹腔及伤口感染。

【护理目标】

1.患者疼痛得到及时的缓解或消除。

2.焦虑与恐惧程度减轻,情绪稳定。

3.体液不足危险消除,体液恢复平衡。

4.活动能力逐步恢复。

5.并发症未发生或及时发现并处理。

【护理措施】

(一)急救护理

腹部损伤应按所有损伤患者的急救原则进行急救,将伤员移至安全地带后首先处理危及生命的情况,如心跳呼吸骤停、窒息、大出血、张力性气胸等;然后为已发生休克者迅速建立静脉通路,及时输液,甚至输血。对开放性腹部损伤,应妥善处理伤口,及时止血并予包扎。如有少量肠管脱出的腹部损伤,先用保鲜膜或敷料覆盖脱出的肠管,然后用三角巾或敷料做环形圈以套住脱出肠管的伤口缘,防止其自动回纳腹腔,再用碗或茶缸将环形圈一并扣住,接着用三角巾或敷料采用腹部包扎法包扎(图5-4),患者予平卧,双膝屈曲固定,用脊柱板或硬板担架搬运,注意切勿现场还纳脱出肠管,防止腹腔污染;如有大量肠管脱出,可先将其还纳入腹腔,暂行包扎,以免肠管因伤口收缩受压缺血或肠系膜受牵拉引起或加重休克。

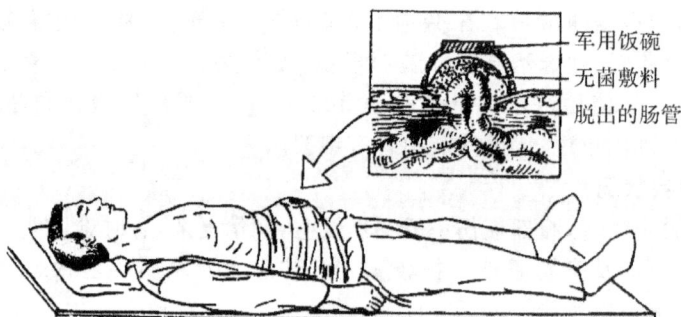

图 5-4 肠管脱出的急救

(二)一般护理

1.休息与体位 绝对卧床休息,在病情许可情况下取半卧位。不要随意搬动患者,避免下床增加腹内压的活动(如用力大、小便)。即使做B超、X线检查,最好床边进行,以免加重损伤及出血。尤其对脾被膜下破裂(脾被膜下血肿)的损伤患者,更是禁忌下床活动和用力,防止脾被膜破裂而引起脾真性破裂的腹腔大出血。

2.饮食与饮水 腹腔内脏器损伤未排除前必须禁食、禁饮,必要时胃肠减压并留置导尿,但禁洗胃及灌肠,防止胃肠内容物通过穿孔或破裂口漏入腹腔而加重腹腔污染。

(三)病情观察

注意生命体征的变化,每15～30min测呼吸、脉搏、血压各一次;加强腹部症状和体征的观察,以判断病情进展变化;动态检测红细胞计数、血红蛋白、红细胞比容值;注意有无急性腹膜炎、失血性休克等并发症的发生。

(四)用药护理

诊断未明确前禁用吗啡、哌替啶等镇痛药物,以免掩盖病情;尽早输液和使用足量的抗生素,补充液体和抗感染;开放性腹部损伤者应常规注射破伤风抗毒素。

（五）手术护理

术前一旦决定手术,应及时完成腹部急症手术前准备,术后护理按急性腹膜炎患者术后的护理原则处理。

（六）心理护理

以和蔼的态度主动关心、照顾患者。做好适当的解释工作,消除患者紧张和恐惧,利于控制伤情,并减少出血,提高机体抵抗力和应激能力。

（七）健康指导

1.宣传安全出行、安全生产知识,做好安全防护、生产的教育,避免交通、生产意外损伤的发生。

2.普及防灾意识和自救互救知识,提高抗灾能力,降低伤亡程度。

3.出院后适当休息、营养与康复锻炼,有利于组织器官损伤的修复和功能的最大程度恢复。告知患者定期来院复诊,若出现腹痛、腹胀、便秘等,应立即就诊。

【护理评价】

1.患者疼痛是否得到及时的缓解或消除。

2.焦虑与恐惧程度是否减轻,情绪是否稳定。

3.体液不足危险是否消除,体液是否恢复平衡。

4.活动能力是否逐步恢复。

5.并发症是否得到预防或及时发现并处理。

（沈开忠）

第四节　腹外疝患者的护理

学习目标

1.掌握腹外疝的临床表现和护理措施。

2.熟悉腹外疝的病因、临床病理类型。

3.了解腹外疝的治疗原则。

4.能评估腹外疝患者病情并能判断腹外疝的临床病理类型和常见腹外疝种类;能根据病因知识合理安置患者的术后体位、进行健康指导,避免复发。

5.具有高度责任感,尊重、关心爱护患者。

DAORU QINGJING

导入情景

情景描述：

男孩,3岁。右腹股沟肿块反复突出5个月。站立时右阴囊见 $4cm \times 3cm$ 大小肿块,平卧后肿块可回纳,右腹股沟内环增大,将阴囊内容物回纳后压住内环嘱患者咳嗽,指尖有冲击感,肿块不再出现。

若你是当班护士,请问:

1.患儿可能发生了什么情况?

2.你将如何护理?

腹外疝(external abdominal hernia)是腹腔内脏器或组织离开原来的位置,经腹壁或盆壁的薄弱点、缺损处或空隙,向体表突出所形成的肿块,常见有腹股沟疝、股疝、切口疝、脐疝和白线疝。其中以腹股沟疝最常见,占90%以上。

【病因】

腹外疝的发生与腹壁强度降低和腹内压增高两大因素有关。

1.腹壁强度降低　是腹外疝发生的基础。引起腹壁强度降低的潜在因素很多,常见的因素有:①某些组织穿过腹壁的部位,如精索或子宫圆韧带穿过的腹股沟管、股动静脉穿过的股管区、脐血管穿过的脐环等;②腹白线发育不全缺损;③手术切口、引流口愈合不良、外伤、感染造成的腹壁缺损,或腹壁神经损伤、年老、久病、肥胖等所致肌肉萎缩等。

2.腹内压力增高　常见的原因有慢性便秘、慢性咳嗽、排尿困难、腹水、晚期妊娠、举重、经常呕吐、腹内肿瘤、婴儿经常啼哭等。正常人因腹壁强度正常,虽时有腹内压增高情况,但不发生疝。

【病理】

典型的腹外疝由疝环、疝囊、疝内容物和疝外被盖组成(图5-5)。

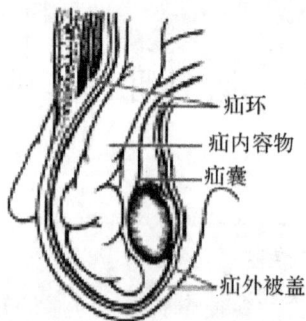

图5-5　腹外疝病理构成

1.疝环　又称疝门,是疝突向体表的门户,也是腹壁薄弱区域缺损所在。通常以疝门所在的部位为疝命名,如腹股沟疝、股疝、脐疝等。

2.疝囊　是壁腹膜经疝环向外突出的囊袋状物。一般分为疝囊颈、疝囊体和疝囊底三部分。疝囊颈是疝囊比较狭窄的部分,也是疝内容物突出和回纳的必经之处,是疝环所在部位。由于疝内容物进出反复摩擦可致疝囊颈增厚,当疝囊颈狭小时易使疝内容物在此处受到嵌顿和绞窄,形成嵌顿疝和绞窄疝。

3.疝内容物　是进入疝囊的腹内脏器或组织,以小肠最多见,大网膜次之。此外,盲肠、阑尾、横结肠、乙状结肠、膀胱等均可进入疝囊,但较少见。

4.疝外被盖　指覆盖在疝囊外表的各层组织。

【临床类型】

腹外疝根据发生发展可分为下列四种类型。

1. 易复性疝(reducible hernia)　又称为可复性疝,疝内容物很容易回纳入腹腔,最常见。在患者站立、行走、劳动或腹内压增高时肿块突出,平卧、休息或用手轻推即可回纳入腹腔。

2. 难复性疝(irreducible hernia)　疝内容物不能回纳或不能完全回纳入腹腔,但不引起严重症状。内容物多为大网膜,常因大网膜与疝囊发生粘连所致。此外,有少数病程较长的疝,因内容物不断进入疝囊时所产生的下坠力量将疝囊颈上方的腹膜逐渐推向疝囊,使盲肠(包括阑尾)、乙状结肠或膀胱随之下移而成为疝囊壁的一部分,这种疝称为滑动疝(图 5-6),属于难复性疝。易复性疝和难复性疝的内容物均无血运障碍,也无严重临床症状。

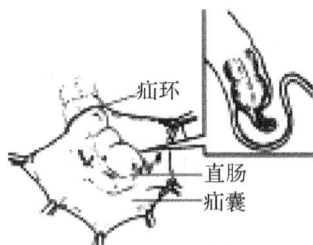

图 5-6　滑动疝

3. 嵌顿性疝(incarcerated hernia)　疝门较小而腹内压突然增高时,疝内容物可强行扩张疝门进入疝囊,随后因疝门的弹性回缩,将疝内容物卡住,使其不能回纳,称为嵌顿性疝(图 5-7)。因嵌顿性疝可造成嵌顿的近端与远端肠袢内腔同时完全性梗阻,属于闭袢性肠梗阻,因而又称为嵌闭性疝。如嵌顿物为肠管,主要病理特征是肠腔受压梗阻,但其供应的动静脉血运尚未受阻,肠系膜内动脉搏动可扪及,若能及时解除嵌顿,病变肠管可恢复正常。如嵌顿的内容物仅为肠壁的一部分,系膜侧肠壁及其系膜并未进入疝,称为肠管壁疝,或称瑞契(Richter)疝(图 5-8)。如嵌顿的内容物为梅克尔憩室,则称为李特(Littre)疝。

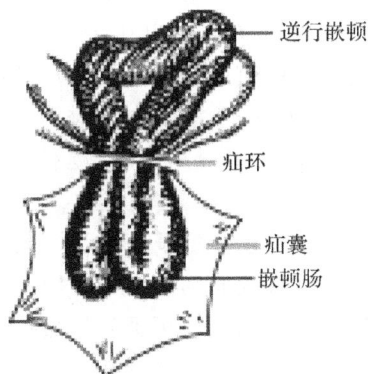

图 5-7　嵌顿性疝

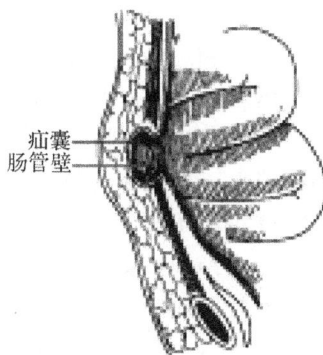

图 5-8　瑞契疝

4. 绞窄性疝(strangulated hernia)　肠管嵌顿如不及时解除,肠壁及其系膜受压情况不断加重,使其动脉血流减少,最后导致完全阻断,嵌顿肠管缺血坏死,即为绞窄性疝。此时肠系膜动脉搏动消失,肠壁逐渐失去其光泽、弹性和蠕动能力,最终变黑坏死。

嵌顿性疝和绞窄性疝是同一病理过程的两个不同阶段,临床上很难截然区分。儿童腹外疝发生嵌顿后,因疝环组织比较柔软,较少发展成绞窄疝。

【护理评估】

(一)健康史

了解患者有无腹部手术、损伤、感染等病史,详细询问患者是否存在引起腹内压增高的因素。

(二)身体状况

1. 腹股沟疝(inguinal hernia) 指发生在腹股沟区的腹外疝,分为腹股沟斜疝和直疝两种。男性多见,男女发病率之比约为 15:1,右侧比左侧多见。

(1)腹股沟斜疝(indirect inguinal hernia) 简称斜疝,是最常见的腹外疝。疝囊经过腹壁下动脉外侧的腹股沟管内环突出,向内、向下、向前斜经过腹股沟管,再穿出腹股沟管外环(皮下环),并可进入阴囊者,称腹股沟斜疝。

1)易复性斜疝 除腹股沟区有肿块和偶有胀痛外,无其他症状。肿块常在咳嗽或用力、站立、行走时出现,多呈带蒂柄的梨形,可降至阴囊或大阴唇。若平卧休息或用手将肿块向腹腔推送,肿块可向腹腔回纳而消失。检查时,以手按肿块嘱患者咳嗽,有膨胀性冲击感。疝内容物若为肠袢,肿块柔软、光滑,叩之呈鼓音,并常在肠袢回入腹腔时发出咕噜声;若为大网膜,则肿块坚韧呈浊音,回纳缓慢。

2)难复性斜疝 主要特点是疝块不能完全回纳,可有胀痛稍重。

3)嵌顿性疝 多发生于强体力劳动或用力排便等腹内压骤增时。表现为:疝块突然增大,伴有明显疼痛,不能回纳入腹腔;疝块紧张、变硬、有明显触痛,嵌顿内容物若为大网膜,局部疼痛较轻。嵌顿内容物若为肠袢,除明显的局部疼痛外,出现急性机械性肠梗阻症状,若不及时处理,将发展成为绞窄性疝。

4)绞窄性疝 临床症状比嵌顿性疝严重,严重者可发生休克和脓毒症。但在肠袢坏死穿孔时,疼痛可因疝块压力骤减暂时有所缓解,故要警惕疼痛减轻而肿块仍存在的情况。

(2)腹股沟直疝(direct inguinal hernia) 简称直疝,系指腹内脏器经直疝三角突出而形成的疝。直疝三角的外侧边是腹壁下动脉,内侧边为腹直肌外侧缘,底边为腹股沟韧带(图5-9)。常见于年老体弱者。主要表现为患者站立时,在腹股沟内侧端、耻骨结节外上方出现一半球形肿块,一般无疼痛和其他症状。因疝囊颈宽大,平卧后肿块多能自行回纳,极少发生嵌顿。疝内容物常为小肠或大网膜。

2. 股疝(femoral hernia) 腹内脏器通过股环、经股管向股部卵圆窝突出形成的疝,称为股疝。多见于中年以上经产妇女。疝块一般不大,常在腹股沟韧带下方卵圆窝处表现为一半球形的突起。易复性股疝症状较轻,平卧回纳内容物后疝块可消失。股疝是腹外疝中嵌顿最多者,一旦嵌顿,可迅速发展为绞窄性疝。常见腹外疝的鉴别见表5-2。

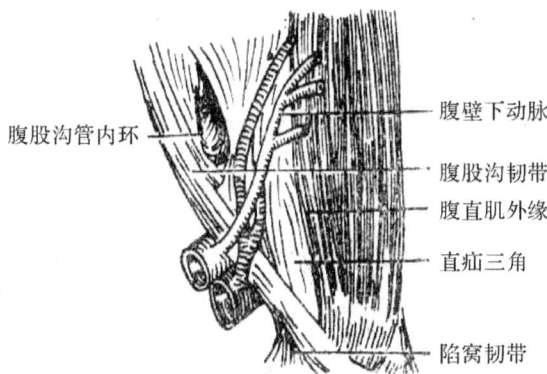

图 5-9　斜疝、直疝的疝环位置(腹前壁后面观)

表 5-2　腹股沟斜疝、直疝及股疝的鉴别

项　　目	斜　疝	直　疝	股　疝
年龄与性别	多见于儿童和青壮年男性	多见于老年男性	多见于中年以上妇女
突出途径与肿块部位	经腹股沟管突于腹股沟部或阴囊	经直疝三角突于耻骨结节外上方,不进入阴囊	经股管从卵圆窝突于腹股沟韧带下方
肿块外形	带蒂的椭圆或梨形	半球形	球形或半球形
还纳后压迫内环	肿块不再突出	肿块仍可突出	肿块仍可突出
疝囊颈与腹壁下动脉关系	疝囊颈在腹壁下动脉外侧	疝囊颈在腹壁下动脉内侧	无关
嵌顿机会	较多	极少	最多

3. 脐疝(umbilical hernia)　经脐环突出的疝。有小儿脐疝和成人脐疝两种,前者远较后者多见。

(1)小儿脐疝　因脐环闭锁不全或脐部瘢痕组织不够坚强,在经常啼哭、便秘等腹内压增加的情况下发生。多属于易复性疝,极少发生嵌顿和绞窄。临床表现为啼哭、站立和用劲时,脐部包块膨出,一般直径 1~2cm,安静时消失,无其他症状。

(2)成人脐疝　为后天性疝,较少见。诱因是妊娠、慢性咳嗽、腹水等。多见于中年肥胖经产妇女。主要症状是脐部有半球形疝块,可回纳,常伴有消化不良、腹部不适和隐痛。由于疝环较小,较易发生嵌顿和绞窄。巨大的脐疝呈垂悬状。应早行手术治疗,嵌顿时应紧急手术。

4. 切口疝(incisional hernia)　发生于腹部手术切口部位的疝,临床上较常见,占腹外疝的第三位,最常发生切口疝的是经腹直肌切口,尤其多见于腹部纵行切口。主要症状是腹壁切口处逐渐膨隆,出现肿块,在站立位或用力时明显,平卧休息缩小或消失。较大的切口疝有腹部牵拉感,伴有恶心、食欲减退、便秘、腹部隐痛等表现。多数切口疝无完整疝囊,故疝内容物常可与腹膜外腹壁组织粘连而成为难复性疝,有时伴有不完全性肠梗阻。因疝环一般较宽大,少发生嵌顿。

(三)辅助检查

1. 实验室检查 腹外疝发生绞窄时,血常规检查白细胞和中性粒细胞增高。

2. 腹部 X 线检查 嵌顿或绞窄性疝可表现为肠梗阻征象。

3. 透光试验 阴囊透光试验可区分腹股沟斜疝和睾丸鞘膜积液(图 5-10)。

图 5-10 透光试验

(四)心理-社会状况

评估患者及家属有无因疝块长期反复突出影响工作和生活而感到焦虑不安。了解家庭经济承受能力、患者及家属对本病及其治疗方法、预后和预防复发相关知识的掌握程度。

(五)处理原则

根据患者具体病情选择治疗方法。除少数特殊情况外,手术治疗是根治腹外疝的唯一方法。

1. 非手术治疗 效果较慢,对阻止疝的发展有一定的作用,只在少数特殊情况,如 1 岁以下婴幼儿(脐疝可等到 2 岁)、年老体弱不能耐受手术者,采取非手术治疗。非手术疗法的原则是在回纳疝块后,采用棉线束带(图 5-11)或绷带压住疝环,脐疝则用一大于脐环、外包纱布的硬币或小木片抵住脐环,然后用胶布或绷带加以固定勿使移动。6 个月以内的婴儿采用此法治疗,疗效较好。

2. 手术治疗 绝大部分腹外疝最有效的治疗方法是手术修补。包括传统的疝修补术(如疝囊高位结扎、加强或修补腹股沟管管壁)、无张力疝修补术(图 5-12)、腹腔镜疝修补术。现临床后两种应用较多,正规的无张力疝修补术术后复发率低于 1%。

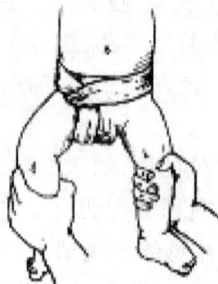

图 5-11 棉线束带治疗

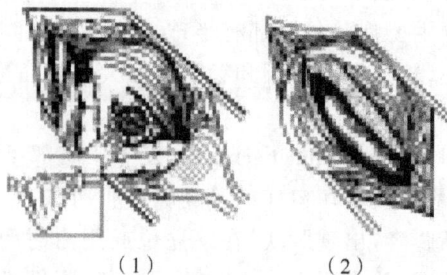

(1)   (2)

图 5-12 无张力疝修补术

3.嵌顿性和绞窄性疝处理 具备下列情况的嵌顿性疝可先试行手法复位：①嵌顿时间在 3～4h 内，局部压痛不明显，无腹部压痛、腹肌紧张等腹膜刺激征。②年老体弱或伴有其他较严重疾病而估计肠祥尚未绞窄坏死。复位方法是让患者取头低足高卧位，注射吗啡或哌替啶，以止痛和镇静并松弛腹肌；用手持续缓慢地将疝块推自腹腔。手法复位必须轻柔，忌粗暴。复位后 24h 内，严密观察腹部情况，一旦出现腹膜炎或肠梗阻的表现，应尽早手术探查。除上述情况外，嵌顿性疝原则上需紧急手术治疗，以防止疝内容物坏死并解除伴发的肠梗阻。

无张力疝修补术

无张力疝修补术是美国医生 Lichtenstein 首先于 1986 年开展的手术，1997 年开始逐步在我国推广应用。无张力疝修补术是以人工高分子生物材料作为补片来修补疝的薄弱之处，此法克服了传统疝修补术后存在的缝合张力大、局部牵扯感、疼痛感等缺点，修补后无缝合张力，故命名为"无张力疝修补术"，具有适用于所有腹股沟疝、术后恢复快、疼痛感轻、复发率低等优点。目前常用无张力疝修补术式有平片无张力疝修补术、疝环充填式无张力疝修补术及巨大补片加强内脏囊手术。

来源：《外科学》，人民卫生出版社

【常见护理诊断/问题】

1.焦虑 与担心腹外疝的手术及预后的忧虑有关。

2.知识缺乏 缺乏有关腹外疝发生和预防复发的相关知识。

3.疼痛 与腹外疝嵌顿有关。

4.潜在并发症 术后切口感染、阴囊血肿或水肿等。

【护理目标】

1.患者焦虑程度减轻，情绪稳定。

2.能复述有关腹外疝发生和预防的知识要点。

3.疼痛得到及时的缓解或消除。

4.能及时发现嵌顿的可能并就诊，并发症未发生或及时发现并处理。

【护理措施】

(一)术前护理

1.休息与活动 疝块巨大者应减少活动，多卧床休息；若离床活动，应使用疝带压住疝环口，避免疝内容物脱出而引起嵌顿。

2.避免腹内压增高 多饮水、多吃粗纤维食物，保持大便通畅；年老男性患者了解其排尿情况，若有前列腺增生引起的排尿困难，应先予治疗解决，保持排尿通畅；吸烟者术前戒烟 2 周，老慢性支气管炎者应控制呼吸道感染，注意保暖，防止咳嗽、受凉感冒。

3.病情观察 观察疝块大小、回纳的变化及是否出现肠梗阻或腹膜炎的症状，若发现疝块突然增大，不能回纳，伴有腹痛等症状，考虑嵌顿性疝，应及时处理。

4.术前训练 对年老腹壁肌肉薄弱者或切口疝、复发疝患者术前作仰卧起坐等锻炼，加强腹壁肌肉。同时练习床上使用便器排便，避免术后过早下床。

5.术前准备 术前严格备皮防止切口感染,是预防术后疝复发的重要措施;局部皮肤既要剃净毛发又要防止剃破,术日晨再检查一次有无局部皮肤感染,必要时暂停手术。择期疝手术前晚可灌肠通便,避免或减轻术后便秘和腹胀,但嵌顿性和绞窄性疝急症术前则禁忌灌肠,应予输液、应用抗生素及胃肠减压等。嘱患者进手术室前排尽尿液,使膀胱空虚,以免术中损伤膀胱或术后尿潴留。

(二)术后护理

1.体位与活动 术后取平卧位3天,膝后垫软枕使髋关节微屈,以松弛腹股沟切口的缝合张力和减少腹腔内压力,有利于减轻切口疼痛和切口愈合。卧床期间鼓励患者床上翻身及活动肢体,但要避免切口张力增高。传统疝修补术后患者不宜过早下床活动,术后3～5天才可考虑逐渐下床活动,刚开始站立时使腰微向前弯曲并用手掌保护切口,避免切口产生张力。采用无张力疝修补术的患者一般术后第2天即可下床活动,且活动不受限制,年老体弱、绞窄性疝、巨大疝、复发性疝等患者因愈合缓慢应适当延迟下床活动的时间。

2.饮食与营养 一般术后6～12h,待患者麻醉消除后可逐渐开始进食流质,以后改为半流质及普食,饮食应加强营养,促进切口修复愈合。行肠部分切除吻合术的患者则术后应禁食,待肛门排气标志肠功能恢复后才可逐渐进食。

3.观察病情 密切观察生命体征变化,观察切口有无渗血、感染,观察阴囊部有无水肿、血肿。

4.防止腹内压增高 冬天注意保暖,防止着凉感冒。避免咳嗽,如必须咳嗽时应用手掌压于切口上保护切口。保持大小便通畅,便秘、尿潴留时可用药通便,切忌早期下床或用力排便。

5.并发症护理 术后要预防阴囊血肿或水肿、切口感染等并发症。

(1)阴囊血肿或水肿 术后局部用软枕垫高阴囊或用丁字带兜起阴囊,可促进阴囊部静脉、淋巴的回流,预防或减轻阴囊水肿,避免阴囊内积血而产生血肿。术中止血彻底者不必术后常规用沙袋压迫切口,必要时术后可在切口处用沙袋压迫止血,避免渗血流向低位的阴囊而产生血肿。

(2)切口感染 切口感染是术后疝复发的重要原因之一,加强切口护理,严格无菌操作,保持切口敷料清洁、干燥,避免大小便污染。若发现切口敷料污染或移位、脱落,应及时换药。对绞窄性疝患者,术后易发生切口感染,必须应用抗生素抗感染。

(三)心理护理

向患者讲解腹外疝的基本原因和诱发因素,讲解手术治疗的必要性、目的、方法,讲解预防疝复发的要点,使患者能积极配合治疗和增强治愈信心。了解患者存在的顾虑及心理状态,并尽可能予以消除,减轻焦虑,稳定情绪,信任医护人员采取的治疗和护理,达到理想的治疗效果。

(四)健康指导

1.预防、治疗或正确应对各种腹内压增高的因素,如慢性咳嗽、便秘等,防止疝复发。

2.出院后仍应注意休息,可从事一般工作与活动,活动量逐渐增加,3个月内避免重体力劳动。

3.按医嘱定期随访,若疝复发,应及早来院诊治。

【护理评价】

1.患者焦虑是否减轻、情绪是否稳定。

2.是否能复述预防腹外疝的知识,是否知道哪些情况需要及时复诊。

3.疼痛是否消失。

4.切口是否愈合良好,阴囊水肿、切口感染是否发生;若发生,是否得到及时发现和处理。

(郑亚华 赵春阳)

第五节 食管癌患者的护理

学习目标

1.掌握食管癌患者的护理措施。

2.熟悉食管癌患者的临床特点、辅助检查方法和意义、治疗原则。

3.了解食管癌的病因、病理。

4.能评估食管癌患者的病情,并完成护理评估记录;能完成食管癌患者的手术前消化道特殊准备;能观察食管癌手术后病情变化,能及时发现并处理并发症。

5.具有高度责任感和尊重、爱护患者,以及耐心、细致的态度。

DAORU QINGJING

导入情景

情景描述:

孙先生,60岁。1个月前发现有进食哽噎感,为进一步诊治收治入院。辅助检查:X线钡餐提示食管黏膜有龛影,食管镜检查可见食管管腔狭窄。

若你是当班护士,请问:

1.患者可能的医疗诊断是什么?

2.你将如何进行手术前后的护理?

食管癌(esophageal carcinoma)是发生在食管上皮组织的恶性肿瘤,全世界每年约有30万人死于食管癌,死亡率仅次于胃癌,居第二位。我国是世界上食管癌的高发国家之一,发病年龄多在40岁以上,男性多于女性,但近年来40岁以下发病者有增长趋势。

临床上将食管分为颈、胸、腹三段。①颈段:自食管入口至胸骨柄上缘的胸廓入口处。②胸段:又分为上、中、下三段。胸上段自胸廓上口至气管分叉平面;胸中段自气管分叉平面至贲门口全长的上一半;胸下段自气管分叉平面至贲门口全长的下一半。③腹段:通常将食管腹段包括在胸下段内。食管癌肿发生部位以胸中段较多见,下段次之,上段较少。

【病因】

食管癌的发病原因尚未完全明确。根据流行病学资料和统计学数据,考虑食管癌的发病可能与多种因素有较为密切的关系。①不良饮食习惯,长期进食亚硝胺含量较高的食物,长期饮烈性酒、进食过硬、过热食物、进食过快,有较长的吸烟史;②体内长期缺乏某些微量元素,如钼、铁、锌、氟、硒等,或缺乏维生素 A、B_2、C 等;③患者患有慢性食管炎、食管良性狭窄、食管白斑病等疾病而未及时正确治疗;④食管癌家族史。

【病理】

1. 组织学　90%以上的食管癌属鳞状上皮细胞癌,其次是腺癌。

2. 大体形态　临床上食管癌可分为 4 种类型。

(1)髓质型　浸润食管壁全层,并向管腔生长而造成食管阻塞。本型恶性程度最高,预后较差。

(2)蕈伞型　肿瘤突出于食管腔内,形如蘑菇,引起食管腔内梗阻。本型手术切除率较高,恶性程度最低。

(3)溃疡型　癌肿形成凹陷的溃疡,深入肌层,常累及食管周围组织。本型食管腔内梗阻较轻,手术切除率低。

(4)缩窄型　又称硬化型,癌肿呈环形生长,造成食管腔狭窄和严重梗阻,其上端食管明显扩张。

3. 扩散方式　①食管壁内扩散至黏膜下淋巴管网及区域淋巴结;②直接扩散穿透肌层外膜侵及邻近器官;③淋巴转移,是最主要途径;④血液转移,发生较晚。

【护理评估】

(一)健康史

询问患者生活地区及饮水,烟、酒嗜好,有无喜食过热、过硬食物的习惯,是否有食管炎、食管息肉等病史。

(二)身体状况

1. 早期症状　早期食管癌患者症状常不明显,仅在吞咽粗硬食物时有不同程度的不适感觉,如吞咽哽噎感、停滞感,胸骨后烧灼样、针刺样或牵拉摩擦样疼痛,食管内异物感等。哽噎停滞感常在饮水后缓解。症状时轻时重,进展较慢。患者出现此类症状,特别是在食管癌高发区,应考虑是否为早期食管癌,同时应注意与慢性咽炎、食管良性疾病及颈部、胸部其他疾病进行鉴别,争取早期发现和诊断食管癌。

2. 典型症状　中、晚期食管癌患者典型的症状为进行性加重的吞咽困难。先是进干硬食物时出现吞咽困难,继而进半流质、流质饮食出现吞咽困难,最后水和唾液也难以吞咽。患者逐渐消瘦、体重下降、乏力、贫血、明显脱水及营养不良。

3. 转移症状　当癌肿侵犯邻近器官时,可出现相应的临床表现,如侵犯喉返神经,可发生声音嘶哑;侵入主动脉,溃烂破裂,可引起致死性大呕血;侵入气管,可形成食管气管瘘,引起进食时呛咳及肺部感染;持续胸痛或背痛,亦表示癌肿可能已侵犯食管外组织。

4. 体征　应重视全面体检,除注意颈、胸部体征外,还应注意全身情况、注意有无肝脏转移性肿块、有无腹水等远处转移征象。

(三)辅助检查

1. 脱落细胞学检查　带网气囊食管脱落细胞采集器,对食管癌早期病变检查的阳性率可达 90％～95％，是一种简便易行的普查筛选诊断方法。

2.食管吞钡 X 线检查　早期 X 线征象：①食管黏膜皱襞紊乱、粗糙或中断；②小的充盈缺损；③局限性管壁僵硬、蠕动中断；④小龛影。中、晚期 X 线征象：明显的不规则狭窄、充盈缺损，管壁僵硬、狭窄，上方食管有不同程度的扩张。

3.纤维食管镜检查　主要可了解病变在食管腔内的情况。对临床已有症状未能明确诊断者，应做纤维食管镜检查，可直视肿块并钳取活组织行病理学检查而确诊。

4.CT、超声内镜检查　主要用于判断病变向腔外发展的情况。可判断食管癌的浸润层次、向外扩展深度以及有无淋巴结转移。

(四)心理-社会状况

了解患者及家属心理状态和承受能力。了解患者及家属对本病及其治疗方法、预后的认知程度及经济承受能力。

(五)处理原则

1.手术治疗　食管癌以手术治疗为主，配合化疗、放疗、中医中药治疗等。全身情况良好，心、肺、肝、肾等重要器官功能良好，无明显远处转移者，可行根治性切除；对较大的鳞癌估计切除可能性不大而患者全身情况良好者，可行术前放疗，待瘤体缩小后再做手术；晚期食管癌，可做姑息性减状手术，如食管腔内置管术、食管胃转流吻合术、食管结肠转流吻合术或胃造瘘术等。手术常选左胸切口；中段食管癌可选右胸切口；根据癌肿在食管颈、胸、腹段的位置，可采取胸腹联合切口或颈胸腹三联切口。食管癌切除以后，常选取胃作为代食管器官(图 5-13)，亦可选结肠或空肠(图 5-14)。

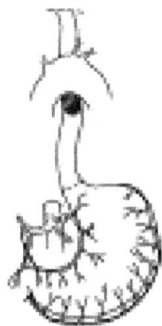

图 5-13　胃代食管术　　　　　　　图 5-14　结肠代食管术

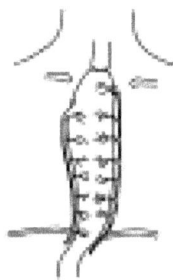

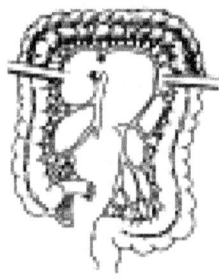

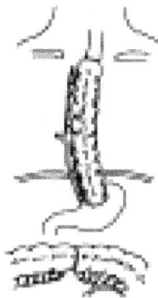

2.放疗、化疗　常用于手术前后辅助治疗及晚期患者缓解症状；颈段及上胸段食管癌手术并发症发生率高，应首先考虑放射治疗。

【常见护理诊断/问题】

1.营养失调：低于机体需要量　与长期进食困难、呕吐及消耗增加有关。

2.体液不足　与吞咽困难、呕吐、禁饮食、水分补充不足等有关。

3.低效性呼吸型态　与伤口疼痛、呼吸道分泌物增多、肺膨胀不全等有关。

4.潜在并发症　吻合口瘘、乳糜胸等。

【护理目标】

1. 患者营养状况得到改善,水、电解质失衡得到纠正。

2. 液体补足,体液恢复平衡。

3. 呼吸状态恢复正常。

4. 并发症未发生或及时发现并处理。

【护理措施】

(一)术前护理

1. 营养支持　纠正营养不良及水、电解质失衡。早、中期食管癌患者中,尚能口服者,应指导其合理进食含高热量、高蛋白、高维生素的流质或半流质饮食,并适当予以静脉营养;对完全不能进食的晚期患者,则给予全胃肠外营养支持。

2. 口腔准备　保持口腔清洁,以增进食欲和预防呼吸道感染。指导患者正确刷牙,进食后漱口,并积极治疗口腔疾病。

3. 术前准备

(1)呼吸道准备　为预防术后呼吸系统并发症的有效措施。嘱患者手术前戒烟2周以上并进行深呼吸和有效咳嗽训练。

(2)消化道准备

1)食管准备　①食管未完全梗阻、尚能进食者,嘱患者餐后饮少量温开水,并口服抗生素溶液,以起到冲洗食管和局部消炎、抗感染作用。②食管完全梗阻、不能进食者,术前3天每晚以0.9%氯化钠溶液加抗生素经鼻插管冲洗食管,可减轻食管局部充血水肿,利于手术操作,减少术中污染,防止吻合口瘘。

2)结肠准备　结肠代食管手术患者,术前须按结肠手术准备护理(见大肠癌术前准备)。

3)置胃管　手术日晨常规置胃管,如不能通过梗阻部位,可置于梗阻部位上端,待在手术直视下再置于胃中,强行插管有致癌细胞大量脱落或局部穿孔的危险。

(二)术后护理

1. 一般护理　术后严密监测生命体征直至平稳。术后2周未进普食之前给予全量或适量静脉营养。

2. 呼吸道护理　食管与胃吻合后,胃被拉入胸腔,使肺受压,肺扩张受限;手术后切口疼痛、体质虚弱使其咳痰无力,患者易发生呼吸困难、缺氧,以及肺不张、肺炎,甚至呼吸衰竭。手术后第1天即应鼓励患者多做深呼吸,促使肺复张。痰多、咳痰无力的患者,应行鼻导管深部吸痰,必要时行纤维支气管镜吸痰或气管切开术。颈部吻合者,鼻导管吸痰时,应准确可靠,以免导管误插入食管吻合口处,发生意外损伤。

3. 胃肠减压护理　手术后3、4天内常规行持续胃肠减压,以减轻或防止腹胀。按胃肠减压常规护理。引流出大量鲜血或血性液,患者出现烦躁、血压下降、脉搏增快等,应考虑吻合口出血,需立即通知医生并配合处理。胃管不通时可做低压冲洗。胃管脱出后应严密观察病情,不应再盲目插入,以免戳穿吻合口,造成吻合口瘘。

4. 饮食护理

(1)饮食调整方法　①术后第1~3天禁饮禁食、胃肠减压。此时吻合口处于充血水肿期,胃肠蠕动尚未恢复正常。②术后第 4 天肠蠕动恢复后拔除胃管,仍需禁饮食。③术后第 5 天少量饮水。④术后第 6～7 天进半量流质饮食。⑤术后第 8～10 天进全量流质饮食。⑥术后第 11～14 天进半流质饮食。⑦术后第 15 天开始进普食。

(2)进食注意事项　禁食期间给予全量静脉营养,进普食之前给予适量静脉营养。开始进普食后,应注意少食多餐,防止进食过多、速度过快,避免进食生、冷、硬食物。进食量过多、过快或因吻合口水肿可导致进食时呕吐。水肿严重者应禁食,给予胃肠外营养,待 3～4 天水肿消退后再继续进食。

5.胸膜腔闭式引流护理　定时挤压引流管,防止引流管折曲、受压。保持胸膜腔闭式引流的通畅。观察并记录引流液的质和量。若胸膜腔闭式引流引出血性液体每小时大于 200ml 持续 2～3h 以上,患者出现烦躁不安、血压下降、脉搏增快、尿量减少等血容量不足的表现,应考虑有活动性出血。若引流液中有食物残渣,提示有食管吻合口瘘。

6.胃肠造瘘术护理　行胃肠造瘘术的患者,术后第 4 天胃肠功能逐渐恢复正常,胃与腹膜开始形成粘连,即可由导管灌食。

7.结肠代食管术后护理　保持置于结肠袢内的减压管通畅。若从减压管内吸出大量血性液体或呕吐较多咖啡渣样液并伴全身中毒症状,应考虑代食管的结肠袢坏死;同时注意腹部体征。如见以上情况,需及时通知医生并配合处理。结肠代食管吻合术后,因结肠逆蠕动,患者常嗅到粪臭味,需向患者解释原因,并指导其注意口腔卫生,告知患者此现象一般于半年后逐步缓解。

8.并发症护理

(1)吻合口瘘　是术后极为严重的并发症,死亡率高达 50%。发生原因:①食管颈、胸段无浆膜覆盖;②食管血液供应呈节段性,易造成吻合口出血;③吻合口张力过大;④感染、营养不良、贫血、低蛋白血症等。吻合口瘘发生后应立即禁食,直至吻合口瘘愈合;胸膜腔引流并按常规护理;选择有效的抗生素控制感染;补充足够的营养和热量。如检查颈部伤口见局部红肿、压痛、皮下气肿,这提示发生了颈部吻合口瘘。此时应切开引流,保持局部清洁。

(2)乳糜胸　食管癌切除术后乳糜胸是一种严重的并发症,乳糜液的大量丢失,可迅速引起患者脱水、营养障碍、水及电解质失调,免疫力下降和全身衰竭。多发生在术后 2～10 天,系伤及胸导管所致。患者在早期禁食期间,乳糜液脂肪少,引流液为淡血性或淡黄色,但量较多;进食后,乳糜液量增多,压迫肺及纵隔,向健侧移位。患者表现:胸闷、气急、心悸、血压下降。应立即置胸腔闭式引流,及时引流胸腔内乳糜液,使肺膨胀。可行胸导管结扎术,同时给予肠外营养支持治疗。

(三)心理护理

关心、照顾、安慰患者,按肿瘤患者的相应心理反应评估与护理。诊疗和护理前,与患者交谈或作必要的解释,争取患者及家属的理解和配合。注意保护性医疗,鼓励患者或家属参与诊疗和护理决策过程。加强社会支持系统,如介绍有关癌症组织、团体及诊治进展信息,鼓励其参加癌症活动中心、俱乐部等社会活动,使患者保持乐观、积极的心态,树立战胜疾病的信心,提高生活质量。

(四)健康指导

1.指导患者遵循饮食原则,逐渐恢复正常饮食,提高营养。

2.指导患者休息、活动与日常生活。起居规律,保持睡眠良好,注意休息,适当活动,提高抵抗力,促进康复。

3.告知患者加强自我观察,遵医嘱定期复查,坚持后续治疗。

【护理评价】

1.患者营养状况是否得到改善。

2.液体是否补足,体液是否恢复平衡。

3.呼吸状态是否恢复正常。

4.并发症是否被预防或及时发现和控制。

（王　颖）

第六节　胃炎患者的护理

学习目标

1.熟悉急、慢性胃炎患者的临床表现特点、治疗原则、护理。

2.了解急、慢性胃炎的概念、病因及病理生理。

3.能评估急、慢性胃炎患者的病情,完成护理评估记录;能进行急、慢性胃炎患者的用药护理,观察药物的不良反应并采取相应的护理措施;能指导急、慢性胃炎患者合理饮食、休息。

4.具有高度责任感和尊重、爱护患者,以及耐心、细致的态度。

胃炎(gastritis)是由多种不同病因引起的胃黏膜炎症,常伴有上皮损伤和细胞再生,是最常见的消化道疾病之一。按临床发病的缓急和病程的长短,一般将胃炎分为急性和慢性胃炎。

一、急性胃炎患者的护理

DAORU QINGJING

导入情景

情景描述:

李先生,35岁,已婚,公务员。因3天前出现发热、鼻塞、咽痛等症状,自服APC片及羚羊感冒片等药物。今诉上腹不适、腹胀、恶心感,晨解成形黑便1次,量约100g。

如果你是接诊护士,请问:

1.该患者初步考虑是什么情况?

2.你将如何护理?

【病因】

1.药物　最常引起的药物是非甾体类抗炎药(non-steroid anti-inflammatory drug,

NSAID),阿司匹林、吲哚美辛(消炎痛)、布洛芬、吡罗昔康(炎痛喜康)等。此外,皮质类固醇、某些抗生素、氯化钾、洋地黄和抗代谢类药物等均可引起胃黏膜糜烂。

2.急性应激 可由各种严重脏器疾病、严重创伤、大面积烧伤、大手术、颅脑病变和休克,甚至精神心理等因素引起。

3.急性感染 某些细菌、病毒或其毒素可造成胃黏膜的急性炎症。如 α-链球菌、葡萄球菌或大肠杆菌感染可引起急性化脓性胃炎;幽门螺杆菌(Hp)感染也可引起急性胃炎(acute gastritis)。

4.胆汁和胰液的反流 常见于 Billroth Ⅱ 式胃切除术后,胆汁和胰液中的胆盐、磷脂酶 A 和其他胰酶破坏残胃黏膜,产生多发性糜烂。

5.其他 如胃内异物、胰腺癌放疗后引起的物理性损伤、腹腔动脉栓塞治疗后血管闭塞等均可导致急性胃炎的发生。

【护理评估】

(一)健康史

询问患者有无急性细菌、病毒等感染史;发病前是否服用过能引起胃黏膜损害的药物如阿司匹林、铁剂、抗肿瘤药及抗生素等;机体是否处于应激状态,如严重的脏器疾病、大手术、大面积烧伤、休克或颅内病变等。

(二)身体状况

常有上腹痛、胀满、恶心呕吐和食欲不振,严重者可有呕血、黑便、发热、脱水、酸中毒甚至休克。部分患者可无症状。药物或应激性引起者,有时以突然黑便或呕血为首发症状。细菌及其毒素污染食物引起的常伴有急性肠炎,故腹泻也是突出的症状。体检时上腹部可有不同程度的压痛。

(三)辅助检查

1.血常规检查 细菌感染者白细胞及中性粒细胞升高。出血明显者因为血液浓缩,近期内红细胞及血色素正常或升高,待补充血容量后较前下降。

2.大便及呕吐物隐血试验 有出血者可呈阳性。

3.胃镜检查 一般应在出血后 24～48h 内进行,但对病因未明大出血者常在病床边行急诊胃镜检查以明确病因或在胃镜直视下止血治疗。镜下可见胃黏膜多发性糜烂、出血和水肿,表面时有黏液或炎性渗出物附着。本病的确诊有赖于纤维胃镜检查。

4.X 线钡餐造影检查 出血完全停止后进行。但一般诊断价值不高。

(四)心理-社会状况

评估患者的心理状态,是否存在因对疾病知识缺乏了解及解黑便等情况产生焦虑情绪,害怕胃镜检查时的疼痛感及结果,另外,因停药引起原有疾病的复发或者加重等情况均可带给患者精神上的困扰。

(五)处理原则

1.去除病因 因药物引起的应立即停止用药;有急性应激者,在积极治疗原发病的同时可使用抑制胃酸分泌的药物,以预防急性胃黏膜损害的发生。

2.对症治疗 有恶心、呕吐、腹痛、出血等情况应予禁食、止吐、解痉、止血等对症治疗。

3.杀 Hp 治疗 对因 Hp 感染的急性胃炎应予三联抗菌治疗(具体见本章第七节胃、十二指肠溃疡患者的护理）。

【常见护理诊断/问题】

1.知识缺乏 缺乏有关本病的防治知识及胃镜检查知识。

2.营养失调：低于机体需要量 与消化不良、恶心、呕吐、出血等有关。

3.焦虑 与消化道出血及担心原发疾病复发或加重等有关。

4.潜在并发症 上消化道大出血等。

【护理目标】

1.患者能了解该病的有关防治知识及胃镜检查知识。

2.建立良好的饮食习惯,摄取合理营养。

3.焦虑情绪消除,原发疾病未曾复发或加重。

4.并发症未发生或得到及时发现。

【护理措施】

(一)一般护理

1.休息与活动 提供安静舒适的环境,注意休息,减少活动,急性应激造成者或有出血倾向的患者应卧床休息。

2.饮食指导 急性大出血或呕吐频繁者应禁食,一般可进少渣、温凉流质或半流质饮食。有少量出血者可给米汤、藕粉等以中和胃酸,有利于黏膜的修复。但急性期一般不主张应用牛奶或红枣汤,因容易引起胀气、腹泻等情况,红枣也有活血功能影响止血效果。应指导患者建立合理良好的饮食习惯,应定时有规律进餐,不可暴饮暴食。

3.去除病因和诱因 停服对胃黏膜有刺激的食物和药物。保持口腔卫生,尤其是禁食期间应做好口腔护理。

(二)病情观察

注意观察生命体征及腹部体征情况,呕吐物及大便颜色、量、性状等变化。有无腹胀、腹痛、嗳气、恶心、呕吐等情况,出血者血压、脉搏是否稳定,大便是否转黄等。

(三)用药护理

遵医嘱给患者用制酸剂、保护胃黏膜药物、根除 Hp 感染的药物,观察药物疗效及不良反应。临床应用的制酸剂以质子泵抑制剂为主,如奥美拉唑、泮托拉唑、奥西康、埃索美拉唑(耐信)等针剂及片剂。而 H_2 受体阻滞剂,如法莫替丁等已较少应用于临床。这类药物的口服制剂应空腹服用(饭前或睡前服)。不能去除胶囊服药。而针剂一般有专用溶媒溶解,要求 20～60min 滴入,不易过快,以免引起恶心头晕等不适,但奥美拉唑只能静推,要求缓慢注射至少 2.5min。同时,应注意该类针剂溶解和稀释后必须在 4h 内使用,因此要现配现用。胃黏膜保护制剂因不同药物其服法也不同,如达喜(铝碳酸镁)片应在饭后 1～2h 嚼碎后服用或胃部不适时服用,其不良反应主要是大剂量服用可导致软糊状便和大便次数增多;硫糖铝片则应在餐前 1h 及睡前嚼碎后服用,其不良反应较常见的是便秘。用于幽门螺杆菌感染的抗生素一般用三联药物,具体见"慢性胃炎"内容。

(四)心理护理

帮助患者熟悉有关疾病的防治知识,了解其心理动态,及时解答患者的疑问,做好心理疏导,解除其紧张、焦虑心理。

(五)健康指导

根据患者的具体情况向患者及家属介绍急性胃炎的病因,如避免使用胃黏膜刺激性药物,必须使用时应同时使用制酸剂保护胃黏膜;进食有规律,避免过冷、过热、过辣等刺激性食物及浓茶、咖啡等饮料;戒烟酒。

【护理评价】

1.患者是否已熟悉有关急性胃炎的防治知识,是否顺利行胃镜检查。

2.患者大便是否转黄,食欲是否较前改善,体重有无增加。

3.患者焦虑是否减轻,情绪是否稳定。

4.并发症是否得到预防或及时处理。

二、慢性胃炎患者的护理

DAORU QINGJING

导入情景

情景描述:

马先生,50岁,司机。因诉1年来反复上腹隐痛不适伴嗳气、反酸,为进一步诊治收住入院。

如果你是接诊护士,请问:

1.该患者初步考虑是什么情况?

2.你将如何护理?

慢性胃炎(chronic gastris)是以淋巴细胞和浆细胞浸润为主的胃黏膜慢性炎症性病变,活动期时可见中性粒细胞浸润增多。按解剖部位分为慢性胃窦胃炎(B型胃炎)和慢性胃体胃炎(A型胃炎)。

【病因和分类】

(一)病因

病因尚未完全阐明,常见的有:

1.物理因素　长期因浓茶、烈酒、咖啡,食过热、过冷、过于粗糙的食物,可导致胃黏膜的损伤。

2.化学因素　长期大量服用非甾体类药物,如阿司匹林、吲哚美辛等可抑制胃黏膜前列腺素的合成,破坏黏膜屏障,吸烟烟雾中的尼古丁不但可影响黏膜的血液循环,还可导致幽门括约肌功能紊乱,造成胆汁反流,各种原因的胆汁反流均可破坏黏膜屏障。

3.生物因素　细菌尤其是幽门螺杆菌感染,与慢性胃炎密切相关。其主要机制是:幽门螺杆菌呈螺旋形,具有鞭毛结构,可在黏膜层中自由活动,并与上皮组织紧密接触,直接清洗胃黏膜;幽门螺杆菌产生多种酶及代谢产物,如尿素酶及其代谢产物氨、过氧化物歧化酶、蛋白溶解酶、磷脂酶 A 等,可破坏胃黏膜;细胞毒素(cytotoxin)可致细胞空泡变性;幽门螺杆菌抗体可造成免疫损伤。

4.免疫因素　慢性萎缩性胃炎患者的血清中能检出壁细胞抗体(PCA)和内因子抗体(IFA),其使壁细胞破坏,造成胃酸和内因子减少或丧失,最后引起维生素 B_{12} 吸收不良导致恶性贫血。

5.其他　心力衰竭、肝硬化并发门静脉高压可引起慢性胃炎,糖尿病、甲状腺疾病、慢性肾上腺皮质功能减退、肝肾综合征等患者常同时伴有萎缩性胃炎。

(二)分类

慢性胃炎的分类方法很多,至今仍未统一。20世纪中期,Schindler按胃镜形态学观察将慢性胃炎分为浅表性、萎缩性、肥厚性胃炎和伴随其他疾病的胃炎。1973年,Strickland等主张以病变部位结合血清壁细胞抗体的检测结果作为依据,将慢性萎缩性胃炎分为A型(胃体型,壁细胞抗体阳性)和B型(胃窦型,壁细胞抗体阴性)(表5-3)。

表 5-3　慢性萎缩性胃炎分型

项目	A 型	B 型
病变部位	胃体	胃窦
胃酸分泌	很少甚至缺乏	稍低或正常
促胃泌素	增高	正常或下降
血中壁细胞抗体	阳性	阴性
血中内因子抗体	可有	无
恶性贫血	可有	无
血清维生素 B_{12} 测定	降低	正常

【护理评估】

(一)健康史

询问患者有无咽部的慢性感染病灶,或存在幽门螺杆菌感染;有无削弱胃黏膜屏障功能的因素如不规则饮食、嗜酒、服用非甾体抗炎药、十二指肠液反流、营养不良等。

(二)身体状况

缺乏特异性症状,主要表现为持续性或者进食后上腹部饱胀不适或疼痛、嗳气、反酸、食欲减退,部分患者也可出现上腹部节律性疼痛,也可无任何症状。有胃黏膜糜烂者,可反复少量出血或大出血,长期少量出血可引起缺铁性贫血。体检:可有上腹部轻度压痛。部分患者无明显体征。

(三)辅助检查

1.实验室检查

(1)胃液分析　A型胃炎均有胃酸缺乏。B型胃炎胃酸正常,有时增多。大量G细胞被破坏时胃酸可降低。此法临床上少用。

(2)血清学检查　A型胃炎促胃液素水平明显增高,抗壁细胞抗体和抗内因子抗体均可测得。B型胃炎者根据G细胞破坏程度,血清促胃液素水平有不同程度下降,抗壁细胞抗体或可测得,但滴度低。此法临床上少用。

(3)幽门螺杆菌检查　可通过以下六种方法进行检查:①胃黏膜直接涂片或组织切片。②快速尿素酶试验:因其灵敏度和特异性均很高且价廉简便,临床上应用最多,是胃镜检查时必查项目。③细菌分离培养。④血清幽门螺杆菌抗体测定。⑤尿素呼吸试验：是一种非侵入性诊断法。一般为进食 2h 后才可检查。临床上常用于杀 Hp 后的复查项目。⑥多聚酶联反应法（PCR 法）。

2.胃镜检查　是最可靠的诊断胃炎的方法。

（1）浅表性胃炎　黏膜充血、水肿呈花瓣状红白相间的改变，可有局限性糜烂和出血点。

（2）萎缩性胃炎　黏膜可呈淡红色、灰黄色或者灰绿色，重度萎缩呈灰白色，皱襞变细、平坦，黏膜下血管透见。

（3）慢性糜烂性胃炎　又称疣状胃炎，主要表现为胃黏膜出现多个疣状、膨大皱襞状或丘疹样隆起，直径 5～10mm，顶端可见黏膜缺损或脐样凹陷，中心有糜烂，隆起周围多无红晕，以胃窦部多见。

（四）心理-社会状况

评估患者及家属心理状态。因病情呈慢性经过，症状有时不明显，有时又持续存在，患者往往怀疑自己患"胃癌"而产生忧虑、焦急的情绪，四处求医，忽视那些致病因素。

（五）处理原则

慢性胃炎尚无特效疗法，无症状者无须治疗。主要采取消除病因、缓解症状、控制胆管系统感染防治胆汁反流、纠正低胃酸及短期抗菌（杀 Hp）治疗，有癌变可疑者考虑手术治疗，另外，也可以行中医药治疗。

【常见护理诊断/问题】

1.疼痛　与胃黏膜炎症有关。

2.营养失调：低于机体需要量　患者消瘦、贫血，与畏食、消化吸收不良等有关。

3.知识缺乏　缺乏有关胃炎的病因和防治知识。

【护理目标】

1.患者腹痛缓解。

2.食欲增加，能合理摄取营养，体重增加。

3.能说出致病相关因素及应对措施。

【护理措施】

（一）一般护理

1.饮食　鼓励患者少量多餐，予高热量、高蛋白、高维生素、易消化饮食，避免摄入刺激性食物，戒烟酒。向患者说明摄取足够营养的重要性，与患者共同制订饮食计划，指导患者及家属改进烹饪技巧，变化食物的色、香、味，刺激患者食欲。胃酸低者，食物应完全煮熟后食用，以利于消化吸收，并给刺激胃酸分泌的食物，如肉汤、鸡汤等；高胃酸者应避免酸性、多脂肪食物；易胀气患者，应避免进大豆等易产气食物。保持进食环境清洁，空气新鲜，温度适宜。避免在进食中讨论重要事情、争吵唠叨等不良刺激影响食欲。鼓励患者晨起、睡前、进食前后刷牙或漱口以保持口腔清洁，以促进食欲。

2.休息与保暖　生活有规律，注意劳逸结合，避免过度疲劳。急性活动期应注意休息，提供安静、舒适环境，安排舒适体位以减轻腹部不适。注意腹部保暖以缓解腹痛，必要时予针灸穴位及热敷腹部止痛。

3. 祛除病因和诱因 不服用对胃黏膜有刺激的食物、药物。

（二）病情观察

观察腹部不适、恶心呕吐、反酸、嗳气等症状有无改善，腹痛有无缓解，定时测量体重、血红蛋白等情况，以了解病情。

（三）用药护理

Hp 阳性者应予抗菌治疗，具体见第七节胃、十二指肠溃疡患者的护理。

（四）心理护理

患者因症状反复出现，不了解病情而产生焦虑、恐惧、不安等，应及时向患者讲解有关知识，及时了解其心理，如部分患者因担心自己得了"胃癌"，则应劝慰解释，以解除患者的心理负担。

（五）健康指导

1. 向患者及家属讲解有关病因，并指导患者避免诱发因素，如患者平时生活要有规律，劳逸结合。保持身心愉快，加强营养，注意饮食卫生，养成良好的饮食习惯。避免使用对胃黏膜有刺激的药物，戒烟、酒。

2. 指导患者按时、足量、足疗程服用抗菌药物及制酸剂、胃黏膜保护剂，并向患者介绍药物的不良反应及处理方法。定期门诊复查。

【护理评价】

1. 患者腹痛是否缓解。

2. 食欲是否增加，体重有无增加，是否已掌握饮食治疗的有关知识。

3. 能否说出致病相关因素及应对措施，日常生活能否自理。

（夏　涛）

第七节　胃、十二指肠溃疡患者的护理

★★ 学习目标

1. 掌握消化性溃疡患者的临床分型及区别、并发症的观察要点；消化性溃疡患者的护理内容（包括用药护理、饮食指导、术前护理、术后护理）。

2. 熟悉消化性溃疡的概念和治疗原则，熟悉消化性溃疡常用药物的名称、作用和用法。

3. 了解消化性溃疡的病因、流行病学、发病机制及病理变化。

4. 能评估消化性溃疡患者病情并能判断类型，完成护理评估记录；能及时发现消化性溃疡的并发症并能配合医生采取抢救措施；能对消化性溃疡患者在用药、休息与饮食、情绪等方面进行健康指导；能进行消化性溃疡手术治疗的术前准备，完成术后护理，尤其能术后病情观察及时发现并处理并发症；能进行胃肠减压术护理、腹腔引流管护理。

5. 同情消化性溃疡患者的慢性痛苦，理解患者的心理，能对消化性溃疡患者进行必要的心理辅导。

导入情景

情景描述：

　　35 岁，男，出租车司机。因为工作原因一直进食不规律，10 年来反复上腹部烧灼痛伴反酸、嗳气，饥饿的时候明显，严重时到药店买雷尼替丁口服可以缓解，没有正规的检查和治疗。1 周前劳累后突然呕出较多的血液，颜色鲜红，大便黑色，自觉头晕来院。

　　若你是当班护士，请问：

　　1. 该患者可能是什么病变？发生了什么并发症？

　　2. 该患者入院应该快速采取哪些护理措施？

　　消化性溃疡主要指发生于胃和十二指肠黏膜的慢性溃疡，即胃溃疡(GU)和十二指肠溃疡(DU)。

　　全世界约有 10% 的人口一生中患过此病。临床上 DU 较 GU 多见，两者之比约为 3：1。DU 好发于青壮年，GU 的发病年龄一般较 DU 约迟 10 年。秋冬和冬春之交是本病的好发季节。

【病因及病理】

(一)病因

　　消化性溃疡病因较为复杂，发病原理迄今尚未完全阐明。主要认为是由于对胃十二指肠黏膜有损害作用的侵袭因素与黏膜自身防御-修复因素之间失去平衡的结果。

　　1. 胃酸和胃蛋白酶的消化作用　消化性溃疡的最终形成是由于胃酸/胃蛋白酶对黏膜自身消化所致，而胃酸又在其中起主要作用。只有在正常的黏膜防御和修复功能遭到破坏时，胃酸的损害作用才会发生。胃酸分泌受迷走神经和促胃液素的调控，应激和心理因素可刺激迷走神经中枢过度兴奋。当胃液 pH 为 1.5～2.5 时，胃蛋白酶消化蛋白质的作用最强。

　　2. 幽门螺杆菌感染　Hp 感染是消化性溃疡发病的主要原因。GU 与 DU 患者的 Hp 感染率分别高达 80% 和 90%。根除 Hp 可促进溃疡愈合和显著降低复发率。目前认为 Hp 的致病原因是：Hp 凭借尿素酶、磷脂酶和蛋白酶、黏液酶、空泡毒素(VacA)蛋白或细胞毒素相关基因(CagA)蛋白等毒力因子的作用，在胃黏膜定植，诱发局部炎症反应和免疫反应，损害黏膜上皮细胞。同时 Hp 感染使胃窦 D 细胞数量减少，生长抑素分泌亦减少，使之对 G 细胞释放促胃液素的抑制作用减弱，引起高促胃液素血症，导致胃酸分泌过多。总之，Hp 感染引起黏膜损害和胃酸分泌过多是形成溃疡的重要病因。

　　3. 非甾体类抗炎药(NSAID)　服用 NSAID 患者发生消化性溃疡及其并发症的危险性显著高于普通人群。NSAID 可直接作用于胃、十二指肠黏膜，透过细胞膜弥散入黏膜上皮细胞内，细胞内高浓度 NSAID 产生细胞毒而损害胃黏膜屏障。NSAID 还可通过抑制胃黏膜生理性前列腺素 E 合成，削弱后者对黏膜的保护作用。

　　4. 胃黏膜屏障　黏膜的防御-修复因素包括：①黏膜-碳酸氢盐屏障；②黏膜屏障；③黏膜血流；④前列腺素和表皮生长因子等。NSAID、糖皮质激素、胆汁酸盐、酒精类可破坏胃黏膜屏障。此外，机械性损伤、胃壁缺血、营养不良等因素可减弱黏膜的屏障功能。GU 的发生主要与胃黏膜屏障受损有关。

5.其他因素

(1)吸烟　可能与吸烟增加胃酸分泌、减少十二指肠碳酸氢盐分泌、降低幽门括约肌张力和增加黏膜损害性氧自由基等因素有关。

(2)遗传因素　消化性溃疡有家庭聚集现象,O 型血者易得 DU。

(3)胃十二指肠运动异常　部分 GU 患者胃排空延缓,可引起十二指肠液反流入胃而损伤胃黏膜;部分 DU 患者胃排空增快,可使十二指肠酸负荷增加。

(4)应激　急性应激可引起应激性溃疡,长期精神紧张、焦虑或情绪容易波动的人或过度劳累,可能通过神经内分泌途径影响胃十二指肠分泌、运动和黏膜血流调节,而使溃疡发作或加重。

(二)病理

消化性溃疡大多是单发,也可多个,呈圆形或椭圆形。DU 多发生在球部,前壁比较常见;GU 多在胃角和胃窦部的小弯侧。GU 直径多小于 1cm,DU 则稍大。溃疡浅者累及黏膜肌层,深者则可贯穿肌层,甚至浆膜层,穿破浆膜层时可致穿孔,血管破溃可引起出血。溃疡边缘常有增厚,基底光滑、清洁,表面覆有灰白或灰黄色纤维渗出物。

【护理评估】

(一)健康史

询问患者有无导致胃黏膜屏障功能下降的因素,如幽门螺杆菌感染、长期服用非甾体类抗炎药、喜食刺激性食物、十二指肠液反流、嗜烟酒等,以及机体是否处于应激状态,如发生严重创伤、休克、烧伤或脑血管意外等。这些因素损害局部黏膜的防御/修复机制,破坏胃黏膜屏障及胃酸的分泌规律,均可引起消化性溃疡的发病和复发。

(二)身体状况

1.症状

(1)消化性溃疡三大特征　①慢性反复发作:病史可达几年、十几年。②周期性发作:发作期与缓解期相互交替,缓解期长短不一,可以是几周、几月或几年。多在秋冬、冬春之交发作,有季节性。也可因精神与情绪不佳、饮食不节、服药不当而诱发。③节律性上腹疼痛:为本病特征。上腹疼痛多为钝痛、灼痛、胀痛,有的仅饥饿样不适,少数为剧痛。典型患者呈节律性疼痛:DU 患者在餐后 3～4h 发作,持续至进餐或服药才缓解;半数患者有午夜痛。GU 患者约在餐后 0.5～1h 出现,至下次餐前消失,午夜痛不如 DU 多见(表 5-4)。

表 5-4　GU 和 DU 上腹痛特点比较

项　目	GU	DU
疼痛性质	烧灼或痉挛感	钝痛、灼痛或剧痛
疼痛部位	剑突下正中或偏左	上腹正中或稍偏右
疼痛发生时间	进食后 0.5～1h, 疼痛较少发生于夜晚	进食后 1～3h, 午夜至凌晨 3 点常被痛醒
疼痛持续时间	1～2h	饭后 2～4h,到下次进餐后
一般规律	进食→疼痛→缓解	疼痛→进食→缓解

(2)其他　尚可有反酸、嗳气、恶心、呕吐、食欲减退等消化不良症状,也可有失眠、多汗、脉缓等自主神经功能失调表现。少数患者可无症状,以出血、穿孔等并发症为首发症状。

2.体征　溃疡活动期可有剑突下固定而局限的压痛点,缓解期则无明显体征。

3.并发症

(1)出血　15%~25%的患者会发生。常因服用 NSAID 而诱发,部分患者(10%~25%)以上消化道出血为首发症状。出血引起的临床表现取决于出血的速度和量,轻者表现为黑便、呕血,重者出现周围循环衰竭,甚至低血容量性休克。

(2)穿孔　约见于 2%~10%的病例。消化性溃疡穿孔的后果有 3 种:①溃疡穿透浆膜层达腹腔致弥漫性腹膜炎,称游离穿孔;②溃疡穿透并与邻近实质性器官相连,称为穿透性溃疡;③溃疡穿孔入空腔器官形成瘘管。游离穿孔引起突发的剧烈腹痛,多自上腹开始迅速蔓延至全腹,腹肌呈板样僵直,有明显压痛和反跳痛,肝浊音区消失,肠鸣音减弱或消失,部分患者出现休克。穿透性溃疡所致的症状不如游离穿孔剧烈,往往表现为腹痛规律发生改变,变得顽固而持久。

(3)幽门梗阻　约见于 2%~4%的病例,大多由 DU 或幽门管溃疡引起。急性梗阻多因炎症水肿和幽门部痉挛所致,梗阻为暂时性,随炎症好转而缓解。慢性梗阻主要由于溃疡愈合后瘢痕收缩而呈持久性。幽门梗阻使胃排空延迟,患者可感上腹饱胀不适,疼痛于餐后加重,且有反复大量呕吐,呕吐物呈酸腐味的宿食,大量呕吐后疼痛可暂缓解。严重频繁呕吐可致失水、低氯、低钾和碱中毒,常继发营养不良。上腹饱胀和逆蠕动的胃型,以及空腹时检查胃内有震水音、抽出胃液量大于 200ml,是幽门梗阻的特征性表现。

(4)癌变　少数 GU 可发生癌变,癌变率在 1%以下,DU 癌变则极少见。对长期 GU 病史,年龄在 45 岁以上,经严格内科治疗 4~6 周症状无好转,大便隐血试验持续阳性者,应怀疑是否癌变,需进一步检查和定期随访。

(三)辅助检查

1.实验室检查　上消化道出血者血常规可有红细胞、血红蛋白减少。大便隐血试验阳性提示溃疡有活动,如 GU 患者持续阳性,应怀疑癌变的可能。幽门螺杆菌检测方法主要包括快速尿素酶试验、组织学检查、^{13}C 或 ^{14}C 尿素呼气试验和血清学试验等。其中^{13}C 或 ^{14}C 尿素呼气试验检测 Hp 感染的敏感性和特异性均较高,常作为根除治疗后复查的首选方法。取胃液分析基础胃酸分泌量(BAO)和最大胃酸分泌量(MAO)是否增高。

2.影像学检查　X 线钡餐检查消化性溃疡的直接征象是龛影,对溃疡诊断有确诊价值。

3.内镜检查　纤维胃镜可直接观察溃疡部位、病变大小、性质,并可在直视下取活组织做病理检查和 Hp 检测。其诊断的准确性高于 X 线钡餐检查。

(四)心理-社会状况

消化性溃疡患者常因病程呈慢性经过、反复发作,产生悲观、茫然的情绪;也可因发病时间长,时好时坏而不当作一回事,不重视治疗和保健;当发生严重并发症时,患者自感危及生命,常有焦虑不安或恐惧感。

(五)处理原则

消化性溃疡治疗的目的在于消除病因、控制症状、愈合溃疡、防止复发和预防并发症。

1.一般治疗　生活有规律,劳逸结合,避免精神紧张,必要时可给镇静药。定时进餐,避免粗糙、辛辣、过咸食物及烈酒、浓茶、咖啡等饮料,戒烟。

2. 药物治疗　①根除 Hp 的治疗方案:大体上可分为以质子泵抑制剂(PPI)为基础和以胶体铋剂为基础的两类方案。一种 PPI(奥美拉唑、兰索拉唑)或一种胶体铋剂加上克拉霉素、阿莫西林、甲硝唑、呋喃唑酮 4 种抗菌药物中的 2 种,组成三联疗法方案。初次治疗失败患者,可用 PPI、胶体铋剂和两种抗菌药物的四联疗法。②抑制胃酸分泌药:目前常用的有 H_2 受体拮抗剂(H_2RA)和 PPI 两大类。常用的 H_2RA 有西咪替丁、雷尼替丁、法莫替丁和尼扎替丁,因药物在肝脏代谢,经肾脏排出,肝肾功能不全者慎用或减量。目前已用于临床上的 PPI 有奥美拉唑、兰索拉唑、泮托拉唑和拉贝拉唑四种,PPI 致使壁细胞膜 H^+-K^+-ATP 酶失去活性,其抑制胃酸分泌的作用最强,且持久。③胃黏膜保护剂:主要有硫糖铝、枸橼酸铋钾和前列腺素类药物米索前列醇三种。通过与黏膜渗出的蛋白结合并在黏膜表面形成保护膜,阻止胃酸和胃蛋白酶对溃疡面的侵袭,而促进内源性前列腺素合成和刺激表皮生长因子分泌。枸橼酸铋钾除了具有硫糖铝类似的作用机制外,尚有较强的抗 Hp 作用。铋剂在体内有积蓄作用,肾衰竭者不宜长期服用。米索前列醇具有抑制胃酸分泌、增加胃十二指肠黏膜黏液-碳酸氢盐分泌和增加黏膜血流的作用,但可引起子宫收缩,孕妇忌服。

3. 外科手术治疗

(1)适应证　①大出血经内科紧急处理无效者;②急性穿孔;③瘢痕性幽门梗阻;④癌变者;⑤经内科正规治疗无效者。

(2)手术方法　包括胃大部切除和迷走神经切断术。

1)胃大部切除术　是目前我国用于治疗溃疡最普遍的手术方法。传统的胃大部切除术的范围是胃远端的 2/3～3/4(图 5-15),包括胃体大部、整个胃窦部、幽门及十二指肠球部,切除溃疡病灶,从根本上解决慢性穿透性或胼胝性溃疡不易愈合的问题。此外,胃体部在手术时被大部切除,分泌胃酸及胃蛋白的腺体减少,胃酸分泌降低;切除整个胃窦部,消除了因促胃液素而引起的胃酸分泌。胃大部切除术后,胃肠道重建主要有两种类型:①Billroth Ⅰ式(图 5-16):即残胃与十二指肠吻合;①Billroth Ⅱ式(图 5-17):即残胃与空肠吻合而将十二指肠残端封闭。现在主张尽量保留较多的胃,Billroth Ⅰ式切除 50% 的胃,Billroth Ⅱ式切除 60% 的胃。

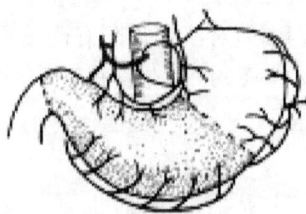

图 5-15　胃大部切除术　　　图 5-16　Billroth Ⅰ式　　　图 5-17　Billroth Ⅱ式

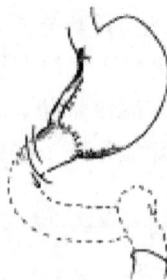

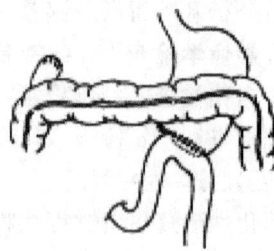

2)迷走神经切断术　主要用于十二指肠溃疡病。手术因去除了对壁细胞群的神经支配,降低了壁细胞膜上乙酰胆碱的浓度,从而减少了胃酸的分泌。

【常见护理诊断/问题】

1.疼痛　与胃、十二指肠溃疡刺激有关。

2.焦虑　与病情反复发作或发生严重并发症等有关。

3.营养失调：低于机体需要量　与上腹部疼痛、食欲不振等有关。

4.知识缺乏　缺乏合理饮食、健康生活行为方式及相关自我护理的知识。

5.潜在并发症　上消化道出血、急性穿孔、幽门梗阻及癌变。

【护理目标】

1.患者能说出缓解疼痛的方法和技巧，疼痛减轻或消失。

2.焦虑程度减轻或消失。

3.食欲好转，进食有营养的食物，体重稳定或有增加。

4.能正确描述消化性溃疡的防治知识，主动参与和配合防疗。

5.不发生并发症，或出现并发症时能及时得到发现和抢救。

【护理措施】

(一)一般护理

1.休息与活动　疼痛剧烈时嘱患者卧床休息，并为患者创造舒适良好的休息环境；情况许可的患者鼓励适当下床活动，以分散注意力。当消化性溃疡患者发生如上消化道出血、幽门梗阻、急性穿孔等并发症时，需绝对卧床或卧床休息，并协助做好生活护理。

2.饮食与营养　向患者解释加强营养、调整饮食可以促进溃疡的愈合，加快疾病康复。

(1)规律进餐和少量多餐　养成定时进餐的习惯，在急性活动期，以少食多餐为宜，每日4～6餐，避免餐间零食和睡前进食，使胃酸分泌有规律。症状得到控制后，尽快恢复正常的饮食规律，每餐不宜过饱，以免胃窦部过度扩张而刺激胃酸分泌。除患者合并出血或症状较重外，鼓励患者按日常习惯饮食。症状较重的患者以面食为主，因面食较柔软、含碱、易消化并能中和胃酸，不习惯于面食者则以软饭、米粥替代。进餐时保持心情舒畅，充分咀嚼。

(2)忌食机械和化学刺激性强的食物　机械性刺激强的食物指生冷、硬、粗纤维多的蔬菜、水果，以及产气性食物如葱头、芹菜、韭菜、未经加工的豆类和粗糙的米、面、玉米及干果等。化学性刺激强的食物有浓肉汤、咖啡、巧克力、油炸食物，味精、酸辣、香料等调味品，碳酸饮料，含大量蔗糖的食物，烟酒等。溃疡活动期，为减少对胃黏膜的刺激，尽量禁食刺激性强的食物，以减少胃酸分泌，保护胃黏膜。过冷、过热的食物会引起反射性胃肠蠕动增强，刺激溃疡面，故食物的温度应以45℃左右为宜。

(3)选择营养丰富易消化的食物　在不刺激溃疡的原则下多摄入营养物质，以增强胃黏膜的抵抗力。蛋白质类食物具有中和胃酸的作用，适量摄取脱脂淡牛奶能稀释胃酸，宜安排在两餐之间饮用；但牛奶中的高钙质被吸收后，反过来刺激胃酸分泌，故不宜多饮。脂肪到达十二指肠虽能刺激小肠黏膜分泌肠抑胃蛋白酶，抑制胃酸分泌，但脂肪又可引起胃排空减慢，胃窦扩张，从而使胃酸分泌增多，所以脂肪的摄入量应适当。

3.缓解躯体不适　与患者及其家属共同讨论可能诱发疼痛的诱因和预防措施；指导患者避免过度劳累和不良的精神刺激，保持良好的精神状态。十二指肠溃疡患者表现空腹痛或午夜痛时，指导患者准备制酸性食物，如苏打饼干等，在疼痛前进食，或服制酸剂以防疼痛发生。

(二)病情观察

注意观察腹痛的部位、性质、发作的规律，与饮食、服药的关系，呕吐物及粪便颜色、性质和数量，并做相应的处理。当发现上消化道出血、幽门梗阻、急性穿孔等并发症或患者出现进行性消瘦、上腹疼痛的节律性消失及大便稳血试验持续阳性，应及时通知医生。

(三)用药护理

1. 制酸剂 常用的制酸剂为氢氧化铝凝胶，指导患者在餐后 1～2h 服药，部分患者在睡前加服一次，也可与抗胆碱类药物同用。因制酸剂与奶制品相互作用可形成络合物，避免同服。酸性食物及饮料不宜与抗酸药同服。如患者需同时服用西咪替丁等 H_2 受体拮抗剂，则两药应间隔 1h 以上服用，因制酸剂能使西咪替丁等吸收减少。该药能阻碍磷的吸收，老年人长期服用应警惕引起骨质疏松。

2. 抗胆碱能药 常用药物有颠茄合剂、溴丙胺太林、阿托品等，主要用于十二指肠球部溃疡，宜在饭前半小时和睡前服用。该类药物有口干、视物模糊、心动过速、汗闭、尿潴留等不良反应，青光眼、幽门梗阻、前列腺肥大者禁用。

3. H_2 受体拮抗剂 常用药物有西咪替丁、雷尼替丁、法莫替丁等。该类药空腹吸收快，宜在进餐时与食物同服或睡前服用。长期使用有乏力、腹泻、粒细胞减少、皮疹、男性患者轻度乳房发育等不良反应，应注意观察并予以解释。如用于静脉给药时可发生心律失常，应缓慢注射。长期且大量服用者，不可突然停药，以防反跳作用，反而使胃酸分泌突然增加。

4. 胶体铋 常用制剂为枸橼酸铋钾，于餐前 0.5h 口服，睡前加服 1 次；向患者说明在服药前 1h 至服药后 0.5h 内不应进食，尤禁牛奶，并解释本药可致粪便呈黑色及可能引起便秘；因胶体铋需在酸性介质中方起作用，不宜与制酸剂同服，胶体铋服用以不超过 8 周比较恰当。

5. 其他抗溃疡药物 有胃泌素受体拮抗剂丙谷胺、保护胃黏膜药硫糖铝、减少胆汁反流药物多潘立酮和甲氧氯普胺、H^+-K^+-ATP 酶抑制剂奥美拉唑等。奥美拉唑抑酸作用强烈，维持时间长，主要用于对 H_2 受体拮抗剂无效的患者。该药可引起头晕，用药初期，嘱患者避免开车或做注意力必须高度集中的事。

6. 抗菌药物 阿莫西林使用前需做皮肤过敏试验，并观察有无迟发性过敏反应的出现，如皮疹等。甲硝唑可引起恶心、呕吐等胃肠道反应，可按医嘱用甲氧氯普胺、维生素 B_6 等拮抗。

(四)并发症护理

1. 出血 发现患者上消化道大量出血，立即通知医生，安置患者平卧位，建立静脉通道，做好输血准备。严密观察脉搏、血压和出血情况，按医嘱使用止血药物。临床常用的止血措施有：去甲肾上腺素 8mg 加入 150～250ml 的冷生理盐水中分次口服或用 0～4℃的冷盐水反复洗胃，使血管收缩、减少血流量和抑制胃液分泌从而达到加快止血的目的；或用凝血酶溶液口服，凝血酶溶解于 37℃以下的生理盐水或冷牛奶中服下，服药后需嘱患者适当转动身体以利药物与创面充分接触，提高止血效果。洗胃过程中密切观察有无急性腹痛、心率和呼吸的变化，发现异常及时做相应的处理。呕血后行口腔护理，清除血迹和呕吐物，以免引起患者不良心理反应。出血期间应密切观察患者大便的颜色、量、性质等情况。

2. 穿孔 一旦确定立即禁食，插置胃管抽吸引流胃内容物行胃肠减压；若血压平稳，将患者的床头抬高 35°～45°，使患者腹肌松弛，以减轻腹痛不适并有利于胃肠漏出物向下腹部及盆腔处引流。迅速建立静脉通路、输液和备血，并做好手术前准备。

3. 幽门梗阻　轻者可进流质饮食；重者则需禁食、放置胃管进行连续的胃肠减压。观察患者呕吐量、性质、气味，准确记录出入液量，并注意监测电解质变化。静脉补液，每日2000～3000ml，加强支持疗法，保证机体的能量供给。清晨和睡前用3％盐水或2％碳酸氢钠溶液洗胃，保留1h后排出，可减轻炎症水肿，缓解梗阻症状。经胃肠减压，纠正水和电解质紊乱，抗溃疡治疗后无缓解的，应做好手术前准备。

(五)手术护理

1. 术前护理

(1)择期手术患者　一般患者按手术前常规护理，术前插胃管抽空胃内容物。拟行迷走神经切断术的患者，术前应做基础酸分泌量和最大酸分泌量测定，以判定手术后效果。

(2)急性穿孔患者　持续胃肠减压防止胃肠内容物继续漏入腹腔，有利于穿孔自行闭合和腹膜炎的好转。对暂行非手术疗法的患者，需确保有效的胃肠减压，观察腹部情况，如腹痛、腹膜刺激征减轻，有微弱肠鸣音出现或有肛门排气、排便者可继续非手术治疗；反之，则应报告医生，进行手术治疗。

(3)急性大出血患者　患者取平卧位，暂禁食，每半小时测血压、脉搏，记录呕血量及便血量，观察大便颜色的改变以及患者的神志变化，并记录每小时的尿量。若患者血压低，大便呈暗紫色，有晕厥，在6～8h内输入中等量(600～800ml)血液，而血压、脉搏及全身情况未见好转者，或输血后虽有所好转，但输血停止或速度减慢后又迅速恶化，都表示失血量多或仍在继续出血，应立即报告医生，尽快安排手术。

(4)瘢痕性幽门梗阻患者　给予流质饮食或暂禁食，由静脉补给营养液，以改善营养状况，纠正脱水、低钠、低氯、低钾和代谢性碱中毒；术前3天每晚行温等渗盐水洗胃，以减轻黏膜水肿和炎症。

2. 术后护理

(1)一般护理

1)体位　取平卧位，待麻醉作用消失后改半卧位。每隔30min测血压、脉搏1次。

2)饮食护理　患者肛门排气后拔除胃管，拔管当日可给少量饮水，每次4～5汤匙，1～2h一次；第2天给半量流质，每次50～80ml；第3天给全量流质，每次100～150ml；拔管后第4天，可改半流质。术后1个月内，指导患者少食多餐，并禁食生、酸、辣、油炸食物、浓茶和酒等。

(2)胃管护理　保持胃肠减压管的通畅，抽尽胃内容物，以减轻腹胀，有利于吻合口的愈合。如有引流管放置，则将引流管接上无菌引流瓶(袋)，并记录每日引流量。术后待肛门排气后，方可拔除胃管。

如在胃管内吸出血性液体，则应严密观察颜色、出血速度及量。若为暗红色，量少，且色泽越来越淡，应视为正常，系残留在胃内的血液。若色鲜、量多则常为胃出血，严密观察患者面色、神态、表情、脉搏和血压；立即静脉补液，并做好输血的准备，扩充血容量；安慰患者，解除患者的恐惧心理；及时按医嘱使用止血剂或经胃管灌注稀释的去甲肾上腺素液。经上述处理如仍出血不止，应做好术前准备实施手术止血。

（3）并发症护理

1)吻合口出血　一般在手术后 24h 内,从胃管内吸出少量暗红色血液属正常情况。患者若出现烦躁不安、脸色苍白、大汗淋漓、脉搏细速、血压下降等,提示休克发生,立即报告医生,同时查看伤口有无渗血、胃管引流是否通畅等情况。若术后从胃管内持续流出鲜血或呕吐多量鲜红血液,则为吻合口出血。处理措施见胃管的护理。

2)吻合口梗阻　机械性梗阻表现为上腹饱胀、呕吐,呕吐物为食物,不含胆汁;X 线吞钡检查若见钡剂完全停留在胃内,需再次手术解除梗阻。若胃吻合排空障碍,术后第 7～10 天患者由流质饮食改半流质或进食不消化食物后突然发生呕吐,轻者禁食 3～4 天自愈,重者需禁食、胃肠减压、输液及应用皮质激素治疗。

3)输入段梗阻　急性完全性输入段梗阻表现为上腹部发作性剧烈疼痛、频繁呕吐,不含胆汁,呕吐物量少;上腹部偏右有压痛,甚至扪及包块,血清淀粉酶升高,可有黄疸、休克等症状,应紧急手术治疗。慢性不完全性输入段梗阻表现为进食后 15～30min 上腹突感胀痛或绞窄,随后发生喷射性呕吐,呕吐物主要为胆汁,呕吐后症状消失,如数周内不能缓解,亦需手术。

4)输出段梗阻　多为术后粘连、大网膜炎症、水肿压迫引起。经禁食、胃肠减压、补液等治疗可望好转,若无效,则应手术治疗。

5)十二指肠残端瘘　是毕氏Ⅱ式切除术近期严重的并发症,发生在术后第 5～7 天,表现为右上腹突然发生剧烈疼痛和腹膜刺激征。因局部炎症、水肿不能做修补缝合,宜做残端造口和腹腔引流,十二指肠管放入十二指肠内持续吸引,硅胶管经口或鼻放入空肠输出襻内供给营养或采用全胃肠外营养疗法（TPN）。造瘘口周围皮肤用氧化锌油保护,以免发生糜烂。

6)倾倒综合征　早期倾倒综合征表现为进食后 10～30min,患者出现心悸、出汗、头晕、恶心、呕吐、腹痛、腹泻等症状,平卧 15～30min 后,症状可逐渐减轻或消失。这是由于吻合口过大,食物排空过快,高渗食物迅速进入空肠,吸入大量细胞外液和刺激腹腔神经丛所致。指导患者少量多餐,给予高蛋白、高脂肪、低碳水化合物的饮食,进食后平卧 20～30min,避免进过甜、过咸、过浓的食物。多数患者半年到 1 年内症状可自行减轻或消失。晚期倾倒综合征多于术后半年以上发病,于餐后 1～3h 出现低血糖症状,如软弱无力、饥饿感、心慌、出汗、头晕、焦虑甚至精神错乱、晕厥,建议患者少量多餐,避免高碳水化合物饮食,增加蛋白质和脂肪,进餐后卧床半小时,可短期加用辅助药物如脂肪乳等,发作时饮用糖水,症状即可缓解,低血糖反应严重者可静注 50%GS 40ml。

（六）心理护理

1.经常与患者交流,鼓励患者将其关心、害怕的事情说出来,评估患者焦虑的原因及程度;向患者说明疾病的规律、治疗计划和效果,增强其对治疗的信心。

2.指导患者保持乐观情绪和学习松弛技巧,如听音乐等分散注意力;尽可能满足其护理需要,注意环境安静,减少刺激,必要时按医嘱给予镇静药物,以减轻或消除焦虑。

（七）健康指导

1.向患者及家属讲解引起溃疡病的主要病因,尽量避免加重和诱发溃疡病的有关因素。

2.合理安排休息时间,保证充足的睡眠。生活有规律,避免精神过度紧张,保持良好的心态,长时间脑力劳动后要适当活动。

3.饮食要合理,定时进餐,戒除烟酒,尽量避免和减少进食粗糙难消化的食物和刺激性强的食物。

4.指导患者正确的服药方法,学会观察疗效及不良反应,慎用或勿用可能导致溃疡发生和复发的药物,如阿司匹林、咖啡因、泼尼松、利血平等。

5.向患者解释内镜检查的意义、方法以及需要患者配合的要求,避免精神紧张,解除顾虑。

6.坚持按医嘱服药,不随便停用药物,更好地促进溃疡的愈合和预防复发,尤其在季节转换时更应注意。

7.如上腹部疼痛节律发生改变或加剧,出现呕血、黑便时,应立即就医。

【护理评价】

1.患者是否能描述和避免引起疼痛的因素,正确服药并能应用缓解疼痛的方法和技巧,疼痛有否减轻或消失。

2.情绪是否稳定,焦虑程度是否减轻或消失。

3.能否合理摄取营养,体重是否稳定或有增加。

4.是否知道致病的相关因素及应对措施,能否避免病情加重因素。

5.并发症有无发生或能否及时发现并得到治疗。

(方志美)

第八节　胃癌患者的护理

学习目标

1.掌握胃癌患者的临床特点、护理措施。

2.熟悉胃癌的高危因素和治疗原则。

3.了解胃癌的病理分类。

4.同情、理解胃癌患者,能对胃癌患者进行必要的心理辅导。

DAORU QINGJING
导入情景

情景描述:

张女士,43岁。慢性胃炎5年,一直不规律服药,近1个月内出现无诱因情况下,上腹隐痛不适,食欲减退,伴明显消瘦。因其母亲死于胃癌,在姐姐的建议下,做了胃镜检查,报告为胃癌来院。

若你是当班护士,请问:

1.怎么和患者解释病情?

2.如何做好患者手术前后的护理?

胃癌(gastric cancer)是最常见的恶性肿瘤之一,居消化道肿瘤的首位,在所有肿瘤中居第二位。男性胃癌的发病率与死亡率均高于女性,男女之比约为 2∶1。发病年龄以中老年居多,高发年龄为 40～60 岁。我国的发病率以西北地区发病率最高,中南和西南地区则较低。全国平均年死亡率约为 16/10 万,随着社会经济的不断发展,胃癌的发病率呈下降的趋势。早期胃癌由于症状不典型,不易被诊断,当出现胃部不适时,多数已有邻近器官的转移。

【病因及病理】

(一)病因

胃癌的病因尚未明确,目前认为是一个多步骤、多因素、进行性发展的过程。发病的相关因素如下:

1.环境和饮食因素 不同国家和地区发病率的明显差异,说明本病与环境因素有关。流行病学研究结果表明,长期食用霉变粮食、咸菜、烟熏腌制食品以及过多摄入食盐,可增加胃癌发生的危险性。长期食用含硝酸盐较高的食物后,硝酸盐可在胃内受细菌硝酸盐还原酶的作用形成亚硝酸盐,再与胺结合形成致癌的亚硝胺。

2.幽门螺杆菌感染 1994 年,世界卫生组织宣布幽门螺杆菌是人类胃癌的 Ⅰ 类致癌原,其诱发胃癌的可能机制有:幽门螺杆菌导致的慢性炎症有可能成为一种内源性致突变原;幽门螺杆菌是一种硝酸盐还原剂,具有催化亚硝化作用而起致癌作用;幽门螺杆菌的某些代谢产物可促进上皮细胞变异。

3.遗传因素 胃癌发病具有明显的家族聚集倾向,家族发病率高于人群 2～3 倍。一般认为遗传素质使致癌物质对易感者更易致癌。

4.癌前状态 胃癌的癌前状态分为癌前疾病和癌前病变。前者是指与胃癌相关的胃良性疾病,有发生胃癌的危险性,如慢性萎缩性胃炎、胃息肉、残胃炎、胃溃疡;后者是指较易转变为癌组织的病理学变化,如肠型化生和异型增生。

(二)病理

胃癌可发生于胃的任何部位,但半数以上发生在胃窦部、胃小弯及前后壁,其次是贲门部,胃体相对少见。根据癌肿侵犯胃壁的程度,可分为早期和进展期胃癌。

早期胃癌是指癌组织浸润深度仅限于黏膜或黏膜下层,不论其有无局部淋巴结转移。胃镜检查直径 6～10mm 的癌灶为小胃癌,直径小于 5mm 的癌灶为微小胃癌。

进展期胃癌深度超过黏膜下层已侵入肌层者称中期,侵及浆膜层或浆膜层外者称为晚期胃癌。按大体形态分为 3 种类型:①块状型癌;②溃疡型癌;③弥漫型癌。按组织学分类为:①腺癌(包括乳头状癌、管状癌、黏液癌和印戒细胞癌);②腺鳞癌;③鳞状细胞癌;④未分化癌;⑤未分化类癌等。其中绝大多数为腺癌。

胃癌有直接蔓延、淋巴结转移、血液播散和种植转移四种扩散方式,其中淋巴结转移最常见。

【护理评估】

(一)健康史

询问患者年龄、地理环境、生活环境、饮食习惯等;了解患者有无胃溃疡、萎缩性胃炎、胃息肉、胃切除术后残胃等病史;了解家族中有无胃癌患者。

(二)身体状况

1. 早期胃癌　早期多无症状和明显体征,或仅有一些恶心、食欲不振等非特异性消化道症状。

2. 进展期胃癌

(1)症状　上腹痛为最早出现的症状,但缺乏规律性,易被忽视。同时伴有纳差、厌食、进行性体重下降。腹痛可急可缓,开始仅有上腹饱胀不适,餐后加重,继之有隐痛不适,偶呈节律性溃疡样疼痛,但不能被进食和服药缓解。患者常有早饱感和软弱无力。早饱感或呕吐是胃壁受累的表现。胃癌可并发出血、贲门或幽门梗阻、穿孔等,当发生并发症或转移时可出现一些特殊症状,如贲门癌累及食管下段时可出现吞咽困难;并发幽门梗阻时出现严重恶心、呕吐;溃疡型胃癌出血时可引起呕血或黑便,继之贫血;转移至肝可引起右上腹痛、黄疸或发热;侵及胰腺时则会出现背部放射性疼痛等。

(2)体征　主要体征为腹部肿块,多位于上腹部偏右,有压痛。转移至肝时可出现肝大,并可扪及坚硬结节,常伴黄疸,甚至出现腹水。腹膜有转移时也可发生腹水,出现移动性浊音。有远处淋巴结转移时可在左锁骨上内侧触到质硬而固定的淋巴结。直肠指诊时在直肠膀胱间凹陷可触及板样肿块。

(3)伴癌综合征　某些胃癌患者可出现伴癌综合征,包括反复发作的表浅性血栓静脉炎(Trousseau 征)及过度色素沉着、黑棘皮病(皮肤皱褶处有色素沉着,尤其在两腋下)和皮肌炎等,可有相应的体征,有时可在胃癌被察觉前出现。

(三)辅助检查

1. 实验室检查　血常规检查可见多数患者有缺铁性贫血。大便隐血试验持续阳性有辅助诊断意义。

2. 影像学检查　胃癌 X 线钡餐检查早期可表现为小的充盈缺损或小的不规则龛影。进展期胃癌的 X 线诊断率可达 90% 以上,息肉型胃癌表现为较大而不规则的充盈缺损;溃疡型胃癌表现为龛影位于胃轮廓之内,边缘不整齐,周围黏膜僵直,蠕动消失,并见皱襞中断现象;溃疡浸润型胃癌表现为胃壁僵直;弥漫浸润型胃癌表现为蠕动消失,胃腔狭窄。

3. 内镜检查　纤维胃镜直视下可观察病变部位、性质,并取黏膜做活组织检查,是目前最可靠的诊断手段。早期胃癌可表现为小的息肉样隆起或凹陷;进展期胃癌可表现为肿瘤表面多凹凸不平、糜烂,有污秽苔,活检易出血;也可呈深大溃疡,底部覆有污秽灰白苔,溃疡边缘呈结节状隆起,无聚合皱襞,病变处无蠕动。

(四)心理-社会状况

一旦确诊为胃癌,患者会产生悲伤、绝望的心理,也可能产生侥幸心理,希望不是事实。因此,会非常关心病情,尤其是各项检查结果。绝大部分患者希望知道治疗方案和新的治疗手段;有绝望心理的患者要密切关注其行为,警惕自杀等意外发生。

(五)处理原则

1. 手术治疗　外科手术切除加区域淋巴结清扫是目前治疗胃癌的主要方法。对胃癌患者,如无手术禁忌证或远处转移,应尽可能手术切除。

2. 内镜治疗　对早期胃癌可在胃镜下行高频电凝切除术、激光或微波凝固等。因早期胃癌可能有淋巴结转移,所以胃镜下治疗不如手术可靠。

3. 化学治疗　有转移淋巴结癌灶的早期胃癌及全部进展期胃癌均需辅以化疗,在术前、术中及术后使用,以使癌灶局限、消灭残存癌灶及防止复发和转移。晚期胃癌化疗主要是缓解症状,改善生存质量及延长生存期。常用药物有氟尿嘧啶(5-FU)、丝裂霉素(MMC)、替加氟(FT-207)、阿霉素(ADM)等。

4. 支持治疗　应用高能量静脉营养疗法可以增强患者的体质,使其能耐受手术和化疗;使用对胃癌有一定作用的生物制剂,如香菇多糖、沙培林等,可提高患者的免疫力。

【常见护理诊断/问题】

1. 疼痛　与癌细胞浸润有关。

2. 营养失调:低于机体需要量　与胃癌造成吞咽困难、消化吸收障碍等有关。

3. 恐惧　与死亡威胁,手术、化疗等治疗,以及住院和生活方式改变等有关。

4. 有感染的危险　与化疗引起白细胞减少、免疫功能降低有关。

5. 活动无耐力　与疼痛及患者机体消耗有关。

6. 潜在并发症　出血、梗阻、穿孔等。

【护理目标】

1. 患者能说出缓解疼痛的方法和技巧,疼痛减轻或消失。

2. 患者食欲好转,能根据病情进食有营养的食物,体重不再继续下降。

3. 患者能接受病情,恐惧减轻或消失。

4. 患者免疫功能得到及时监测,不发生感染,或发生感染得到及时有效的控制。

5. 患者活动能力增强,能根据病情进行合适的运动。

6. 患者无并发症发生,或出现并发症时能及时得到发现和抢救。

【护理措施】

(一)一般护理

1. 休息与活动　轻症患者可适当参加日常活动、进行身体锻炼,以不感到劳累、腹痛为原则。重症患者应卧床休息,给予适当体位,避免诱发疼痛。术后患者若神志清楚,血压稳定可给予半坐卧位,松弛腹肌。

2. 饮食与营养　鼓励患者尽可能进食,给予高蛋白、高热量、高维生素、易消化的食物,以增强患者的体质,提高对手术或化疗的耐受性。对食欲缺乏者,选择适合患者口味的食品和烹调方法,并注意变换食物的色、香、味,以增进食欲。定期测量体重,监测血清清蛋白和血红蛋白等营养指标以监测患者的营养状态。对贲门癌有吞咽困难者和中、晚期患者应遵医嘱静脉输注高营养物质,以维持机体代谢需要,提高患者免疫力。幽门梗阻时,应立即禁食,行胃肠减压,同时遵医嘱静脉补充液体。

(二)疼痛护理

患者疼痛时教会患者放松和转移注意力的技巧,减少对患者不良的心理和生理刺激,有助于减轻疼痛。疼痛剧烈时,可腹部热敷、针灸止痛,必要时根据医嘱采用药物止痛或患者自控镇痛(PCA)法进行止痛。晚期患者止痛药物遵循世界卫生组织推荐的三阶梯疗法。

(三)病情观察

观察疼痛特点,注意评估患者疼痛的性质、部位,是否伴有严重的恶心和呕吐、吞咽困难、呕血及黑便等症状。密切观察患者的生命体征及血常规检查的改变,询问患者有无咽痛、尿痛等不适,及时发现感染迹象并协助医师进行处理。

(四)用药护理

遵医嘱给予化学治疗,以抑制和杀伤癌细胞,监测化疗药物的效果,观察化疗药物的不良反应。

(五)手术护理

参照胃、十二指肠溃疡患者手术前后护理。

(六)心理护理

1.患者在知晓自己的诊断后,预感疾病的预后不佳会表现出愤怒或逃避现实甚至绝望的心理,经常和患者交谈,给患者表达情绪的机会,耐心倾听患者及家属的表白,当患者表现悲哀等情绪时,应表示理解,并给予安慰和解释。

2.在检查、治疗和护理操作前,依据患者的了解程度向其说明操作的目的和方法,以争取患者的理解和配合,并注意保护性医疗,鼓励患者或家属参与治疗和护理计划的决策过程。

3.寻找合适的支持系统,如单位领导和同事等给予关心,鼓励家庭成员进行安慰,必要时陪伴患者。

4.向患者介绍有关癌症组织、团体,如癌症患者活动中心、俱乐部,鼓励患者积极参与社会活动,促使患者尽快适应新的生活。同时介绍有关胃癌治疗进展信息,提高患者治疗的信心;指导患者保持乐观的生活态度,用积极的心态面对疾病,树立战胜疾病、延缓生命的信心。

(七)健康指导

1.开展卫生宣教,提倡多食富含维生素C的新鲜水果、蔬菜,多食肉类、鱼类、豆制品和乳制品;避免高盐饮食,少进咸菜、烟熏和腌制食品;食品贮存要科学,不食霉变食物。有癌前状态者,应定期检查,以便早期诊断及治疗。

2.指导患者运用适当的心理防卫机制,保持良好的心理状态,以积极的心态面对疾病。指导患者规律生活,保证充足的睡眠,根据病情和体力,适量活动,增强机体抵抗力。注意个人卫生,特别是体质衰弱者,应做好口腔、皮肤黏膜的护理,防止继发性感染。

3.教会患者及家属如何早期识别并发症,及时就诊。指导患者合理用药,定期复诊,以监测病情变化和及时调整治疗方案。

【护理评价】

1.患者能否说出缓解疼痛的方法和技巧,疼痛有无减轻或消失。

2.食欲是否好转,是否获得合理的营养补充。

3.是否能接受病情,恐惧有无减轻或消失。

4.免疫功能是否得到及时监测,有无感染发生,或发生感染是否得到及时有效的控制。

5.活动能力有无增强。

6.有无并发症发生,或出现并发症时是否及时得到发现和抢救。

(方志美)

第九节 肠梗阻患者的护理

1. 掌握绞窄性肠梗阻患者的临床特点和意义；掌握肠梗阻患者的护理措施。
2. 熟悉肠梗阻患者的主要临床表现、几种常见肠梗阻的临床特点和治疗原则。
3. 了解肠梗阻患者的病因、分类及病理。
4. 能评估肠梗阻患者的病情，完成护理评估记录；能准确判断绞窄性肠梗阻，及时做好急症术前准备；能对肠梗阻患者采取合适的体位，进行胃肠减压的护理，以及术前准备及病情观察；能观察术后病情，发现并及时处理手术后并发症后护理；能在饮食、运动、防止感染等方面进行预防肠梗阻的健康指导。
5. 具有高度责任感和尊重、爱护患者，以及耐心、细致的态度。

DAORU QINGJING

导入情景

情景描述：

于先生，45 岁。3 年前有阑尾炎手术史。近日腹部持续性胀痛，阵发性加重伴呕吐，排便排气停止 2 天。为进一步诊治收治入院。

若你是当班护士，请问：

1. 该患者初步考虑是什么情况？
2. 你将如何护理？

肠梗阻（intestinal obstruction）是指由于某种原因导致肠内容物不能正常运行或通过肠道而发生障碍，是外科常见急腹症之一。

【病因和分类】

（一）按肠梗阻发生的原因分类

1. 机械性肠梗阻 最常见，由肠腔堵塞（如蛔虫团、粪块、异物等）、肠管受压（如粘连带、嵌顿性腹外疝、肠扭转等）、肠壁病变（如先天性异常、炎症性狭窄、肿瘤、肠套叠等）三类病变引起。

（1）粘连性肠梗阻 最常见，是腹腔内肠袢间粘连或粘连牵拉肠管或粘连带压迫肠管等所致的肠梗阻（图 5-18），其多为后天性腹腔内手术、炎症、创伤、出血及异物所致，其中以腹腔内手术后引起粘连性肠梗阻最为常见，肠粘连致肠梗阻的诱因有肠内容物突然增多、强烈的肠蠕动、粘连部位的炎症或水肿、体位的突然改变等。

（2）肠扭转 肠管沿其系膜的长轴旋转而造成肠腔梗阻和肠管血运障碍，称为肠扭转。扭转发生后肠袢两端均受压形成闭袢性肠梗阻，同时肠系膜血管受压，很快发展成绞窄性肠梗阻，易造成肠穿孔和腹膜炎。肠扭转是由多种原因引起的。基本原因是小肠、乙状结肠的

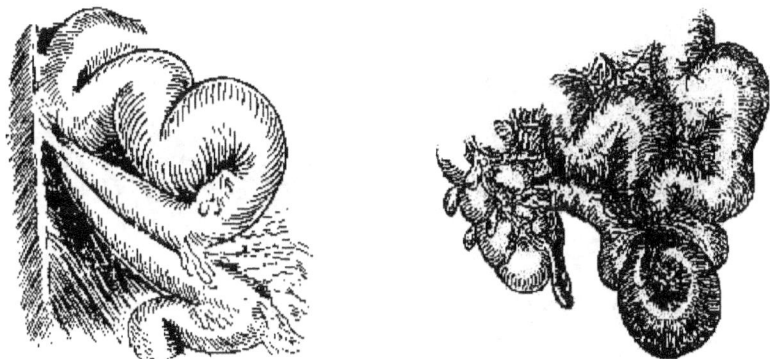

图 5-18 粘连牵拉肠管和粘连带压迫肠管

肠系膜过长、系膜根部附着处过窄或粘连带收缩靠拢等。诱因有肠内容物重量骤增、肠管动力异常、突然改变体位、肠壁较大肿瘤等。肠扭转最常发生于小肠,其次是乙状结肠(图5-19)。小肠扭转多见于男性青壮年,常因饱食后剧烈运动或劳动发病。乙状结肠扭转多见于老年男性,患者多有习惯性便秘史,或以往有多次腹痛发作经排便、排气后缓解史。

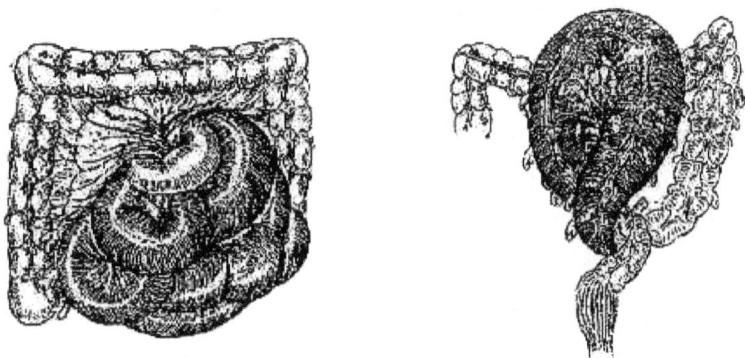

图 5-19 全小肠扭转和乙状结肠扭转

(3)肠套叠 是指一段肠管及其系膜套入其邻近的肠腔内而引起的肠梗阻。多发生在2岁以下的婴幼儿,男性多于女性。肠套叠的发生与盲肠活动度过大、肠功能失调、肠蠕动异常有关,最多见为回肠末端套入结肠(图5-20)。小儿急性肠套叠,常因食物性质改变,肠蠕动异常引起;慢性肠套叠,多由肠壁息肉、肿瘤或憩室引起,成人常见。

(4)蛔虫性肠梗阻 当蛔虫结聚成团并引起局部肠管痉挛而致肠腔堵塞,称蛔虫性肠梗阻(图5-21),多见于2~10岁儿童,有便虫、吐虫史。驱虫不当、发热、饥饿为主要诱因。

2.动力性肠梗阻 由于神经反射异常或毒素刺激以致肠壁肌肉运动紊乱所致,可分为麻痹性肠梗阻和痉挛性肠梗阻两类。麻痹性肠梗阻是由于肠管失去蠕动功能所致,多见于急性弥漫性腹膜炎、腹部创伤、腹部大手术后及低钾血症等;痉挛性肠梗阻是由于肠壁肌肉过度收缩所致、可见于急性肠炎、肠道功能紊乱或慢性铅中毒等。

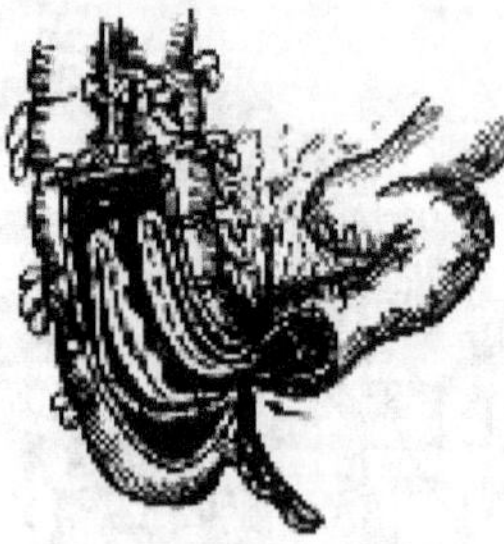

图 5-20　肠套叠

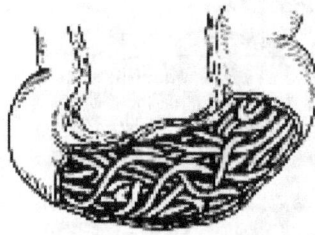

图 5-21　蛔虫性肠梗阻

3.血运性肠梗阻　较少见,由于肠系膜血管受压、血栓形成或栓塞,可以引起肠管血液循环障碍,从而导致肠麻痹失去蠕动能力。

(二)按肠壁血运有无障碍分类

1.单纯性肠梗阻　指梗阻的同时无肠壁血液循环障碍,如机械性肠梗阻早期多是单纯性肠梗阻。

2.绞窄性肠梗阻　指在梗阻的同时伴有肠壁血液循环障碍,如血运性肠梗阻、小肠扭转、急性肠套叠均属于绞窄性肠梗阻,也可由单纯性肠梗阻发展而来。

(三)其他分类

根据梗阻部位可分为高位和低位肠梗阻,空肠上段以上至幽门发生的为高位肠梗阻,回肠及结肠发生的为低位肠梗阻。根据梗阻发生及发展的速度,可分为急性和慢性肠梗阻。根据梗阻的程度,可分为完全性和不完全性肠梗阻。另外有一种闭袢性肠梗阻,指一段肠管或肠袢两端均受阻的肠梗阻,如肠扭转和结肠梗阻均为闭袢性肠梗阻。

【病理】

1.局部改变　肠梗阻一旦发生,梗阻以上部位蠕动增强。近端肠腔内积液、积气致肠管膨胀,肠壁变薄,肠腔内压力不断升高,最初可致静脉血流受阻,继而动脉血运障碍,肠管缺血坏死而破溃穿孔。

粘连性肠梗阻的肠粘连有广泛粘连和点、带状粘连两种。粘连引起肠梗阻的形式有:①肠袢粘连成团;②肠袢粘连折叠曲折或牵拉成角;③粘连索带压迫肠管;④粘连所致的肠扭转;⑤肠袢进入粘连带形成的孔隙而引起内疝。

2.全身改变　肠梗阻由于频繁呕吐致大量体液丧失引起脱水、低钾血症和代谢性酸中毒。肠腔内细菌生长繁殖产生大量毒素,因肠壁通透性增高使细菌和毒素渗透至腹腔,引起严重的腹膜炎和全身中毒症状。由于肠管膨胀使腹内压升高,妨碍下腔静脉血回流,且膈肌升高而影响呼吸和循环功能,最终可引起失液性和中毒性休克。随着病情的发展,可因肾、心、肺衰竭而死亡。

【护理评估】

(一)健康史

重点评估患者有无引起肠梗阻的危险因素,如患者年龄;有无感染、饮食不当、过度劳累等诱因;既往有无腹部手术或外伤史;有无腹外疝、肿瘤、溃疡性结肠炎、结肠息肉等病史。

(二)身体状况

1.肠梗阻共同的症状和体征

(1)腹痛　机械性肠梗阻一般为阵发性绞痛;如果腹痛的间歇期逐渐缩短,或变为持续性腹痛并阵发性加剧,或持续性固定性剧烈腹痛,应考虑为绞窄性肠梗阻;麻痹性肠梗阻为持续性胀痛。

(2)腹胀　腹胀出现在梗阻发生一段时间之后,其程度与梗阻部位有关。高位肠梗阻腹胀不明显,低位性肠梗阻腹胀明显,麻痹性梗阻为均匀性全腹胀,腹胀不对称或局限性隆起为绞窄性肠梗阻的特征。

(3)呕吐　其特点与梗阻部位高低有关。高位肠梗阻呕吐出现早且频繁,每次量较少,呕吐物多为胃及十二指肠内容物。低位肠梗阻呕吐发生迟而少,量较多,呕吐物呈粪性。绞窄性肠梗阻呕吐物可呈棕褐色或血性。麻痹性肠梗阻时,呕吐呈溢出性。

(4)肛门停止排便、排气　在完全性梗阻发生后排便、排气即停止;不完全性梗阻可有少量排便、排气。高位肠梗阻早期,梗阻下端有残存粪便及气体,腹痛出现后短期内仍可有少量排便、排气。某些绞窄性肠梗阻,如急性肠套叠及肠系膜血栓形成常有血性黏液样粪便排出。

(5)腹部体征　机械性肠梗阻可见肠型或蠕动波,腹痛发作更明显;肠扭转腹胀多不对称。单纯性肠梗阻肠壁柔软,可有轻度压痛。绞窄性肠梗阻时可有局限性压痛及腹膜刺激征;触及有压痛的包块多为绞窄的肠袢。腹部叩诊呈鼓音,绞窄性肠梗阻时因坏死渗出液增多,可出现移动性浊音。机械性肠梗阻早期可闻及梗阻以上部位的肠鸣音亢进,甚至有高亢的金属音或气过水声,而绞窄性肠梗阻、麻痹性肠梗阻时肠鸣音减弱或消失。

2.常见肠梗阻的临床特点

(1)粘连性肠梗阻　既往多有腹内手术、腹腔感染或腹部损伤史,常表现为典型的机械性肠梗阻的症状和体征,如突然发生急性肠梗阻并伴有腹膜刺激征,应警惕发生了绞窄性肠梗阻。

(2)肠扭转　小肠扭转表现为脐周和腹部突发性绞痛,呈持续性疼痛阵发性加剧,常伴有腰背部牵涉痛而不敢平卧;患者恶心、呕吐后腹痛不减轻;早期腹软,有时可触及胀大的肠袢,压痛明显,绞窄后迅速出现腹膜刺激征等急性绞窄性肠梗阻的征象。乙状结肠扭转表现除腹部绞痛外(腹痛在脐周或左下腹),还有明显的腹胀,而呕吐一般不明显。

(3)肠套叠　急性肠套叠的临床表现为突然发作剧烈的阵发性腹痛,患儿哭闹不安、面色苍白,伴有呕吐和果酱样黏液血便,腹部检查常可触及腊肠样压痛肿块。

(4)蛔虫性肠梗阻　早期一般为不完全性肠梗阻,虫团长时间压迫肠壁可发生溃疡、坏死,甚至穿孔。蛔虫性肠梗阻的腹痛特点是脐周围阵发性疼痛,缓解期患儿安静。可呕吐或肛门排出蛔虫。腹部可触及条索状肿物,能移动且随肠管收缩而变硬,肠鸣音亢进。

(三)辅助检查

1.实验室检查　梗阻后期,因脱水和血液浓缩可有红细胞计数、血红蛋白、红细胞压积升高。绞窄性肠梗阻时,可有明显白细胞计数增高及中性粒细胞比例增加,呕吐物及粪便检查可见大量红细胞或隐血试验阳性。合并电解质酸碱失衡时,可有血清钠、钾、氯及血气分析值的变化。

2. X 线检查　可见数个气液平面(典型时呈阶梯状排列)及胀气肠襻(图 5-22)。空肠梗阻胀气时,由于空肠黏膜的环状皱襞可呈"鱼肋骨刺"状。绞窄性肠梗阻或小肠扭转时,可见孤立突出胀大的肠襻,或空肠、回肠换位,其位置不因时间而改变。乙状结肠扭转钡剂灌肠 X 线检查见钡剂在扭转部位受阻,钡影尖端呈"鸟嘴"状阴影,低压灌肠量常不足 500ml。急性肠套叠时 X 线下空气或钡灌肠检查,可见到空气或钡剂在套叠远端受阻形成"杯口状"阴影。蛔虫性肠梗阻时 X 线平片可看到成团的虫体阴影。

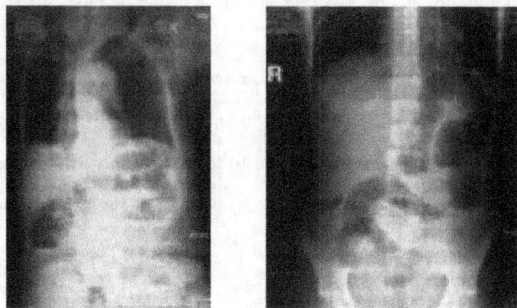

图 5-22　肠梗阻 X 线表现

(四)心理-社会状况

肠梗阻发病急且病情严重,患者表现为异常痛苦状,常产生不同程度的焦虑或恐惧,对手术及预后的顾虑,尤其是粘连性肠梗阻反复多次发作,或多次手术,常使患者情绪消沉、悲观失望,甚至不配合治疗与护理。

(五)处理原则

原则上尽快解除梗阻和矫正因肠梗阻引起的全身性病理生理紊乱。

1. 非手术治疗　主要措施包括:禁食,胃肠减压,纠正水、电解质及酸碱平衡紊乱,解痉止痛,使用抗生素,积极防治休克及采取非手术解除梗阻的措施等。单纯性或早期粘连性肠梗阻或蛔虫性肠梗阻,多采用非手术疗法。大多数早期小儿急性肠套叠首选空气灌肠,可复位治愈。

2. 手术治疗　绞窄性肠梗阻或青壮年小肠扭转或成人肠套叠,或小儿急性肠套叠发病时间超过 48h、怀疑有肠坏死或多次复发疑有器质性病变者,或机械性肠梗阻非手术治疗无效或发生腹膜炎者均应尽早手术治疗。常用的手术方法根据肠梗阻病理类型有粘连松解术、肠套叠或肠扭转复位术、肠切除吻合术、短路手术、肠造口或肠外置术。

【常见护理诊断/问题】

1. 疼痛　与肠梗阻、手术创伤有关。

2. 体液不足　与肠梗阻时大量体液丧失、导致血容量不足有关。

3. 体温过高　与肠梗阻时毒素吸收和感染有关。

4. 知识缺乏　缺乏有关肠梗阻护理及预防的知识。

5. 潜在并发症　肠坏死、腹腔感染、休克。

【护理目标】

1.患者腹痛减轻或消失。

2.体液不足得到及时纠正,脉搏、血压稳定。

3.体温恢复正常。

4.并发症得到控制或未出现。

【护理措施】

(一)术前或非手术护理

1.体位　半卧位有利于减轻腹部张力,减轻毒素吸收,改善呼吸和循环功能。休克患者应改平卧位,并将头偏向一侧,可防止呕吐物误吸导致窒息和坠积性肺炎。

2.饮食　肠梗阻的患者应禁食,若梗阻缓解,如患者排气、排便,腹痛、腹胀消失后可进流质饮食,饮食忌食产气的甜食和牛奶等。

3.胃肠减压　胃肠减压可有效减轻腹胀,改善肠壁血液循环,有利于恢复肠管蠕动和呼吸功能。胃肠减压期间应注意观察和记录引流液的颜色、性状和量,若发现有血性液体,应考虑有绞窄性肠梗阻的可能。

4.记录出入量和合理输液　观察和记录呕吐量、胃肠减压量和尿量。结合脱水程度、血清电解质和血气分析结果合理安排补液种类和调节输液量。

5.严密观察病情　定期测量记录体温、脉搏、呼吸、血压,严密观察腹痛、腹胀、呕吐及腹部体征情况;若患者症状与体征不见好转或反而加重,应考虑有绞窄性肠梗阻的可能。绞窄性肠梗阻的临床特征是:①起病急骤,腹痛持续而固定;②腹膜刺激征明显;③呕吐早而频繁;④早期出现休克,抗休克治疗后无明显改善;⑤腹胀不对称,腹部触及有压痛的肿块;⑥有胃肠道出血征象,如呕血、肛门排出血便;⑦移动性浊音或气腹征阳性;⑧腹腔穿刺抽出暗红色血性液体;⑨腹部 X 线显示肠扭转、肠套叠等绞窄性肠梗阻影像。

6.解痉止痛　对诊断明确的单纯性肠梗阻,可以皮下注射阿托品以解除平滑肌痉挛性疼痛,但要注意不能使用吗啡类止痛剂,以免掩盖病情而失去手术时机。

7.防治感染　对单纯性肠梗阻时间较长,特别是绞窄性肠梗阻以及手术治疗的患者应该使用足量抗生素预防感染。

(二)术后护理

1.体位　血压平稳后取半坐卧位。

2.饮食　术后在肛门未排气前,应禁食。已排气后,应考虑拔除胃管试进流质,如食后无腹胀、腹痛等不适,3 天后试进半流质饮食,术后 10 天方可进软食,逐渐恢复正常饮食。

3.观察病情　观察患者的生命体征、腹部症状和体征的变化。观察腹痛、腹胀的改善程度,呕吐及肛门排气、排便情况等。留置胃肠减压和腹腔引流管时,观察和记录引流液的颜色、性状及量。

4.胃肠减压和引流管的护理　术后在肠功能恢复前要继续保持有效的胃肠减压,要妥善固定引流管,保持引流的通畅,避免受压、扭曲。

5.并发症的观察和护理　术后有并发症发生的可能,若出现腹部胀痛、持续发热、白细胞增高、腹壁切口红肿或腹腔引流管周围流出较多带有粪臭味的液体时,应警惕腹腔内或切口感染及肠瘘的可能,应报告医师,并及时处理。

(三)心理护理

急性肠梗阻的患者因担心病情恶化,可出现悲观急躁情绪。护理人员要耐心帮助患者消除思想顾虑,增加安全感,以便更好地配合诊疗和护理。

(四)健康指导

1.普及饮食卫生知识,不吃不洁食物。

2.指导合理饮食,宜进清淡、易消化、无刺激性的食物。

3.避免饭后剧烈活动。

4.保持大便通畅,如有便秘应给予缓泻剂等处理。

5.如有腹部不适,应及时到医院检查。

【护理评价】

1.患者是否疼痛减轻,舒适感增加。

2.体液平衡状况是否恢复正常。

3.体温是否恢复正常。

4.并发症是否及时发现和得到控制。

(王　颖)

第十节　急性阑尾炎患者的护理

学习目标

1.掌握急性阑尾炎患者的临床特点;掌握急性阑尾炎患者一般护理的内容和手术前后的护理内容。

2.熟悉结肠充气、腰大肌、闭孔内肌试验的方法和意义。

3.了解急性阑尾炎患者的原因、病理和分类。

4.能评估急性阑尾炎患者的病情,能基本判断其类型,完成护理评估记录;能进行结肠充气、腰大肌、闭孔内肌试验,并判断检查结果;能完成急性阑尾炎患者的手术前准备并完成术前准备记录;对急性阑尾炎手术后患者能正确安置体位、伤口处置,并对饮食安排、活动等进行指导;能及时发现并正确处置术后并发症。

5.具有高度责任感和尊重、爱护患者,以及耐心、细致的态度。

DAORU QINGJING

导入情景

情景描述:

男性,23岁。转移性右下腹痛12h入院。患者于昨晚6时左右,出现不明原因感上腹及脐周隐痛,恶心、呕吐胃内容物1次,今晨自觉上腹及脐周痛不明显,而出现右下腹疼痛。检查右下腹麦氏点压痛,反跳痛明显,有肌紧张。

若你是当班护士,请问:

1.患者可能发生了什么情况?

2.你将如何护理?

急性阑尾炎(acute appendicitis)是临床最为常见的急腹症,是阑尾的急性化脓性炎症。可发生于任何年龄,多见于 20～30 岁的青年人,男性比女性发病率高。其预后取决于是否及时诊断和治疗,早期诊治患者多可在短期内康复,但如延误诊断和治疗,可引起严重并发症,甚至造成死亡。

【阑尾解剖位置】

阑尾位于右髂窝部(图 5-23),盲肠根部,盲肠内后侧壁,三条结肠带汇合于阑尾根部。

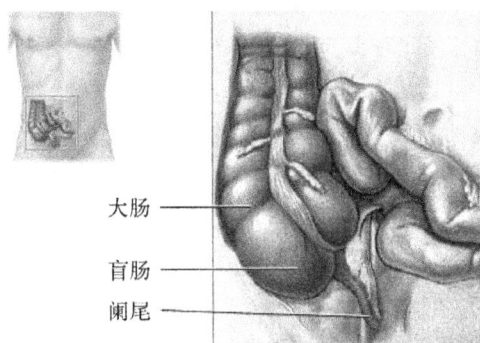

大肠
盲肠
阑尾

图 5-23　阑尾解剖

阑尾根部的体表投影在脐与右髂前上棘连线中外 1/3 交界处称麦氏点(McBurney point)。阑尾的位置随盲肠位置变异。阑尾的位置,分别位于回肠前位、盲肠后位、盲肠内位、回肠后位、盲肠外位、盲肠前位、盲肠下位及回肠下位等位置,其中的前三种位置较为多见(图 5-24)。

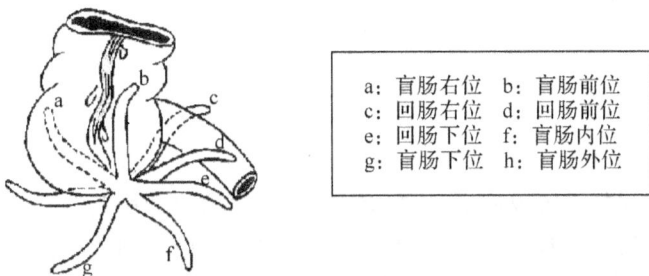

a:盲肠右位	b:盲肠前位
c:回肠右位	d:回肠前位
e:回肠下位	f:盲肠内位
g:盲肠下位	h:盲肠外位

图 5-24　阑尾的常见几种位置

【病因】

1.阑尾腔阻塞　为急性阑尾炎发病最主要的原因。

(1)肠壁的改变　以阑尾壁的淋巴滤泡增生为最多,多见于青少年,其他还有阑尾肿瘤、炎性狭窄等。

(2)阑尾腔内异物　最常见的是粪石,异物、食物残渣、蛔虫等少见。

(3)阑尾解剖　阑尾是一个管腔细的盲管,系膜短使阑尾弯曲,且开口狭小,一旦阻塞很易感染。

2.细菌入侵　多为阑尾腔内细菌所致的直接感染,常见致病菌为大肠埃希菌、肠球菌和厌氧菌等。

3.其他 胃肠道功能障碍如腹泻、便秘等引起内脏神经反射,产生阑尾痉挛、血供障碍、黏膜受损等。

【病理分类】

1.急性单纯性阑尾炎 是轻型或病变的早期,炎症多限于黏膜和黏膜下层。阑尾外观轻度肿胀,浆膜充血,质地稍硬,失去正常光泽,表面有少量纤维素样渗出物。临床表现轻。

2.急性化脓性阑尾炎 又称急性蜂窝织炎性阑尾炎。常由急性单纯性阑尾炎发展而来。阑尾肿胀明显,浆膜高度充血,表面覆有纤维素样(脓性)渗出物,阑尾周围的腹腔内有少量稀薄脓液。镜下,炎症已遍及阑尾全层,各层均有小脓肿,腔内有积脓。阑尾周围的腹腔内有稀薄脓液,形成局限性腹膜炎,临床症状较重。

3.坏疽性及穿孔性阑尾炎 阑尾病变进一步加剧,致阑尾管壁坏死或部分坏死,呈暗紫色或黑色。由于管腔梗阻或积脓,压力升高,加重管壁血运障碍,严重者发生穿孔;若穿孔后局部未能被大网膜包裹,感染扩散,可引起急性弥漫性腹膜炎。

4.阑尾周围脓肿 急性阑尾炎化脓坏疽或穿孔时,大网膜可移至右下腹部,将阑尾包裹并形成粘连,使炎症局限,形成炎性肿块或阑尾周围脓肿。较少见。

【护理评估】

(一)健康史

了解患者年龄、性别、职业、婚姻状况,女性患者了解月经史、生育史;评估营养状况、饮食习惯,有无不洁饮食史、有无经常进食高脂肪、高糖、少纤维食物等;与现疾病相关的病史、手术史、家族史等。

评估有无腹痛,腹痛的特点、部位、程度、性质、持续的时间以及腹痛的诱因,有无缓解和加重的因素等,有无压痛、反跳痛,有无其他伴随症状如发热等。

(二)身体状况

1.症状

(1)腹痛 急性阑尾炎典型表现为转移性右下腹痛。初期炎症仅限于黏膜和黏膜下层,由内脏神经反射引起的上腹或脐周疼痛,范围较弥散。数小时后炎症波及阑尾浆膜层和壁腹膜,刺激躯体神经,这时腹痛转移并固定在右下腹。但由于阑尾解剖位置的变异,个别患者腹痛可在右上腹或耻骨上区。若病情发展快,腹痛一开始就可局限在右下腹,而无转移性右下腹痛病史。

急性单纯性阑尾炎的腹痛性质多为轻度隐痛或阵发性胀痛和钝痛;化脓性阑尾炎常为持续性胀痛或阵发性剧痛;坏疽性阑尾炎呈持续性剧痛。持续性剧痛波及中下腹或两侧下腹,常为阑尾坏疽穿孔的征象,阑尾穿孔有时因阑尾腔内压力骤减,疼痛可暂时减轻,但不久后因弥漫性腹膜炎,腹痛范围明显扩大且持续性加剧;形成炎性包块或阑尾周围脓肿时,可出现右下腹隐痛或阵发性胀痛。

急性阑尾炎的病程中,有的患者腹痛可突然完全缓解,可能是阑尾腔的梗阻突然解除,表示病情好转;另外,也可能是阑尾壁坏疽、穿孔。

(2)胃肠道反应 恶心、呕吐最常见。早期呕吐多为反射性,程度较轻,常发生在腹痛的高发期,晚期呕吐则与腹膜炎有关。患者还可出现便秘、腹泻等症状。盆腔位阑尾炎或发生盆腔脓肿时,炎症刺激直肠和膀胱,引起排便次数多、里急后重、黏液便等直肠刺激症状、排尿疼痛等。并发腹膜炎、肠麻痹时,则出现腹胀和持续性呕吐。

(3)全身反应　早期体温正常或稍高,头痛、乏力,炎症加重可出现寒战高热、脉率加快等全身中毒症状,严重时发生感染性休克。

2.体征

(1)右下腹压痛　是急性阑尾炎最重要的体征。压痛点一般固定在麦氏点,但可随阑尾位置不同而有差异,随炎症加重和向周围扩散,压痛也加重和范围随之扩大,但仍以阑尾位置的压痛最为明显。右下腹压痛并触及边界不清而固定的包块时,提示阑尾周围脓肿的形成。

(2)腹膜刺激征　是壁腹膜受刺激的表现。腹膜刺激征提示阑尾已化脓、坏疽,如腹膜刺激征范围扩大,则说明阑尾已发生穿孔,腹膜炎范围也扩大。但小儿、老人、孕妇、肥胖、虚弱者或盲肠后位阑尾炎,腹膜刺激征可不明显。

3.间接体征　对阑尾炎的诊断有一定参考价值。

(1)结肠充气试验(rovsing sign)　患者取仰卧位,检查者一手压住左下腹降结肠部,另一手反复压迫近端结肠,结肠内气体被压向盲肠和阑尾,引起右下腹疼痛者为阳性结果(图5-25)。

(2)腰大肌征(psoas sign)　患者取左侧卧位,右下肢向后过伸,出现右下腹疼痛或加重即为阳性。腰大肌征阳性,提示阑尾位置过深,或位于盲肠后或位于腰大肌前方(图5-26)。

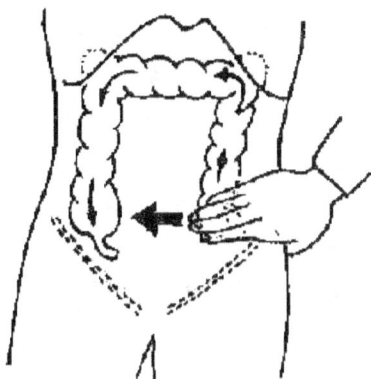

图 5-25　结肠充气试验

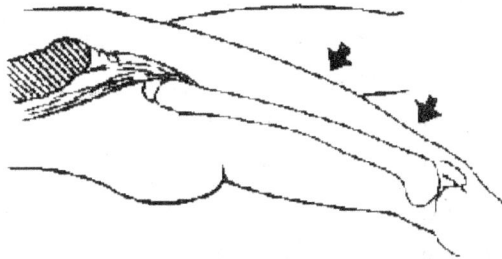

图 5-26　腰大肌征

(3)闭孔肌征(obturator sign)　患者仰卧位,右髋和右膝关节均屈曲 $90°$ 并内旋,出现右下腹疼痛或加重即为阳性,提示阑尾位置较低,靠近闭孔内肌(图5-27)。

(4)直肠指检　盆腔位阑尾炎常在直肠右前方有触痛。若阑尾穿孔,炎症波及盆腔直肠前壁时,有广泛触痛。若发生盆腔脓肿,可触及痛性肿块。

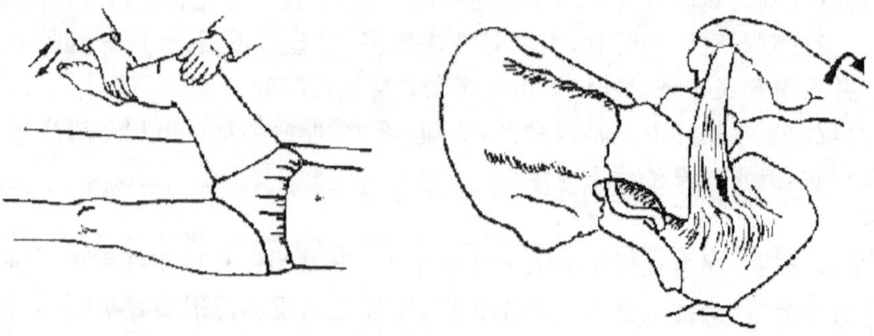

图 5-27 闭孔肌征

特殊类型阑尾炎

1.**新生儿急性阑尾炎** 出生后新生儿阑尾呈漏斗状,不易发生由淋巴滤泡增生或者粪石所致的阑尾管腔阻塞,因此,新生儿急性阑尾炎很少见。又由于新生儿不能提供病史,其早期临床表现又无特殊性,发热和白细胞升高均不明显,因此难于早期确诊,穿孔率高。一旦诊断明确,应早期手术治疗。

2.**小儿急性阑尾炎** 小儿大网膜发育不全,不能起到足够的保护作用。患儿也不能清楚地提供病史。临床特点:①病情发展较快且较重,早期即出现高热、呕吐等症状;②右下腹体征不明显,不典型,但有局部压痛和肌紧张,是小儿阑尾炎的重要体征;③穿孔发生早,穿孔率较高。治疗原则是早期手术,并配合输液、纠正脱水、应用广谱抗生素等。

3.**妊娠期急性阑尾炎** 较常见。妊娠中期子宫增大较快,盲肠和阑尾被增大的子宫推挤,向右上腹移位,压痛部位也随之升高,压痛、肌紧张和反跳痛均不明显;大网膜难以包裹炎症阑尾,穿孔后炎症不易局限,可威胁母子生命安全。原则上应及时手术治疗。

4.**老年人急性阑尾炎** 老年人对疼痛感觉迟钝,腹肌薄弱,防御功能减退,所以主诉不强烈,体征不典型,临床表现轻而病理改变却很重,体温和白细胞升高均不明显,容易延误诊断和治疗。老年人动脉硬化,易导致阑尾缺血坏死或穿孔,一旦诊断应及时手术。

来源:《外科学》,人民卫生出版社

(三)辅助检查

1.**实验室检查** 血常规检查多见白细胞计数和中性粒细胞比例增高。尿液检查一般无阳性发现,当盲肠后位阑尾炎累及泌尿系时,尿中可见少量红细胞和白细胞。大便常规检查在盆位阑尾炎和穿孔性阑尾炎合并盆腔脓肿时,可发现红细胞。

2.**影像学检查** 腹部 X 线、CT、B 超等检查可帮助诊断,但不是必须的,当诊断不肯定或需要鉴别时可选择使用。

3.**腹腔镜** 诊断不明确时应用。既可用于诊断又可用于治疗。

(四)心理-社会状况

患者突发腹痛,且需急诊手术治疗,评估患者和家属对疾病的相关知识、术后康复知识的了解程度,家庭的经济状况及经济承受能力,这些均易影响患者和家属的心理,产生紧张、焦虑情绪。

(五)处理原则

1.非手术治疗 仅适用于不同意手术的单纯性阑尾炎、未确诊的急性阑尾炎、发病超过72h或已形成炎性肿块等有手术禁忌证的患者。非手术治疗措施包括补液治疗和使用有效抗生素等。在非手术治疗期间,若病情有发展趋势,如右下腹痛加剧、发热、血白细胞计数和中性粒细胞比例上升,应改为手术治疗。

2.手术治疗 急性阑尾炎一旦确诊,原则上应早期手术治疗。急性单纯性阑尾炎行阑尾切除术;穿孔性阑尾炎手术切除阑尾并清除腹腔脓液后放置引流管;阑尾周围脓肿先行非手术治疗,待肿块缩小局限、体温正常,3个月后再行阑尾切除手术,若在非手术治疗过程中,体温日渐升高、肿块增大、疼痛无减轻,则应行脓肿切开引流术,待伤口愈合,3个月后再行阑尾切除术。

【常见护理诊断/问题】

1.疼痛 与阑尾炎症、手术创伤等有关。

2.焦虑 与发病突然,影响正常生活和工作有关。

3.潜在并发症 腹腔内出血、切口感染、腹腔脓肿、粘连性肠梗阻和粪瘘。

【护理目标】

1.患者疼痛得到及时的缓解或消除。

2.焦虑程度减轻,情绪稳定。

3.并发症未发生或及时发现并处理。

【护理措施】

(一)一般护理

1.体位与休息 卧床休息,取半卧位。

2.饮食与输液 轻者进流质,重者或手术患者应禁食,以减少肠蠕动,有利于炎症局限。禁食期间静脉补液以维持体液平衡。

(二)病情观察

每2～4h测生命体征1次,注意患者腹部症状和体征的变化,定期复查白细胞和中性粒细胞计数。若出现寒战、高热、肝大、剑突下压痛、轻度黄疸,提示发生了门静脉炎。如患者体温明显升高、脉搏、呼吸增快,白细胞计数持续上升,腹痛加重、范围扩大或出现腹膜刺激征,说明病情加重,应立即通知医生并做好急症手术的准备。

(三)用药护理

按医嘱应用有效抗生素控制感染,注意观察用药效果及不良反应。观察期间慎用止痛药,以免掩盖病情。禁服泻药及灌肠,防止阑尾穿孔或炎症扩散。

(四)手术护理

1.术前护理 按腹部急症手术前常规准备;合并便秘者禁忌灌肠通便,避免增加肠内压力致肠瘘。

2.术后护理

(1)体位与活动 麻醉清醒后,血压平稳者取半卧位,以减轻腹壁张力,并有利于腹腔内渗液的引流。应鼓励患者早期下床活动,以促进肠蠕动恢复,防止发生肠粘连,促进血液循环,利于伤口愈合。轻症患者手术当天即可下床活动,重症患者及早进行床上活动。

(2)饮食 术后禁食1～2天,静脉输液维持营养,待肠鸣音恢复、肛门排气后进流质,如无不适第2天改为半流质,逐渐过渡到普食。禁止食用胀气食物如牛奶、蚕豆、黄豆等。

(3)病情观察 定时测量生命体征,并准确记录;注意腹部症状和体征的变化,如发现异常,及时通知医生并配合治疗。

(4)用药护理 应用有效抗生素,控制感染。

(5)切口和腹腔引流管护理 保持切口敷料清洁、干燥,避免脱落,如伤口有渗血、渗液应及时更换。妥善固定腹腔引流管,保持引流通畅,观察引流液性状和量的变化。

(6)并发症护理

1)腹腔内出血 因阑尾系膜结扎线脱落所致。常发生在术后24～48h内,表现为腹痛、腹胀、面色苍白、血压下降、脉搏细数,放置引流管者有新鲜血引出,重者可致出血性休克。一旦出现内出血,应立即通知医生并将患者取平卧位、静脉输液、备血及做好紧急手术的准备。

2)切口感染 是阑尾炎术后最常见的并发症,阑尾穿孔者发生率要高于未穿孔者。表现为术后2～3天体温逐渐升高,切口胀痛或跳痛、红肿等。感染早期可局部热敷、理疗,全身应用有效抗生素。若已形成脓肿应拆去缝线,充分引流,加强换药至愈合。

3)腹腔脓肿 多发生于化脓性或坏疽性阑尾炎术后,尤其是阑尾穿孔伴腹膜炎的患者。常见部位有盆腔、膈下、肠间隙等处。表现为术后5～7天,患者体温升高或下降后又升高,伴有腹痛、腹胀、腹部包块、腹部压痛和全身中毒症状;盆腔脓肿还有直肠、膀胱刺激症状。以化脓性或坏疽性阑尾炎术后者为多见。

4)粘连性肠梗阻 因腹腔炎症、手术损伤和术后卧床活动少,使肠与肠或其他组织粘连,致肠管成角或粘连束带压迫肠管引起肠梗阻,出现腹痛、腹胀、呕吐等机械性肠梗阻的表现。一旦发生应暂先禁食、输液、胃肠减压、应用抗生素治疗,严密观察病情变化。多数患者经非手术治疗可以治愈。

5)粪瘘 原因较多,如结扎线脱落、术中误伤盲肠等。一般经非手术治疗后瘘可以闭合自愈。经久不愈时,可考虑手术。

(五)心理护理

做好患者及其家属的解释安慰工作,稳定患者情绪,减轻焦虑;介绍有关阑尾炎的疾病知识,提高其认识并配合治疗和护理。

(六)健康指导

1.教会患者自己观察病情变化。

2.指导患者正确饮食和活动。

3.告知患者出现不适,及时就诊。

【护理评价】

1.疼痛是否缓解或消失,腹壁切口愈合。

2.焦虑程度是否减轻,能否配合治疗与护理。

3.并发症是否发生或得到及时发现和处理。

(赵春阳 郑亚华)

第十一节 溃疡性结肠炎患者的护理

学习目标

1. 熟悉溃疡性结肠炎的临床表现特点、并发症的观察要点、用药护理和健康教育。
2. 了解溃疡性结肠炎的概念、病因及病理生理。
3. 能评估溃疡性结肠炎的病情，完成护理评估记录；能指导患者合理用药，发现并处理药物的不良反应；能观察溃疡性结肠炎患者的病情，及时发现并处理并发症；能对患者进行饮食、活动与休息等的健康指导。
4. 具有高度责任感和尊重、爱护患者，以及耐心、细致的态度。

DAORU QINGJING
导入情景

情景描述：

　　李女士，45岁。于2年前大便次数增多，下坠，黏液便，偶有血丝，开始怀疑为"痢疾"，服药治疗，不见好转，日渐加重，2个月前住院治疗。

　　若你是当班护士，请问：

　　1. 患者可能需做什么辅助检查明确病情？

　　2. 你将如何护理？

　　溃疡性结肠炎（ulcerative colitis, UC）是慢性非特异性溃疡性结肠炎的简称，为一种原因未明的直肠和结肠慢性炎性疾病。病情轻重不等，多反复发作或长期迁延呈慢性经过。本病可发生于任何年龄，以20～50岁为多见，男女发病率无明显差别。本病在欧美较常见，但我国的发病率较低，且病情一般较轻。

【病因】

　　病因尚未完全阐明，目前认为可能是免疫、遗传等因素与外源性刺激相互作用的结果。

　　1. 自身免疫　　现多认为是一种自身免疫性疾病。①自身免疫反应：患者多并发结节性红斑、关节炎、眼色素层炎、虹膜炎等自身免疫性肠外表现，在部分患者血清中可检测到抗结肠上皮细胞抗体，肾上腺皮质激素治疗能使病情获得缓解。②细胞免疫异常：发现部分患者血清中存在抗大肠杆菌抗体，该抗体和人的结肠上皮细胞抗原起交叉免疫反应，当抗大肠杆菌抗体的耐受性降低时，可引起结肠黏膜损伤；病变的结肠组织中有淋巴细胞浸润，经组织培养显示患者的淋巴细胞对胎儿结肠上皮细胞有细胞毒作用。

　　2. 变态反应　　溃疡性结肠炎活动期，肠壁的肥大细胞增多，该细胞受到刺激后释放出大量组胺，导致肠壁充血、水肿、平滑肌痉挛，黏膜糜烂与溃疡。属速发型超敏反应，使溃疡性结肠炎急性起病或骤然复发。

　　3. 遗传因素　　在血缘家族的发病率较高，约5%～15%患者的亲属中有本病；在种族间的发病率亦有明显差异。

4.感染因素 病理变化及临床表现和结肠感染性疾病如细菌性痢疾等相似;发病可能与病毒感染的可能性较大,在溃疡性结肠炎的肠段中分离出一种物质,其大小近似于病毒颗粒,当其注入动物肠段时可引起类似类病变;可能与难辨梭状芽孢杆菌的毒素有关。细菌和毒素的存在是一种继发性感染,故感染可能是继发或诱发因素。

5.神经精神因素 部分患者有精神异常或精神创伤史,可能与精神抑郁与焦虑有关,但其并不比一般人群多见。

【病理】

病变最先累及直肠与乙状结肠,也可扩展到降结肠、横结肠,少数可累及全结肠,偶可涉及回肠末段。病变特点具有弥漫性、连续性。黏膜广泛充血、水肿、糜烂及出血,黏膜及黏膜下层有淋巴细胞、浆细胞、嗜酸及中性粒细胞浸润。肠腺底部隐窝处形成微小脓肿(图5-28),隐窝脓肿可相互融合破溃,出现广泛的、不规则的浅表小溃疡,周围黏膜出血及炎症蔓延。随着病情的发展,浅表小溃疡可沿结肠纵轴发展融合而成不规则的大片溃疡,溃疡一般限于黏膜与黏膜下层很少深达肌层,故较少并发溃疡穿孔、瘘管形成或结肠周围脓肿。少数重症或暴肆型者病变累及全结肠,并可发生中毒性巨结肠。

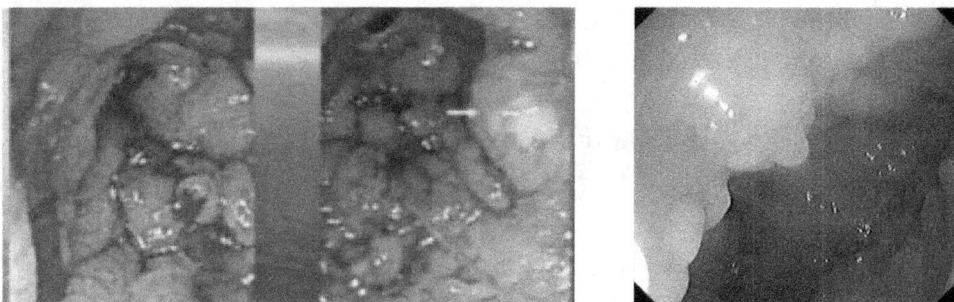

图 5-28 溃疡性结肠炎的镜下表现

病变反复发作,导致肉芽组织增生,黏膜可形成息肉状突起,称假性息肉。溃疡愈合后形成瘢痕,纤维组织增生致肠壁增厚,使结肠变形缩短、肠腔狭窄(图5-29)。少数可致癌变。

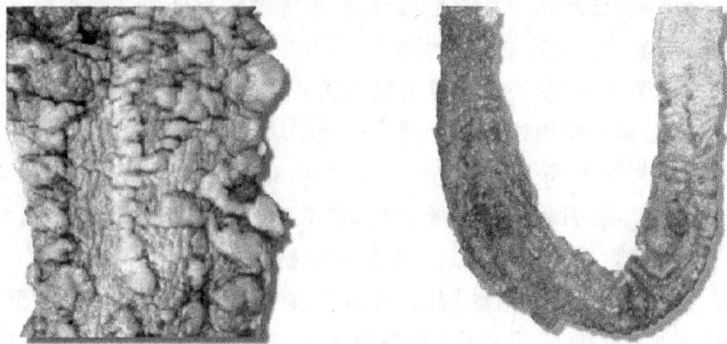

图 5-29 溃疡性结肠炎的肠外观

【护理评估】

(一)健康史

详细询问患者的婚姻、生育、月经史(女性),评价影响溃疡性结肠炎发生、发展的相关因素。

(二)身体状况

起病多数缓慢,少数急性起病。病程呈慢性经过,数年至十余年,常有反复发作或持续加重。精神刺激、劳累、饮食失调常为发病的诱因。

1. 消化系统症状

(1)腹泻　系因炎症刺激使肠蠕动增加及肠腔内水、钠吸收障碍所致。腹泻的程度轻重不一,轻者每日 3~4 次,或腹泻与便秘交替出现;重者每日排便次数可多至 30 余次,粪质多呈糊状及稀水状,混有黏液、脓血,病变累及直肠则有里急后重。

(2)腹痛　轻型及病变缓解期可无腹痛,或呈轻度至中度隐痛,少数绞痛,多局限左下腹及下腹部,亦可全腹痛。疼痛的性质常为痉挛性,有疼痛、便意、便后缓解的规律,常伴有腹胀。

(3)其他　严重病例可有食欲不振、恶心及呕吐。

2. 体征　轻型患者左下腹有轻压痛,部分患者可触及痉挛或肠壁增厚的乙状结肠或降结肠。重型和暴发型者可有明显鼓肠、腹肌紧张、腹部压痛及反跳痛。

3. 全身表现　急性期或急性发作期常有低度或中度发热,重者可有高热及心动过速,病程发展中可出现消瘦、衰弱、贫血、水与电解质平衡失调及营养不良等表现。

4. 肠外表现　常有结节性红斑、关节炎、眼色素葡萄膜炎、口腔黏膜溃疡、慢性活动性肝炎、溶血性贫血等免疫状态异常之改变。

5. 并发症

(1)中毒性结肠扩张　在急性活动期发生,发生率约 2%。其是由于炎症波及结肠肌层及肌间神经丛,以致肠壁张力低下呈阶段性麻痹,肠内容物和气体大量积聚,从而引起急性结肠扩张,肠壁变薄,病变多见于乙状结肠或横结肠。诱因有低血钾、钡剂灌肠及使用抗胆碱能药物或鸦片类药物等。临床表现为病情迅速恶化,中毒症状明显,伴腹胀、腹痛、肠鸣音减弱或消失;血检白细胞增多;X 线腹平片可见肠腔加宽、结肠袋消失等。易并发肠穿孔,病死率高。

(2)肠穿孔　发生率为 1.8% 左右。多在中毒性结肠扩张的基础上发生,出现膈下游离气体,引起弥漫性腹膜炎。

(3)消化道大出血　发生率为 1.1%~4.0%。溃疡累及血管和低凝血酶原血症而发生出血是重要原因。

(4)息肉　发生率为 9.7%~39%。可分为黏膜下垂型、炎症息肉型、腺瘤样息肉型。好发于直肠、降结肠及乙状结肠,向上肠段依次减少。其可随炎症的痊愈而消失,随溃疡的形成而破坏,长期存留或癌变,癌变主要是来自腺癌息肉型。

(5)癌变　多见于结肠炎病变累及全结肠、幼年起病和病史超过 10 年者。

(6)小肠炎　小肠炎的病变主要在回肠远端,表现为脐周或右下腹痛,水样便及脂肪便,使患者全身衰竭进度加速。

(7)自身免疫反应 ①关节炎:并发率为11.5%左右,多在肠炎病变严重阶段并发,以大关节受累较多见,且常为单个关节病变。出现关节肿胀、滑膜积液,而骨关节无损害。且常与眼部及皮肤特异性并发症同时存在,但无风湿病血清学方面的改变。②皮肤黏膜病变:以结节性红斑为多见,发生率为4.7%~6.2%。其他可有多发性或局限性脓肿、脓疱性坏疽、多形红斑及口腔黏膜顽固性溃疡等。③眼部病变:有虹膜炎、虹膜睫状体炎、葡萄膜炎、角膜溃疡等。④其他:结肠腔狭窄、肛门脓肿、瘘管、贫血、肝肾损害、心肌炎、栓塞性血管炎、胰腺萎缩及内分泌障碍等。

6. 临床类型 按本病起病缓急与病情轻重,一般可分三种类型。

(1)轻型 临床最多见。起病缓慢,症状轻微,除有腹泻与便秘交替、黏液血便外,无全身症状,病变局限在直肠及乙状结肠。

(2)重型 较少见。急性起病,症状重,有全身症状及肠道外表现,结肠病变呈进行性加重,累及全结肠,并发症也较多见。

(3)暴发型 最少见。起病急骤,无任何前驱症状,突然高热、恶心、呕吐、严重腹泻、腹痛、腹胀,可有大量便血,短期内陷于衰竭状态。腹部体征明显,若病变累及全结肠易发生中毒性巨结肠,可出现急性结肠穿孔。

(三)辅助检查

1. 血液检查 可有轻、中度贫血,严重者血清清蛋白及钠、钾、氯降低,白细胞计数增高及红细胞沉降率加速。缓解期如有血清 α_2 球蛋白增加及 γ 球蛋白降低,常是病情复发的先兆。

2. 粪便检查 活动期有黏液脓血便,反复检查包括常规、培养、孵化等均无阿米巴包囊、血吸虫卵等特异病原体发现。

3. 免疫学检查 IgG、IgM可稍有增加,可出现抗结肠黏膜抗体阳性,T淋巴细胞与B淋巴细胞比率降低,血清总补体活性(CH50)增高。

4. 钡剂灌肠 X 线检查 为重要的诊断方法。急性期因肠黏膜充血、水肿可见皱襞粗大紊乱;有溃疡和分泌物覆盖时,肠壁边缘呈毛刺状或锯齿状,后期肠壁纤维组织增生可见结肠袋消失、肠壁变硬、肠腔缩短、变窄而呈铅管状;如有假息肉形成,可呈圆形或卵圆形的充盈缺损。暴发型一般不宜做 X 线检查,以免加重病情或诱发中毒性巨结肠。

5. 纤维结肠镜检查 是最有价值的诊断方法,通过结肠黏膜活检,可明确病变的性质。镜检可见病变外黏膜呈弥漫性充血、水肿、粗糙或呈细颗粒状,黏膜脆弱易出血,可有黏液、血液、脓性分泌物附着,并有多发性糜烂、浅小溃疡。重症者溃疡较大并可融合成片,边缘不规则。缓解期黏膜粗厚,肠腔狭窄,可见假性息肉。

(四)心理-社会状况

反复腹泻、腹痛等可致患者烦躁不安、焦虑等心理反应,了解患者对疾病的认知程度。了解家属对疾病的认知、心理反应及对患者的关心和支持程度。

(五)处理原则

原则是控制急性发作,减少复发,防止并发症。主要采用内科综合治疗。

1. 一般治疗 急性发作期及时纠正水与电解质平衡紊乱,重者应禁食,给予静脉内高营养治疗,待病情好转后酌情给予流质饮食或易消化、少纤维、富营养饮食。若有显著营养不良,低蛋白血症者可输全血或血清清蛋白。腹痛明显者可给小剂量的解痉剂如阿托品、溴丙胺太林等,但应防止诱发中毒性巨结肠。

2. 药物治疗

(1)水杨酸偶氮磺胺类药物　一般以水杨酸偶氮磺胺吡啶(简称 SASP)为首选药物,适用于轻型或重型经肾上腺糖皮质激素治疗已有缓解者,疗效较好。该药在结肠内经肠菌分解为 5-氨基水杨酸(简称 5-ASA)与磺胺吡啶,前者是主要的有效成分,能消除炎症。用药方法在发作期每日 4～6g,分 4 次口服,待病情缓解后改为每日 2g,分次口服,维持 1～2 年,防止复发。

(2)肾上腺糖皮质激素　适用于暴发型或重型患者,可控制炎症,抑制自体免疫过程,减轻中毒症状,有较好疗效。常用氢化可的松 200～300mg,或地塞米松 10mg 每日静脉滴注,疗程 7～10 天;症状缓解后改用泼尼松,每日 40～60mg,分 4 次口服;病情控制后,递减药量,停药后可给水杨酸偶氮磺胺吡啶,以免复发。

(3)硫唑嘌呤　为免疫抑制剂,适用于慢性反复发作者,或用磺胺及激素治疗无效者。用药每千克体重每日 1.5mg,分次口服,疗程 1 年。不良反应主要是骨髓抑制和并发感染。

(4)抗生素　对暴发型及重型者,为控制继发感染,可用庆大霉素、氨苄西林、甲硝唑等抗菌治疗。

3. 灌肠治疗　适用于轻型而病变局限于直肠、左侧结肠的患者。常用氢化可的松 100mg 溶于 0.25%普鲁卡因溶液 100ml 或林格液 100ml 保留灌肠,每日 1 次,疗程 1～2 个月。亦可用琥珀酸钠氢化可的松 100mg 及地塞米松 5mg,加生理盐水 100ml 保留灌肠。此外,有用 SASP1～2g 灌肠及中药灌肠。由于本病主要侵犯肠黏膜或黏膜下层,伴有糜烂和浅表性溃疡的非特异性病变,且病变以远端结肠为主,灌肠能使药物直达病处,又可避免上消化道酸碱度和酶对药物的影响,保持药物性能,使药物吸收更为完善,并能延长药物作用时间,从而使黏膜修复、溃疡愈合而达治愈的目的。灌肠是治疗溃疡性结肠炎的常用方法,以保留灌肠法最常用。

4. 手术治疗　并发癌变、肠穿孔、脓肿与瘘管、中毒性巨结肠及经内科治疗无效者均是手术的适应证。一般行全结肠切除术或回肠造瘘术。

【常见护理诊断/问题】

1. 腹泻　与炎症导致肠黏膜对水、钠吸收障碍以及结肠运动功能失常有关。

2. 疼痛　与肠道炎症、溃疡有关。

3. 营养失调:低于机体需要量　与长期腹泻及营养吸收障碍有关。

4. 有体液不足的危险　与肠道炎症致长期频繁腹泻有关。

5. 焦虑　与病情反复、迁延不愈有关。

6. 潜在并发症　中毒性巨结肠、肠癌变、大出血和肠梗阻。

【护理目标】

1.患者腹泻、腹痛症状消失。

2.营养状况改善,无体液不足表现。

3.情绪稳定,并发症未发生或得到及时处理。

【护理措施】

(一)一般护理

1.饮食 饮食总原则是高热量、高蛋白、高维生素、低脂及少渣膳食。需注意四大饮食禁忌:①少吃粗纤维食物,不宜吃油腻食物,慎吃海鲜;②对可疑不耐受的食物,如鱼、虾、蟹、蛋、牛奶、花生等应尽量避免食用;③忌食冰冻、生冷食品,忌辣椒等刺激性食物;④戒除烟酒嗜好。提供安静舒适的就餐环境,以增进食欲。

2.营养 鼓励患者多食清淡、柔软易消化而富有营养的饮食,以保证足够的热量、蛋白质、无机盐和维生素。对病情较重,脓血便明显,营养不良的患者,可采取肠内营养加肠外营养的方法。总之尽可能避免出现营养不良,以增强体质,有利于病情缓解。

(二)病情观察

观察患者腹泻的次数、性质、伴随症状如发热、腹痛及监测粪便检查结果,以了解病情的进展;严密观察腹痛的性质、部位以及生命体征的变化,如腹痛性质突然改变,应注意是否发生大出血、肠梗阻、中毒性巨结肠、肠穿孔等并发症;观察患者进食情况,定期测量患者的体重;监测血红蛋白、血清电解质和白蛋白的变化,了解患者营养状况的变化。

(三)用药护理

遵医嘱给予 SASP、糖皮质激素、免疫抑制剂等治疗,以控制或缓解病情。注意药物的疗效及不良反应,如服用 SASP 期间,观察是否出现恶心、呕吐、皮疹、白细胞减少、溶血反应及再生障碍性贫血等不良反应,应嘱患者餐后服药,服药期间定期复查血象。应用糖皮质激素者,要注意激素不良反应,不可随意停药,防止反跳现象。应用硫唑嘌呤或巯嘌呤时需注意监测白细胞计数,以及时发现骨髓抑制的现象。

(四)灌肠

提供整洁、安静、舒适的环境,注意病室的温、湿度,灌肠时关好门窗并用屏风遮挡,注意保暖以免受凉。灌肠前应嘱患者先行排便,保持肠道清洁。根据病变位置选择合适体位,病变在直肠、乙状结肠、降结肠者取左侧卧位;病变在横结肠、升结肠者取右侧卧位;用小枕抬高臀部 10cm。选择质地柔软、无破损较细肛管或 12~14 号导尿管,用液状石蜡润滑肛管前端后插管,动作要轻,插入肛门内 20~25cm,灌入量适中,压力要低,灌肠液面距肛门不超过30cm,保留 2~4h,期间每 15min 更换体位 1 次。灌药时放松腹肌,可做深呼吸,如患者出现便意,嘱其大口呼气,放松腹肌,降低腹内压,解除肠道痉挛。保留灌肠完毕后,全身放松,卧床休息。由于溃疡性结肠炎患者每天排便频繁及插管,故应特别注意肛周护理。每次大便后以软纸轻轻揩拭后,用温开水清洗,可每日用 1:5000 高锰酸钾溶液坐浴 1 次,以保护肛周黏膜。

(五)心理护理

溃疡性结肠炎病程较长,发作期及缓解期交替,常由情绪紧张、生活不规律等因素诱发疾病发作;患者常具有内向、离群、保守、严谨、悲观、抑郁、焦虑紧张、情绪不稳定、易怒及对各种刺激情绪反应强烈等心理问题。因此,必须全面评估患者的性格特征,以及致病心理形成的发展情况,有针对性地进行疏导,减轻其心理压力,安慰和劝导患者接受现实,向患者说明病情,以积极的态度和行为面对疾病。及时解答患者的各种疑问,消除不必要的顾虑和误解,针对患者存在的问题提出建议和指导,从医学和心理学角度解释,为患者提供新的思维和方法,重新认识问题。根据患者的临床表现、病情程度及心理特点,分别采取听音乐、看电视、闲谈等方式,使患者在轻松愉快的气氛中消除紧张等不良情绪。

(六)健康指导

1.向患者及家属宣教有关疾病的知识,提高认知水平,增加患者对临床治疗的依从性,降低疾病复发率,巩固治疗效果。

2.嘱咐患者保持心情舒畅,起居规律,改变生活方式,防止肠道感染,避免诱发疾病的因素,加强锻炼,劳逸结合,增强机体抵抗力,树立战胜疾病的信心,预防疾病的发作。

【护理评价】

1.患者腹泻、腹痛症状是否消失。

2.患者营养状况是否改善,是否有体液不足表现。

3.患者情绪是否稳定,并发症是否未发生或得到及时处理。

(常金兰)

第十二节 直肠癌、结肠癌患者的护理

学习目标

1.熟悉结肠癌、直肠癌患者的临床特点、主要辅助检查方法、术前准备和术后护理。

2.了解结肠癌、直肠癌的病因、病理。

3.能评估结肠癌、直肠癌患者的病情;能正确安置结肠癌、直肠癌患者检查的体位;能完成结肠癌、直肠癌患者术前肠道准备;能发现并及时处理手术后并发症;能指导患者进行人工肛门护理。

4.具有高度责任感和尊重、爱护患者,以及耐心、细致的态度。

DAORU QINGJING

导入情景

情景描述:

徐先生,77 岁。因排便次数增多半年,怀疑为"直肠癌"入院。半年前开始大便次数增多,每天 2～3 次,大便较软,有时有脓血,排便后自觉排便不净。

若你是当班护士,请问:

1.患者可能需做那些检查以明确病情?

2.你将如何护理?

大肠癌包括结肠癌和直肠癌,发生在齿状线至直肠与乙状结肠交界处之间的癌称直肠癌,发生在盲肠、升结肠、横结肠、降结肠和乙状结肠的称结肠癌,是消化道常见的恶性肿瘤之一,好发于 40～60 岁人群。在我国的大肠癌发病中,以直肠癌为第一位,占 56％～70％,其余依次为乙状结肠癌、盲肠癌、升结肠癌、降结肠癌及横结肠癌。

【病因】

发病原因目前尚不完全清楚,据流行病学调查和临床观察与下述因素有关。

1. 饮食习惯 高脂肪、高蛋白和低纤维饮食既使大肠道中致癌物质增加,又使肠蠕动减慢而致癌物质作用肠壁时间延长,可诱发大肠癌。

2. 结、直肠慢性炎性疾病 如溃疡性结肠炎、血吸虫病使肠黏膜处于反复破损和修复状态而癌变。近年来已被列为癌前病变,其 10 年癌变率为 10％,25 年后可达 45％。

3. 结、直肠腺瘤 以家族性腺瘤和绒毛状腺瘤癌变率最高。

4. 遗传因素 临床观察到许多的大肠癌患者有家族史,说明可能与遗传因素有关。特别是家族性肠息肉病,发生癌变的机会是正常人的 5 倍,多发性息肉者发生癌变的机会为单个息肉者的 2 倍。

【病理】

1. 大体型态分型(图 5-30)

(1)肿块型(菜花型) 肿瘤向肠腔内生长,瘤体较大,呈半球状或球状隆起,易溃烂出血并继发感染、坏死。该型多数分化较高,浸润性小,生长较慢,好发于右半结肠,特别是盲肠。

(2)浸润型(缩窄型) 肿瘤环绕肠壁浸润,有显著的纤维组织反应,易引起肠腔狭窄和梗阻。该型细胞分化程度较低,恶性程度高,转移较早,好发于左半结肠。

(3)溃疡型 肿瘤向肠壁深层生长并向周围浸润,早期即可出现溃疡,形状为圆形或卵圆形,边缘隆起,底部深陷,易发生出血、感染、穿透肠壁。细胞分化程度低,转移早,是结肠癌中最常见的类型。

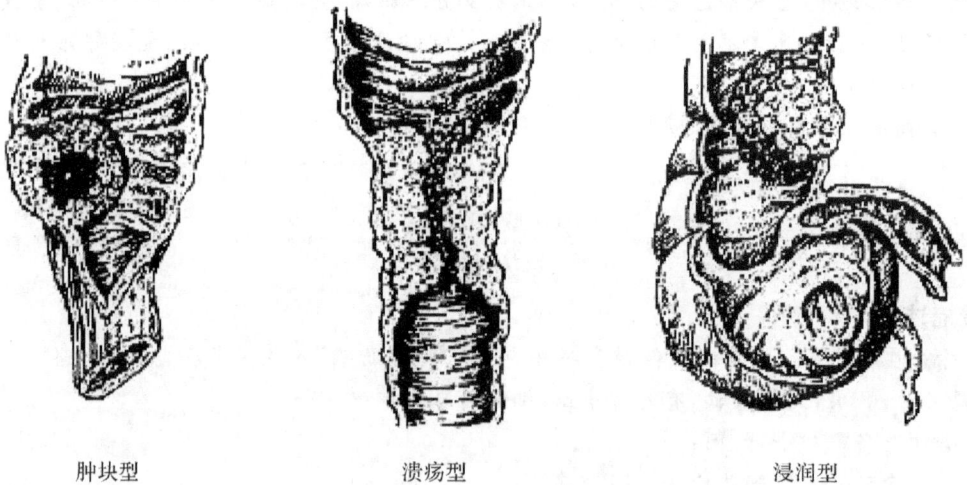

肿块型　　　　　　　　溃疡型　　　　　　　　浸润型

图 5-30　结肠癌大体型态分型

2. 组织学分型

(1)腺癌 腺癌细胞可辨认,排列成腺管状或腺泡状,按其分化程度可分为三级,Ⅲ级分化最差。

(2)黏液癌 在细胞外可见间质内有黏液以及纤维组织反应,癌细胞在片状黏液中似小岛状。其分化低，预后较腺癌差。

（3）未分化癌　癌细胞弥漫成片或团块状，易侵入小血管和淋巴管。分化程度低，预后最差。

3. 扩散和转移方式

（1）直接浸润　结肠癌穿透肠壁后可浸润邻近器官，如常侵犯膀胱、子宫、输尿管、前列腺、阴囊腺、阴道，横结肠癌肿可侵犯胃壁，甚至形成内瘘。

（2）淋巴转移　是结肠癌最常见的扩散方式。先累及邻近病变部位的肠及肠系膜淋巴结，再至所属的动脉旁淋巴结。晚期患者可出现远处左锁骨上淋巴结转移。

（3）血液转移　少见，结肠癌晚期，癌细胞经门静脉系统进入体循环向远处转移，常见部位为肝和肺，少数可有脑或骨骼转移。

（4）种植转移　脱落的癌细胞可种植于腹膜或其他脏器表面。

【护理评估】

（一）健康史

详细询问、评估患者病史，注意有无大肠息肉、溃疡性结肠炎等；了解患者饮食习惯是否与癌的发生有关等。

（二）身体状况

患者早期仅有排便习惯的改变、腹部隐痛，以后可出现黏液便、脓血便、腹部肿块、肠梗阻及贫血、消瘦、乏力等。

1. 结肠癌

（1）排便习惯和粪便性状改变　是早期出现的症状，最早期可有腹胀不适、消化不良样症状，而后出现排便习惯的改变，表现为排便次数增加、腹泻、便秘或腹泻便秘交替，粪便带血、脓或黏液。

（2）腹痛　也是早期出现的症状之一，常为定位不确切的持续性隐痛，或仅为腹部不适后腹胀感，出现肠梗阻时则腹痛加重或阵发性绞痛。

（3）肠梗阻症状　一般属晚期症状，多表现为慢性低位不完全性肠梗阻，表现为腹胀和便秘、腹部胀痛或阵发性绞痛。当发生完全性肠梗阻时，症状加剧。体检可见腹部隆起、肠型及局部压痛，并可闻及亢进的肠鸣音。

（4）腹部肿块　为瘤体或与网膜、周围组织浸润的肿块，质硬，形体不规则，可有一定活动度，晚期肿瘤浸润较甚，肿块可固定。

（5）全身症状　由于慢性失血、癌肿溃烂、感染、毒素吸收等，患者可出现贫血、消瘦、乏力、低热等。晚期有黄疸、腹水、浮肿等肝转移征象，以及全身恶病质。可触及直肠前凹肿块，有锁骨上淋巴结肿大等肿瘤远处扩散转移的表现。

左半与右半结肠癌肿，由于两者在生理、解剖及病理方面的差异，其临床特点也表现不同。①右半结肠癌：由于此段肠腔较宽大，粪便较稀，血运及淋巴较丰富，肠壁有一定吸收能力，癌肿多为肿块型软癌，易溃烂、坏死致出血感染，故临床表现以全身中毒症状、腹痛、腹部肿块为主，但在病情加重时也可出现肠梗阻表现。②左半结肠癌：此段肠腔相对狭小，粪便已黏稠成形，肿瘤多呈浸润生长引起环状狭窄，故临床上较早出现肠梗阻症状，有的甚至可出现急性肠梗阻，而全身中毒症状较轻，出现晚。

2.直肠癌

早期无明显症状,即使有少量出血,肉眼也不易觉察到,到癌肿发展为溃疡或感染时才出现症状。

(1)直肠刺激症状　癌肿刺激直肠产生频繁便意,下坠、便不尽感甚者里急后重,或排便习惯改变,并可伴腹胀、下腹不适等。

(2)粪便性状改变　血便是直肠癌患者最常见的症状,癌肿破溃时,大便表面带血及黏液。85%的病例早期出现血便,出血量由少到多,感染时可出现脓血便。甚者可有粪形变细等。

(3)肠腔狭窄症状　随肿瘤增大,肠腔变窄,有排便困难、粪少便闭、腹胀、阵发性绞痛。甚者可见肠型并有肠鸣亢进等。

(4)晚期症状　若侵犯了周围组织器官,可出现相应器官病变的症状,如侵犯肛管可有局部剧痛。肛门括约肌受累可致便失禁,常有脓血溢出肛外。侵及前列腺时可出现尿频、尿痛、排尿困难。侵犯骶神经丛时,出现骶部、会阴部的持续性剧痛,并牵涉下腹部、腰部及大腿部疼痛。癌转移至肝脏时,可有肝大、黄疸、腹水等症状。晚期患者可有消瘦、贫血、水肿或恶病质等。

(5)直肠指检　是诊断直肠癌的主要方法。一般指检可达肛门以上 8cm,取蹲位时指检可触及更高的病变,约 80%的直肠癌指检均可触及。可了解肿块的大小、性质、活动度、浸润范围等,注意指套有无染脓血。

(三)辅助检查

1.实验室检查　血清癌胚抗原(CEA)测定虽对结肠癌诊断无特异性,其阳性率也不肯定,但对判定预后和复发意义较大,故可作为术后随访的指标。

2.影像学检查　X线钡剂灌肠或气钡双重对比造影检查最初可出现肠壁僵硬、黏膜破坏,随之可见恒定的充盈缺损、肠管腔狭窄等。B型超声扫描、CT扫描检查均不能直接诊断结肠癌,但可提示癌肿的部位、大小以及浸润周围组织的关系,对淋巴及肝转移的判定有一定价值。

3.直肠镜、乙状结肠镜或纤维结肠镜检查　可在直视下明确病变的部位、性状、病理分型等,并可直接取可疑组织做组织学检查而明确诊断。

4.其他检查　疑侵及阴道后壁时可做妇科双合诊检查。必要时做膀胱镜检,确定有无尿道膀胱浸润。

(四)心理-社会状况

1.评估患者及家属对疾病的认知,对手术治疗的接受程度,对手术配合知识的了解和掌握程度。

2.评估患者及家属焦虑或恐惧的程度,对手术及手术所致的并发症的心理承受能力,评估患者及家属对本病及其治疗方法、预后的认知程度。

(五)处理原则

手术切除是目前主要治疗方法,并可辅以化学治疗、免疫治疗、中药以及其他支持治疗,提高疗效。

1. 手术治疗

（1）根治术

1）右半结肠切除术　适用于盲肠、升结肠及结肠肝曲部癌肿。切除范围：回肠末端15～20cm，盲肠、升结肠、横结肠的右半及其所属系膜血管和淋巴结。肝曲的癌肿尚需切除横结肠大部及胃网膜右动脉组的淋巴结。切除后作回肠、结肠端端吻合或端侧吻合（缝闭结肠断端）（图 5-31）。

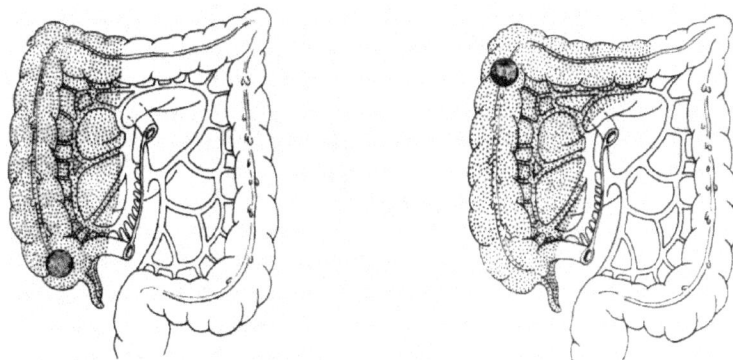

A右半结肠癌切除术保留结肠中动脉　　　　B右半结肠癌切除术切除结肠中动脉

图 5-31　右半结肠癌切除术

2）左半结肠切除术　适用于降结肠、结肠脾曲部癌肿。切除范围：降结肠、部分或全部乙状结肠、横结肠的左半及连同所属系膜和淋巴结。切除后结肠与结肠或结肠与直肠端端吻合（图 5-32）。

3）横结肠切除术　适用于横结肠癌肿。切除范围：横结肠及其肝曲、脾曲。切除后作升、降结肠端端吻合（图 5-33）。

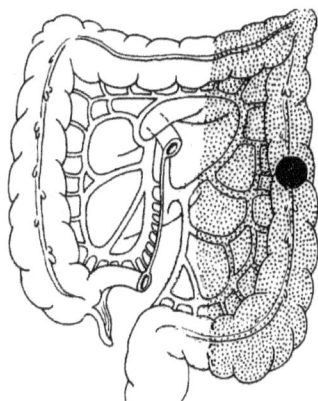

图 5-32　左半结肠癌切除术

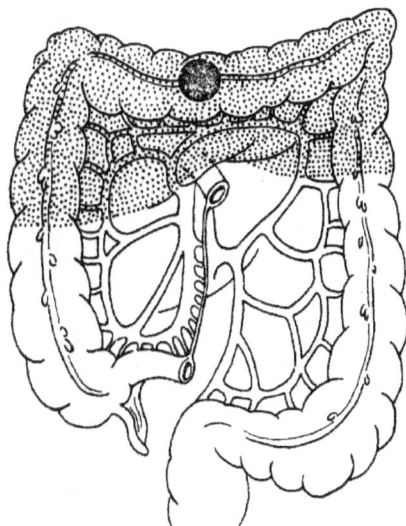

图 5-33　横结肠癌切除术

4)乙状结肠癌肿根治切除术　根据癌肿的具体部位调整切除的范围,若癌肿位于乙状结肠上段,除切除乙状结肠外,还应切除部分降结肠;若位于乙状结肠下段,切除应包括部分直肠上段。切除后作结肠结肠或结肠直肠吻合(图 5-34)。

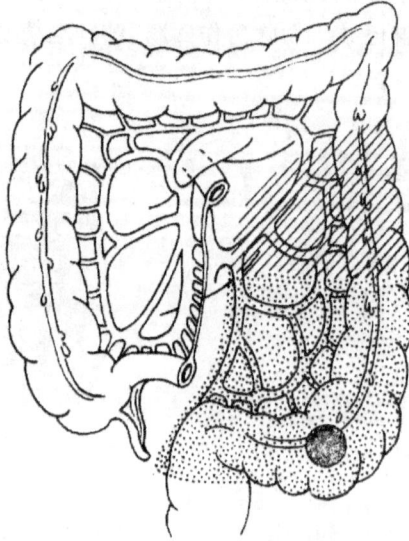

图 5-34　乙状结肠癌切除术

5)腹会阴联合直肠癌根治术(Miles 术)　适用于癌肿距肛缘 5cm 以下的直肠癌。切除范围:乙状结肠下部及其系膜、全部直肠、肠系膜下动脉周围淋巴结、提肛肌、坐骨直肠窝组织及肛门周围 5cm 直径的皮肤及肛管和括约肌。切除后结肠断端在腹部做造口,即永久性人工肛门,会阴伤口缝闭。手术时经腹游离,腹会阴部同时手术(图 5-35)。

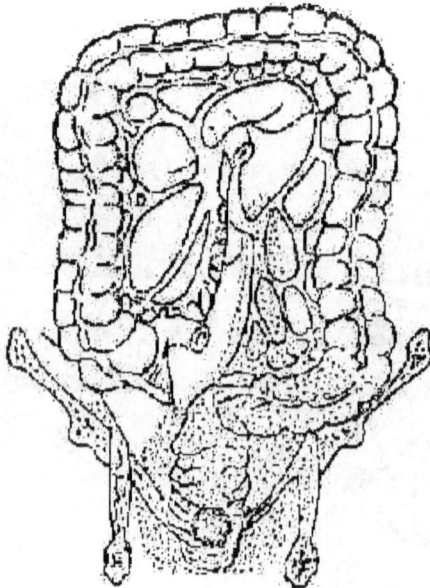

图 5-35　腹会阴联合直肠癌根治术

6)经腹直肠癌切除术(Dixon术)　适用于癌肿距肛缘5cm以上的直肠癌。切除范围:部分乙状结肠、直肠及相应的系膜和周围组织连同内含的淋巴结。切除后作乙状结肠、直肠端端吻合,该手术可保留肛门,若切除彻底,是比较理想的手术方式。

7)腹会阴联合切除保留肛门括约肌手术(Bacon术)　适用于中段直肠癌。手术方法是在齿状线处切断直肠,保留了肛门括约肌及周围组织,将切除肿瘤后的结肠断端由会阴拖出缝合于皮肤切缘上。该手术保留了括约肌,但排便反射差,且会阴部切除不彻底。

8)腹腔镜下直肠癌切除　近年由于吻合器的应用,腹腔镜下直肠癌切除后,低位结、直肠吻合已较方便。

(2)姑息性手术　适用于晚期癌肿,有远处转移,肿瘤局部浸润广泛,或与周围组织、脏器固定不能切除时,为解除梗阻,可将梗阻近端肠管与远端肠管行端侧或侧侧吻合术,或梗阻近端行结肠造口术。

(3)结肠癌并发急性肠梗阻的处理　约90%的大肠梗阻是由结肠癌引起的。发生于左半结肠的梗阻是右半结肠的9倍。当回盲瓣功能正常而出现急性梗阻时,即形成闭袢性梗阻,需紧急处理。在行胃肠减压、纠正水电解质酸碱失衡后,应手术处理。术前做肠道准备后如肠内容物明显减少,患者情况允许,可行一期切除吻合,但术中要采取保护措施,尽量减少污染。如肠道充盈,患者情况差,可先做肿瘤近侧的结肠造口术,分期手术常适用于左半结肠癌致完全性肠梗阻的患者。

2.化学治疗　化学治疗可配合根治性切除手术,可提高5年生存率。多采用以5-氟尿嘧啶为基础的联合化疗方案。

【常见护理诊断/问题】

1.焦虑/悲观　与对癌症、手术的恐惧及对疾病的知识缺乏有关。

2.疼痛　与肿瘤晚期刺激神经有关。

3.营养失调:低于机体需要量　与癌症消耗、饮食控制有关。

4.睡眠形态紊乱　与手术创伤、术后引流和结肠造口有关。

5.自我形象紊乱　与腹部结肠造口的建立、排便方式改变有关。

【护理目标】

1.患者对疾病的焦虑减轻。

2.患者疼痛减轻。

3.患者获得足够的营养,体重维持在一定基础水平。

4.患者恢复正常睡眠型态。

5.结肠造口建立,适应新的排便方式。

【护理措施】

(一)术前护理

1.营养支持　结、直肠癌患者由于长期食欲下降、腹泻及癌肿消耗,可导致营养不良、低蛋白血症。术前给予高蛋白、高热量、丰富维生素、易于消化的饮食。必要时采取输液、输血、输蛋白,以纠正贫血和低蛋白血症,增强患者对手术的耐受性。

2.肠道准备　术前充分的肠道准备可减少术中污染,防止术后腹胀和切口感染,有利于吻合口愈合。

(1)传统肠道准备法　①术前 3 日进少渣半流质饮食,术前 2 日起进流质饮食;②术前 3 日,番泻叶 6g 泡茶饮用,每日上午 1 次。手术前 2 日晚用 1%～2%肥皂水灌肠 1 次,手术前一日晚清洁灌肠。高位直肠癌禁用高压灌肠,以防癌细胞扩散。③口服肠道不吸收的抗生素,抑制肠道细菌,可术前 3 日口服新霉素 1g,每日 4 次,或甲硝唑 0.4g,每日 4 次;④因控制饮食及服用肠道杀菌剂,使维生素 K 的合成及吸收减少,需补充维生素 K。

(2)全肠道灌洗法　将适量氯化钠、碳酸氢钠、氯化钾溶解于 37℃温开水中,配成等渗平衡电解质液,总量达 6000ml 以上,于术前 12～14h 时开始饮用,以造成容量性腹泻而达到彻底清洗肠道的目的。全过程持续时间为 3～4h,可加入适量抗生素,开始饮用速度可较快,达 2000～3000ml/h,排便后速度逐渐减慢至 1000～1500ml/h,直至排出的粪便呈无渣、清水样为止。注意监测患者心肺功能,对于年老体弱、心肾功能不全者禁用。

(3)口服甘露醇法　术前一日午餐后 0.5～2h 内口服 5%～10%的甘露醇 1500ml 左右。甘露醇为高渗性,口服后可吸收肠壁水分,可促进肠蠕动,起到有效腹泻、清洁肠道的效果。此法不改变术前患者饮食和口服肠道抗生素的准备,但因甘露醇被肠道细菌分解产生的气体遇到电刀会产生爆炸,应予注意。肠梗阻、年老体弱、心肾功能不全患者禁用。

3.肛门坐浴和阴道冲洗　直肠癌患者术前 2 日每晚用 1∶5000 高锰酸钾溶液肛门坐浴;女患者若肿瘤已侵犯阴道后壁,术前 3 日每晚需冲洗阴道。

4.安置胃管和尿管　一般于术日晨安置,有梗阻症状的患者应及早放置胃管,减轻腹胀;留置导尿管,可预防手术时损伤及因直肠切除后膀胱后倾或骶神经损伤所致的尿潴留。直肠癌根治术后需较长时间保留导尿管,为了防止滑出,应放置气囊导尿管。

5.做好其他常规性术前准备。

(二)术后护理

1.饮食营养　术后禁食、胃肠减压期间由静脉补充水和电解质,准确记录 24h 出入水量,防止水和电解质失衡。2～3 日后肛门排气或结肠造口开放后即可停止胃肠减压,开始进流质饮食,但 Dixon、Bacon 术后应适当延长进食时间。若无不良反应,逐渐改为半流质饮食,术后 1 周可进少渣饮食,2 周左右可进普食,应给予高热量、高蛋白、丰富维生素、低渣的食物。为防止腹泻,要注意饮食卫生,并少吃纤维素类食品或生冷、油腻的食物。

2.疼痛护理　Miles 术后患者由于手术切除范围大,切口多,术后疼痛较重,时间较长,常可应用自控止痛法,患者可主动参与,疼痛可及时控制,有利于全身情况的恢复。

3.病情观察　术后应每半小时测量血压、脉搏、呼吸 1 次,4～6 次以后改为每小时 1 次;病情平稳后延长间隔时间。严密观察有无内出血和吻合口瘘的征象。

4.引流管的护理　①导尿管:直肠癌手术后常有排尿障碍,留置导尿管约 1～2 周。应保持其通畅,防止扭曲、受压;观察尿液情况,详细记录;每日 2 次进行尿道口护理;每日用 1∶5000 呋喃西林液冲洗膀胱 1～2 次,每周更换导尿管;数天后关闭导尿管,每隔 4～6h 或有尿意时开放导尿管 1 次,训练膀胱收缩排尿功能,防止拔除导尿管后排尿障碍。②腹腔引流管和骶前引流管:保持引流管通畅,避免受压、扭曲、堵塞,防止渗血、渗液潴留于残腔,Dixon 术式用负压引流;观察并记录引流液的色、质、量,一旦发现引流异常,及时报告医生处理;引流管周围敷料湿透时应及时更换;骶前引流管需待引流液量少、色清方可拔除,一般引流 5～7 天。

5.Bacon 术后拖出肠段护理 加强观察拖出肠段色泽,每日 2 次,若发现颜色变暗红,提示血供差,用呋喃西林冲洗拖出肠段,后用呋喃西林纱布覆盖,两周后切除肠段。注意观察排便情况,患者往往大便次数增多,教患者进行缩肛训练。

6.结肠造口护理 结肠造口又称人工肛门,是近端结肠固定于腹壁外而形成的粪便排出通道。

(1)造口开放前护理 观察造口有无异常,用凡士林或生理盐水纱布外敷结肠造口,敷料渗湿后应及时更换,防止感染。

(2)保护腹壁切口 结肠造口一般于术后 2～3 天开放,造口开放初期,粪便稀薄,次数多;开放后取侧卧位,用塑料薄膜将腹壁切口与造口隔开,以防流出的稀薄粪便污染腹壁切口,导致感染。

(3)正确使用造口袋 ①选择袋口大小合适的造口袋佩戴,袋口对准造口贴紧,袋囊向下,并用弹性的腰带将造口袋固定于腰间,松紧应适宜;②当造口袋内充满 1/3 排泄物,应及时更换和洗净造口袋;③造口袋是橡胶或塑料制品,难以蒸发水分,除使用一次性造口袋外,患者可备多个造口袋用于更换,使用过的造口袋可用中性洗涤剂和清水洗净,或用 1：1000 氯己定(洗必泰)溶液浸泡 30min,擦干、晾干备用。

(4)保护造口周围皮肤 保持造口周围皮肤清洁干燥,注意观察皮肤有无红、肿、破溃等现象,局部皮肤可用氧化锌软膏外涂。

(5)饮食指导 ①注意饮食卫生,避免食物不清洁引起腹泻;②避免进食胀气性或有刺激性气味的食物;③饮食应食含纤维素多的食物预防。

(6)并发症护理 结肠造口可能发生的并发症有造口残端坏死、肠梗阻、造口狭窄、造口旁疝、结肠脱出等。应加强观察和护理:①注意观察肠段血运,有无出血、坏死、回缩、狭窄等;观察患者有无恶心、呕吐、腹痛、腹胀、停止排气、排便等肠梗阻症状;②造口处拆线愈合后,每日扩肛 1 次,防止造口狭窄;③若进食后 3～4 天未排便或便秘时,可将导管插入造口不超过 10cm 行液状石蜡或肥皂水灌肠,注意压力不能过大,以防肠道穿孔。

7.并发症护理

(1)切口感染 密切观察体温变化及局部切口有无红、肿、热、痛;术后应用抗生素防止切口感染;保持切口周围清洁、干燥,及时换药,对会阴部切口,可于术后 4～7 天用 1：5000 高锰酸钾温水坐浴,每日 2 次。

(2)吻合口瘘 Dixon 术造成局部肠段血供差、肠道准备不充分、低蛋白血症等都可导致吻合口瘘,应注意观察术后引流情况,保持负压引流及通畅。应用抗生素,同时予肠外营养支持,可防止感染和促进愈合。若发生吻合口瘘,应禁饮食,盆腔持续负压吸引等。若瘘口大伴有腹膜炎或盆腔脓肿,则必须行横结肠造口以转流粪便,并腹腔灌洗,彻底清除残留粪质以加速愈合。

(三)心理护理

癌肿的诊断、检查时的难堪、手术和诊治的生理、经济负担都可能令患者产生较严重的不良心理反应。若需做结肠造口时,患者承受的打击将更大,会感到自我形象受损及对生活、工作失去信心,有些患者甚至拒绝手术。要随时掌握患者的情绪变化,关心患者,尤其需做结肠造口的患者,可通过图片、模型、实物向患者解释造口的部位、功能以及护理知识。解释治疗的必要性及意义,以取得患者的理解和合作。同时注意社会、家庭的相互配合,从多方面给患者关怀和心理支持。

(四)健康指导

1.积极预防和治疗结直肠癌的癌前期病变,如结直肠息肉、腺瘤、溃疡性结肠炎、结肠克罗恩病等;避免高脂肪、低纤维饮食;预防和治疗血吸虫病。应养成定时排便的习惯。如有几天没有大便,可服用导泻药或到医院进行灌肠。为防止腹泻,要注意饮食卫生,并减少纤维素类饮食或生冷、油腻的食物。

2.指导患者做好结肠造口的护理,参加适量活动,保持心情舒畅。参与正常人的生活和社交。建议患者出院后加入造口患者协会,交流彼此的经验和体会,学习新的控制排便方式,获得自信心。

3.帮助患者正视并参与造口的护理。由于人工肛门没有括约肌,不能自行控制,患者常产生思想负担,因此要多解释和鼓励。出院后可每1~2周扩张造口1次,持续2~3个月。若发现造口狭窄、排便困难应及时到医院检查、处理。3个月内避免腹内压增高的活动。

4.定期随访,一般3~6个月复查1次。化疗患者,应每周检查白细胞和血小板1次。若患者有消瘦、骶骨部疼痛、会阴部硬块、腹部肿块、腹水、肝大等,应及时到医院就诊。

【护理评价】

1.患者焦虑是否减轻、情绪是否稳定。

2.患者及家属是否接受治疗并获得心理支持。

3.患者营养状况有无改善。

4.患者切口愈合是否良好,并发症是否得到预防或及时处理。

5.患者能否正视造口,能否与他人正常交往,对今后工作、生活有无信心。

(常金兰)

第十三节　直肠肛管疾病患者的护理

📖 学习目标

1.掌握直肠肛管疾病患者的护理措施。

2.熟悉直肠肛管常见疾病患者的临床特点和处理原则。

3.了解直肠肛管常见疾病的病因。

4.能评估直肠肛管疾病患者的病情,并完成记录;能根据病情正确安置直肠肛管疾病患者检查的体位;能完成术前准备;能指导患者正确肛门坐浴;能观察术后病情,并发现术后并发症;能对患者进行健康指导。

5.具有高度责任感和尊重、爱护患者,以及耐心、细致的态度。

导入情景

情景描述:

男性,40岁。7年前开始出现大便带血,鲜红色,量少,覆盖于粪便表面,以"内痔"治疗。近1年来,患者觉排便后肛门口有肿物脱出,但需要用手回纳,并伴不适、肛周皮肤瘙痒等。数日前感肛门肿物增大,无法用手回纳,且疼痛剧烈难忍。

若你是当班护士,请问:

1. 患者目前可能发生了什么情况?

2. 你将如何护理?

直肠上接乙状结肠下连肛管,直肠肛管的主要生理功能是排便。直肠下端是排便反射的主要部位,如直肠全部切除后即使保留括约肌,因失去排便反射的部位,仍可出现大便失禁。痔、肛裂、直肠肛管周围脓肿、肛瘘等是直肠肛管常见的良性疾病。

【病因和病理】

1. 痔 痔是直肠黏膜下或肛管皮肤下的静脉丛瘀血、扩张所形成的静脉团。痔是最常见的直肠肛管疾病,可发生在任何年龄,随年龄增长发病率会增高。

(1)肛垫下移学说 肛垫又称肛管血管垫,是由平滑肌、结缔组织及静脉(或称静脉窦)构成的组织垫复合体,位于直肠末端,肛管的左侧、右前、右后三个区域,起协调肛管括约肌、完善肛门闭合的作用。可由于反复便秘、局部组织变性、腹内压增高等因素而使肛垫滑脱,向内下移位,使其中的纤维间隔逐渐松弛、断裂,同时伴有静脉丛瘀血、扩张、融合而形成痔。

(2)静脉曲张学说 直肠上静脉属门静脉系统的最低位,静脉内无静脉瓣使血液不易回流,加上直肠上下静脉丛管壁薄,末端直肠黏膜下组织松弛,易出现血液瘀积和静脉扩张。长期坐立、便秘、妊娠、前列腺肥大、腹水及盆腔巨大肿瘤压迫等引起直肠静脉回流受阻、瘀血、扩张而形成痔。

2. 肛裂 肛裂是齿状线下肛管皮肤全层裂开继发感染所形成的经久不愈的溃疡。多见于青壮年人,绝大多数肛裂位于肛管的后正中线,少数发生在前正中线。

常因便秘后干而硬的粪便通过肛管时,引起肛管皮肤撕裂而继发感染形成肛裂,常为一单发纵向、椭圆形溃疡或感染的裂口。因反复损伤与感染,使裂口上端的肛瓣和肛乳头水肿,形成肥大肛乳头;在溃疡远端的皮下可见结缔组织增生而形成的袋状皮垂,突出于肛门外,形似外痔,称"前哨痔"。慢性肛裂使肛裂、前哨痔和肥大肛乳头同时存在,称为肛裂三联征(图5-36)。

3. 直肠肛管周围脓肿 直肠肛管周围脓肿是发生在直肠肛管周围软组织或间隙的急性化脓性感染,并形成脓肿。多数脓肿在穿破或切开后可再形成肛瘘。

直肠肛管周围脓肿多数继发于肛窦炎,少数可因肛管直肠损伤后感染引起。肛腺开口于肛窦,肛窦容易被粪便擦伤而发生感染并累及肛腺,形成肛窦肛腺肌间感染。由于直肠肛管周围间隙为疏松的脂肪结缔组织,感染极易蔓延扩散,向上、下、外扩散到直肠肛管周围间隙,形成不同部位的脓肿。

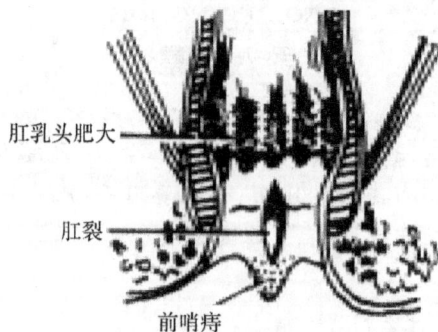

肛乳头肥大

肛裂

前哨痔

图 5-36　肛裂三联征

4.肛瘘　是指肛管或直肠下端与肛周臀部皮肤间形成的感染性瘘管。一般由内口、瘘管、外口三部分组成，是常见的直肠肛管疾病之一，多见于青壮年男性。

大部分肛瘘由直肠肛管周围脓肿未完全愈合引起，内口多在齿状线附近处，外口位于肛周皮肤，直肠肛管周围脓肿的脓腔逐渐缩小，脓腔周围的肉芽组织和纤维组织增生形成管道。外口皮肤生长较快，常可假性愈合，但由于瘘管迂曲、引流不畅，脓肿反复发作，可溃破出现多个外口。

【分类】

1.痔　按部位分为内痔、外痔和混合痔三种(图 5-37)。

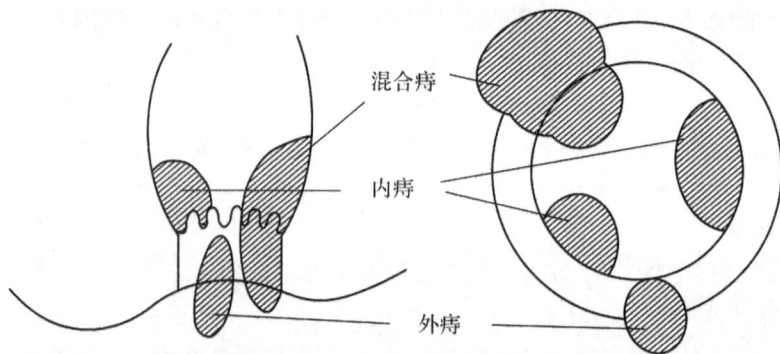

混合痔

内痔

外痔

图 5-37　痔的类型与齿状线的关系

(1)内痔　位于齿状线以上的直肠上静脉丛迂曲所形成的静脉团，表面为直肠黏膜所覆盖。

(2)外痔　位于齿状线下方的直肠下静脉丛迂曲所形成的静脉团，表面为肛管皮肤所覆盖。

(3)混合痔　是直肠上、下静脉丛均扩张迂曲、互相吻合沟通而形成的痔。

2.肛裂　按发生时间可分为新鲜肛裂和陈旧性肛裂。

3.直肠肛管周围脓肿　按脓肿所在部位分为骨盆直肠窝脓肿、直肠后窝脓肿、直肠黏膜下脓肿、坐骨直肠窝脓肿、肛管皮下脓肿、肛旁脓肿几种(图 5-38)。

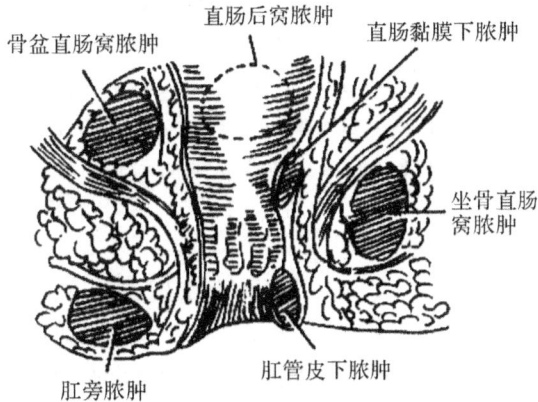

图 5-38 直肠肛管周围脓肿

4.肛瘘 按瘘管位置高低分:①低位肛瘘:瘘管位于外括约肌深部以下。可分为低位单纯性肛瘘(只有一个瘘管)和低位复杂性肛瘘(有多个瘘管和瘘口)。②高位肛瘘:瘘管位于外括约肌深部以上,也分为高位单纯性和高位复杂性肛瘘(图 5-39)。按瘘管与括约肌的关系可分为括约肌间肛瘘、经括约肌肛瘘、括约肌上肛瘘、括约肌外肛瘘四种。

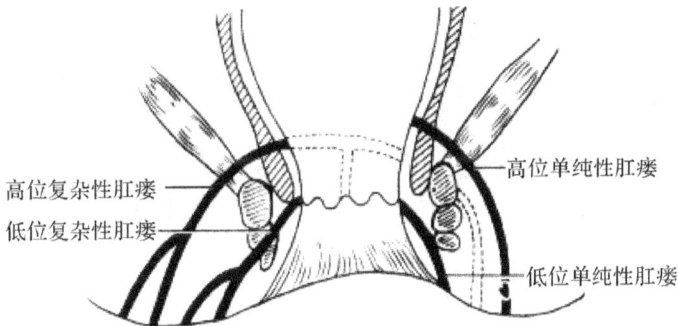

图 5-39 肛门直肠周围脓肿

【护理评估】

(一)健康史

1.职业 售货员、美容理发师、教师等职业,因久站、久坐少活动,盆腔内的静脉瘀血,容易发生直肠肛管疾病。

2.排便和饮食习惯 便秘是直肠肛管疾病最主要的原因,也是最主要的表现。长期饮酒或辛辣食物等刺激性食物,可使局部充血,是诱发或加重病情的因素。

3.腹内压增高 慢性咳嗽、习惯性便秘、排尿困难等致腹内压增高的因素,影响直肠肛管的血液回流,容易引起病变。

4.其他 糖尿病、高血压、心脏病及女性患者妊娠、生育等都与直肠肛管病有关。

(二)身体状况

1.痔 主要表现是便血和痔块。

(1)内痔 根据病程可分三度。Ⅰ度:排便时以无痛性便血为主,痔块不脱出肛门外。

Ⅱ度:排便时痔块脱出肛门外,排便后自行回纳,此期便血加重。Ⅲ度:痔块脱出于肛门外,需用手辅助才可回纳,此期便血量减少。内痔嵌顿或继发感染时,可有疼痛或剧痛。

(2)外痔 表现为肛管皮肤下有一至数个椭圆形痔块突出,常无明显的症状。如因过度用力排便,使皮下静脉丛破裂出血,可形成血栓性外痔,表现为暗紫色、半球形的血凝块,形成硬结,并伴有肛门剧痛,血块吸收后遗留纤维性皮垂(结缔组织外痔)。

(3)混合痔 混合痔逐渐加重,呈环状脱出肛门外,脱出的痔块在肛周呈梅花状,称环状痔。

2.肛裂 典型症状是疼痛、便秘、出血。排便时干硬粪便直接挤擦溃疡面和撑开裂口,造成剧烈疼痛,粪便排出后疼痛短暂缓解,经数分钟后由于括约肌反射性痉挛,引起较长时间的强烈疼痛,有的需用止痛剂方可缓解。创面裂开可有少量出血,在粪便表面或便后滴血。

检查时用双手拇指轻轻分开肛门口,即见溃疡面,新发生的肛裂边缘整齐、软、溃疡底浅,无瘢痕组织,色红、易出血。慢性肛裂深而硬,灰白色、不易出血,可见肛裂三联征。

3.直肠肛管周围脓肿 不同部位的脓肿表现有所不同:

(1)肛周皮下脓肿 脓肿较小,全身症状轻微或不伴全身症状;局部疼痛明显,行走、坐下或受压时,疼痛加重;局部肿胀、红、硬及触痛,早期波动感不明显,有波动感后可自行破溃而形成肛瘘。

(2)坐骨肛管间隙脓肿 局部剧痛,全身可有发热、乏力、头痛及食欲不振等反应;可有排尿困难及肛门坠感;患侧肛门旁可肿胀及触痛;直肠指检患侧明显触痛、饱满及波动感。

(3)骨盆直肠间隙脓肿 以全身感染症状最明显,如高热、乏力、头痛等;有排尿困难及肛门部坠感;直肠指检有直肠前壁饱满、波动感及明显触痛。

4.肛瘘 流脓是主要症状,分泌物刺激外口皮肤而瘙痒不适,当外口阻塞或假性愈合时,瘘管内脓液积存,局部肿胀、疼痛甚至发热,以后封闭的瘘口破溃,症状方始消失。较大较高位的肛瘘,常有粪便或气体从外口排出。

检查时外口常为一乳头状突起或是肉芽组织的隆起,挤压有少量脓液排出,多为单一外口,在肛门附近。也有多个外口,外口之间皮下瘘管相通,皮肤发硬并萎缩。直肠指检在病变区可触及硬结或条索状物,有触痛,随索状物向上探索,有时可扣及内口。

(三)辅助检查

直肠肛管常见疾病有时采用肛门视诊,无须特殊检查即可明确,如肛裂采取直肠指检和肛镜检查会引起患者剧烈疼痛,不宜进行。但如病因不明或合并其他疾病则视具体情况选用适当的辅助检查方法。

1.血常规检查 继发感染或坐骨肛管间隙脓肿和骨盆直肠间隙脓肿时可见白细胞计数增高。

2.肛镜或直肠镜检查 直视下可看到齿状线、肛管及病变,必要时取活组织送病理学检查,以明确病情。

3.其他检查 肛瘘时可采用探针、染色及手术检查。探针检查:先于肛门内插入手指,然后由外口沿管道轻轻探入银质圆头探针,完全性肛瘘时肠腔内手指在齿状线附近可摸到探针,从而确定内口。染色检查:将干纱布放入直肠内,将美兰1~2ml由外口缓慢注入,然后拉出纱布,如有染色,即证明有内口存在。手术检查:切开瘘管,沿瘘管寻找内口,容易找到。

(四)心理-社会状况

直肠肛管疾病患者常因讳医延误诊治，而且心理压力大，患者可出现焦虑、忧郁等心理反应。痔、肛瘘等病程迁延，常给患者生活和工作带来痛苦和不便，特别是肛门有脓性分泌物污染衣裤者，更是会加重心理负担。评估患者的心理状态、认知程度及家属对患者的关心程度等。

(五)处理原则

1.痔

(1)非手术治疗

1)一般治疗 ①保持大便通畅，调节饮食结构，多饮水，多进膳食纤维，忌酒及辛辣有刺激的食物；②便后热水坐浴，以改善局部血液循环；③肛管内注入消炎止痛的药膏或痔疮栓剂；④血栓性外痔可先予局部冷敷，外敷消炎止痛药物；⑤内痔脱出者，需立即手法复位，若内痔嵌顿，用手轻轻将脱出的痔块推回肛门内，防止再脱出。

2)注射疗法 治疗Ⅰ、Ⅱ度出血性内痔的效果较好，是将硬化剂（5％石炭酸植物油或5％鱼肝油酸钠、4％明矾水等）溶液注射于痔基底部的黏膜下层，使痔和痔块周围产生无菌性炎症反应，使小血管闭塞和痔内纤维增生、硬化萎缩（图5-40）。

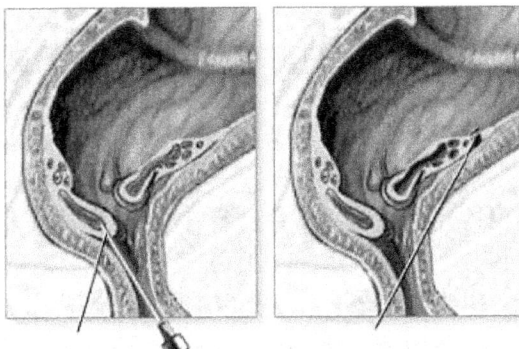

图 5-40 内痔注射疗法

3)胶圈套扎疗法 可用于较小的孤立痔块，原理是用直径 2～3mm 乳胶圈套在痔根部，利用胶圈的弹性阻断痔的血供，使痔缺血、坏死、脱落而愈合（图5-41）。

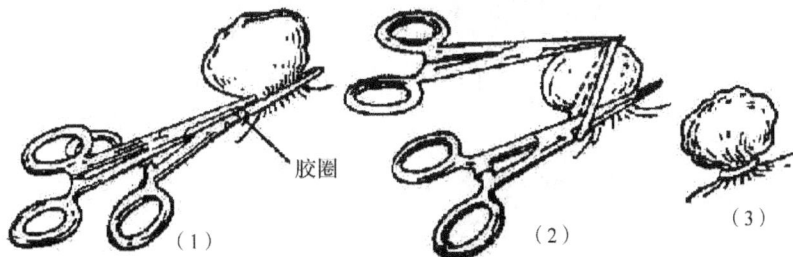

胶圈

（1） （2） （3）

图 5-41 内痔胶圈套扎术

(2)手术疗法 主要适用于病程长、出血严重、痔核脱出、混合痔及外痔血栓形成等状况。手术方法有痔结扎术、痔单纯切除术、血栓外痔剥离术和吻合器上黏膜环切术。

2. 肛裂　新鲜肛裂者可非手术治疗,陈旧性肛裂需手术切除。

(1)非手术治疗　①饮水和饮食调节,保持大便通畅:多饮水,予高纤维素饮食,忌辛辣、刺激食物,易便秘者可口服缓泻剂,使大便松软、润滑易于排出。②保持局部清洁:排便后用1:5000高锰酸钾温水坐浴、局部涂消炎止痛软膏以改善局部血液循环,促进炎症吸收,缓解括约肌痉挛及止痛,促进裂口愈合。③扩肛疗法:局部麻醉后,患者侧卧位,用食指和中指缓慢、均衡地扩张肛门括约肌,使括约肌松弛,疼痛消失,溃疡愈合。

(2)手术治疗　适用于非手术治疗无效或经久不愈的陈旧性肛裂者。

1)肛裂切除术:即切除肛裂缘及周围不健康的组织、"前哨痔"和肥大的肛乳头,术后创口不缝合,经坐浴、更换敷料直至愈合。

2)肛管内括约肌切断术　肛管内括约肌为环形不随意肌,其痉挛收缩是引起肛裂疼痛的主要原因。手术切断部分内括约肌,同时切除肥大的肛乳头和"前哨痔";数周后自行愈合,该手术治愈率高,但手术不当可导致肛门失禁。

3. 直肠肛管周围脓肿　早期应用抗生素控制感染、局部热敷、理疗或热水坐浴;口服缓泻剂以减轻患者排便时的疼痛。脓肿形成后,应及早切开排脓。

4. 肛瘘　可采取手术切开或切除瘘管及挂线疗法。手术时应避免损伤肛门括约肌,防止肛门失禁,同时避免瘘的复发。

(1)肛瘘切开术　是将瘘管全部切开开放,靠肉芽组织生长使伤口愈合的方法。适用于低位肛瘘。

(2)肛瘘切除术　切开瘘管并将瘘管壁全部切除至健康组织,创面不予以缝合,填入油纱布,使其逐渐愈合。适用于低位单纯性肛瘘。

(3)挂线疗法　是利用探针引导橡皮筋穿过瘘管,然后将橡皮筋拉紧打结,利用橡皮筋的弹性作用,使结扎处组织发生压迫性坏死。适用于有内外口的低位或高位单纯性肛瘘。此法可防止术后肛门失禁,因为切开瘘管后的炎症反应使切断的肌肉与周围组织粘连,肌肉不至于收缩过多而逐渐愈合(图 5-42)。

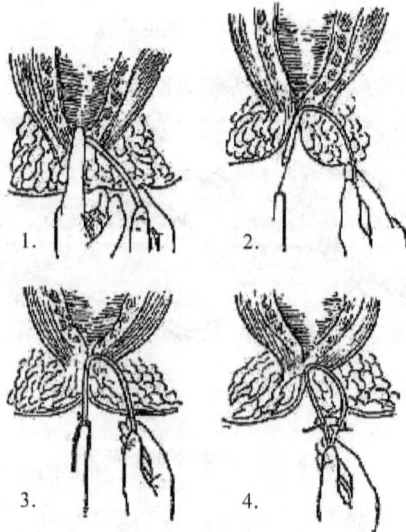

图 5-42　肛瘘挂线疗法

【常见护理诊断/问题】

1.焦虑　与对疾病的担忧、手术治疗的紧张和预后的不了解等有关。

2.疼痛　与肛管病变、手术创伤等有关。

3.便秘　与饮水或纤维素摄入量不足、惧怕排便时疼痛有关。

4.知识缺乏　缺乏疾病的防治知识。

5.潜在并发症　出血、尿潴留、肛门失禁、肛门狭窄等。

【护理目标】

1.患者焦虑减轻。

2.患者疼痛得到及时有效的缓解。

3.患者排便状态恢复。

4.患者对直肠肛管疾病的发病原因和预防等有相应的了解。

5.并发症未发生或得到及时处理。

【护理措施】

(一)一般护理

1.饮食　鼓励多饮水,多吃蔬菜、水果以及富含纤维素的食物,以利通便,忌辛辣等刺激性食物,避免饮酒。

2.活动　对长期站立或坐位工作的人,提倡做保健操,年老体弱者更应适当坚持保健活动,以促进盆腔静脉回流,增强肠管蠕动和肛门括约肌的舒缩功能。

(二)保持大便通畅

养成每日定时排便的习惯,并避免排便时间过长。习惯性便秘患者,通过增加粗纤维食物,每日服适量蜂蜜,多数能自行缓解;对症状较顽固者,可服用液状石蜡、蓖麻油等缓泻药,必要时用开塞露 20ml,或肥皂水 500ml 灌肠通便。

(三)保持肛门清洁

每日清洗肛门,保持肛周皮肤清洁、干燥。必要时进行肛门温水坐浴,具有清洁肛门、改善局部血液循环、促进炎症吸收、缓解括约肌痉挛及减轻疼痛的作用。坐浴的盆具应足够大,事先消毒,将沸水降温至 $40\sim43℃$ 时盛于盆内;最好将盆具放在专用的坐浴椅上,使盆距离地面 $20\sim30cm$;患者将整个肛门会阴部浸泡在温水中,如水温下降应补充热水加温;每次持续坐浴 $20\sim30min$ 左右,每日 $2\sim3$ 次。对直肠肛管炎症性疾病,或术后患者可用 0.02% 高锰酸钾或 0.1% 苯扎溴铵溶液坐浴。年老体弱者坐浴后要搀扶起身,以免发生意外。

(四)手术护理

1.术前护理　协助进行直肠、肛管的检查,按外科手术前常规准备。肠道准备术前 3 天开始进少渣饮食,按医嘱口服缓泻剂或肠道杀菌剂,术前一天进流质饮食,手术前一晚清洁灌肠。做好手术野皮肤准备,已婚女患者术前应冲洗阴道。

2.术后护理

(1)饮食和排便　术后 3 天内给予流质饮食,然后改少渣饮食。一般术后不限制排便,而应保持大便通畅,避免大便干结造成排便困难或伤口出血。为了避免术后 3 天内解大便,48h 内可服阿片酊以减少肠蠕动,有控制排便的作用。3 天后发生便秘者,口服液状石蜡等药物通便,但禁忌灌肠。

(2)疼痛护理　手术后常因肛管括约肌痉挛,或肛管内敷料填塞过紧而加重伤口疼痛。术后1～2天内应使用止痛剂,并在术后首次排便之前再用一次。如肛管内敷料填塞过紧时,应予松解。如无出血危险,可用温水坐浴、局部热敷,或涂敷消炎止痛软膏,均有较好止痛效果。

(3)消除尿潴留　患者因精神紧张、切口疼痛、手术刺激和肛管内填塞敷料等原因造成尿潴留。经过止痛、诱导排尿等处理,多能自行排尿。若因肛管内敷料填塞过紧引起者,如无出血危险,应及时松解填塞的敷料。经上述方法处理后,仍不能自行排尿时,应在无菌操作下导尿。

(4)伤口护理　肛门部手术后,多数伤口敞开不缝合,每日均需换药。每次排便后或更换敷料前用0.02%高锰酸钾溶液坐浴,然后再换药,要保持伤口引流通畅,使肉芽组织从基底部向上生长,促进伤口愈合。术后若取仰卧位,臀部应垫气圈,以防伤口受压。

(5)并发症护理　①出血:术后伤口出血是常见的并发症。应密切观察伤口敷料有无渗血。定时监测血压、脉搏、呼吸变化,有时出血积聚在直肠内可达数百毫升,患者可出现面色苍白、出冷汗、头昏、心慌、脉细速和血压下降等内出血的表现,并有肛门下坠、胀痛和排便急迫感,大便时可排出大量鲜血和血块,严重者发生失血性休克。此时,应立即加快静脉输液速度,并同时通知医生做出处理。②肛门狭窄或肛门失禁:注意患者有无排便困难、大便变细等肛门狭窄症状,或肛门失禁现象。为防止肛门狭窄,术后1周开始用食指扩肛,每日1次。肛门括约肌松弛者,术后3天开始做肛门收缩、舒张运动。

(五)心理护理

讲解或指导有关疾病的防治知识,消除因疾病迁移、反复发作给患者带来的焦虑等心理问题。

(六)健康指导

1.嘱咐患者注意饮食卫生,防止腹泻;要多饮水、调节饮食,适当活动,养成良好的大便习惯,防止便秘;保持肛门、会阴清洁,经常换洗内衣裤;避免久坐久站,鼓励进行肛门舒缩运动;戒烟、酒等不良嗜好。

2.解释创面未愈合者应排便后坐浴,促进愈合。

3.注意观察和及时处理排便异常,及时就诊,并积极预防。

【护理评价】

1.患者焦虑是否减轻。

2.患者疼痛是否得到及时有效的缓解或消失。

3.患者是否采取了预防便秘的措施,大便是否通畅。

4.患者对所患疾病的病因、防治及自我护理的方法等是否有相应的了解。

5.并发症是否未发生或得到及时处理。

(常金兰)

第十四节 肝硬化患者的护理

学习目标

1. 掌握肝硬化患者的临床表现特点、并发症的观察要点、护理内容,掌握上消化道出血患者的护理措施。
2. 熟悉肝硬化的概念、病理变化特点和临床联系及健康教育内容。
3. 了解肝硬化的病因、发病机制及病理生理。
4. 能评估肝硬化患者的病情;能及早发现肝硬化的各种并发症并配合采取抢救措施;能配合医生完成三腔二囊管的护理;能完成门静脉高压症患者的一般护理和术前准备;能观察门静脉高压症患者手术后病情变化,及时发现并处理并发症;能对肝硬化患者及其家属进行饮食、休息与活动等健康指导,预防并发症发生。
5. 具有高度责任感,尊重、关心爱护患者。

DAORU QINGJING
导入情景

情景描述:

胡先生,43岁,工人。腹胀、胃口差已有5个月左右,近1周来腹胀加重,为求进一步诊治收住入院。胡先生既往有"乙肝"病史。入院后B超显示:肝硬化伴大量腹水,脾大。医生给他用利尿剂、输注白蛋白等方法减轻腹水,用护肝药物保护肝脏功能,同时为他静脉补充营养。

若你是当班护士,请问:

1. 患者目前存在哪些护理问题?如何进行护理?
2. 该患者可能会出现哪些并发症?如何避免其发生?

肝硬化(liver cirrhosis)是各种原因引起的肝细胞变性、坏死,继而出现纤维组织增生和肝细胞结节状再生,这三种病变反复交错进行,导致肝小叶结构破坏和血液循环途径改建,使肝组织变形、变硬。肝硬化是一种常见的慢性肝病。早期无明显症状,后期则出现不同程度的门脉高压和肝功能障碍。

【病因】

1.病毒性肝炎 是我国肝硬化的主要原因,尤其是乙型和丙型肝炎。肝硬化患者肝细胞 HBsAg 阳性率可高达 76.7%。

2.慢性酒精中毒 长期酗酒是引起肝硬化的另一个重要因素,欧美国家 60%～70% 的肝硬化由酒精性肝病引起。

3.胆汁瘀积 因结石等引起胆管持续阻塞,高浓度胆酸及胆红素导致肝细胞损害而形成肝硬化。

4.毒物中毒 某些化学毒物如砷、四氯化碳、黄磷等中毒引起肝硬化。

5. 血吸虫病 虫卵主要沉积在汇管区,虫卵及其毒性产物引起大量结缔组织增生,但再生结节不明显,称之为血吸虫病性肝纤维化。

6. 非酒精性脂肪性肝病(NAFLD) 也是常见的肝硬化前期病变。NAFLD 是一种与胰岛素抵抗(insulin resistance,IR)和遗传易感密切相关的代谢应激性肝脏损伤。危险因素包括肥胖、糖尿病、高脂血症等。

7. 其他 自身免疫性肝病、肝脏血液循环障碍、遗传与代谢性肝病、营养不良等均可导致肝细胞炎症坏死,继而发展为肝硬化。

【发病机制】

见第三章第四节。

【病理与结局】

1. 病理 见第三章第四节。

2. 结局 肝硬化形态结构很难恢复正常,但肝脏具有强大代偿能力,如能及时治疗,可使病变较长时间处于相对稳定状态。如病变继续发展,晚期出现肝衰竭,患者可因肝性脑病、食管下段静脉丛曲张破裂大出血,或合并肝癌及感染死亡。坏死后性肝硬化多在肝细胞大片坏死的基础上形成的,形态学表现为大结节和大小结节混合型。所形成的结节较大,大小悬殊,最大结节直径可达 6cm。结节由较宽大的纤维间隔包绕,且宽窄不一。病因主要有两方面,一是肝炎病毒感染,二是毒物中毒。坏死后性肝硬化一般病程较短,肝细胞坏死更严重,肝功能障碍更明显,癌变率也更高。

【分类】

按病因分类为肝炎后性、酒精性、胆汁性和隐匿性肝硬化。按形态分类为小结节型、大结节性、大小结节混合型及不全分隔型肝硬化。我国常用的分类是结合病因和病变的综合分类,分为门脉性、坏死后性、胆汁性、瘀血性及寄生虫性肝硬化等。以上除坏死后性肝硬化相当于大结节型及大小结节混合型外,其余均相当于小结节型。其中以门脉性肝硬化最常见。本节重点讲述门脉性肝硬化(小结节型肝硬化)。

大量喝酒如何引起肝脏损伤

酗酒可因乙醇的毒性作用导致各种肝脏病变,称酒精性肝病,常见为脂肪肝、酒精性肝炎、酒精性肝硬化。其发生机制为:

1. 酒精可使脂蛋白合成、分泌减少,外周脂肪分解过多,进入肝细胞增多。
2. 酒精对细胞线粒体膜直接损伤作用。
3. 肝细胞微粒体在氧化乙醇过程中产生自由基使膜结构和蛋白质损伤。
4. 乙醇代谢的中间产物——乙醛导致脂质过氧化和乙醛蛋白化合物的形成,引起细胞骨架和细胞膜功能损伤。
5. 乙醇自身或通过乙醛导致肝细胞抗原的改变,引起免疫损伤。
6. 乙醛的自由基在肝小叶中心区浓度最高,因此肝小叶中心区损伤最严重。
7. 酗酒者往往饮食不平衡,导致营养不良或维生素缺乏。

来源:《外科学》,人民卫生出版社

【护理评估】

(一)健康史

引起肝硬化的病因很多,见本节的病因。

(二)身体状况

临床上将肝硬化分为肝功能代偿期和失代偿期,但两期界限并不明显。起病隐匿,病程进展缓慢,可隐伏数年至数十年,少数病例因大片肝坏死,在3~6个月内便形成肝硬化。

1.肝硬化代偿期　症状较轻,缺乏特征性,早期较突出症状为乏力、纳差,可伴有腹胀不适、上腹隐痛或腹泻等。一般多呈间歇性,在疲劳或发病时表现明显,经休息或治疗后缓解。患者营养状态一般,肝轻度大,质地偏硬,脾轻、中度大。肝功能检查结果正常或轻度异常。

2.肝硬化失代偿期

(1)肝功能减退症　①全身症状:一般情况及营养状况差,消瘦、乏力、面色灰暗,部分患者可有低热、浮肿等。②消化道症状:食欲明显减退,甚至厌食,上腹饱胀不适、恶心呕吐等,对脂肪和蛋白质耐受性差,稍进油腻肉食可引起腹泻。上述症状的产生与肝硬化门脉高压时胃肠道瘀血水肿、消化吸收障碍和肠道菌丛群失调等有关。半数以上患者有轻度黄疸,少数可有中或重度黄疸,提示肝细胞有进行性或广泛坏死。③出血倾向及贫血:轻者可有鼻出血、牙龈出血、皮肤紫癜;重者胃肠道出血引起黑便等,系肝合成凝血因子减少、脾功能亢进和毛细血管脆性增加所致。患者常有不同程度的贫血,是由营养不良、肠道吸收障碍、胃肠失血和脾功能亢进等因素引起。④内分泌失调:男性常有睾丸萎缩及乳房发育,女性月经不调、闭经和不孕等。此外还可出现毛细血管扩张、蜘蛛痣、肝掌、色素沉着等表现,是由肝功能减退时对激素的灭能作用减弱所致。少数患者皮肤色素沉着与肾上腺皮质功能受损有关。

(2)门静脉高压症(portal hypertension)　门静脉压正常值为 $13\sim24\mathrm{cmH_2O}(1.27\sim2.35\mathrm{kPa})$,当门静脉血流受阻,血液瘀滞,压力高于此界限而出现一系列临床症状时,称为门静脉高压症。主要临床表现为:①脾大、脾功能亢进:在门静脉高压症的早期即可有脾脏充血、肿大,程度不一,在左肋缘下可扪及。早期肿大的脾脏质软活动;晚期,脾内纤维组织增生变硬,与周围组织粘连活动减小。后期可伴有脾功能亢进引起血中三系减少。②侧支循环的建立和开放:门静脉压力升高时,导致主要的门-腔静脉系之间交通支开放,胃底、食管下段静脉曲张,主要是门静脉系的胃冠状静脉和腔静脉系的食管静脉、奇静脉等沟通开放,常在恶心、呕吐、咳嗽、负重等使腹内压突然升高,或因粗糙食物机械损伤、胃酸反流腐蚀损伤时,导致曲张静脉破裂出血。食管胃底曲张静脉突然破裂发生大出血,是门静脉高压症时最凶险的并发症,患者出现呕血、血便,一次出血量可达 1000~2000ml。由于肝功能损害引起凝血功能障碍及脾功能亢进导致的血小板减少,因此一旦发生出血,难以自止。大出血、休克和贫血可致肝细胞严重缺氧、坏死,极易诱发肝性脑病。据统计,首次大出血患者的死亡率可高达 25%,以后患者可出现反复的消化道出血。③腹壁静脉曲张:由于脐静脉重新开放,与附脐静脉、腹壁静脉等连接,在脐周和腹壁可见迂曲静脉以脐为中心向上及下腹壁延伸。④痔核形成:为门静脉系的直肠上静脉与下腔静脉系的直肠中、下静脉吻合扩张形成,破裂时引起便血。⑤腹水:是肝功能严重受损的表现。常伴有腹胀、食欲减退,大量腹水时腹部隆起,腹壁绷紧发亮,患者行动困难,可出现呼吸困难、心悸。部分患者伴有胸水。

(3)肝脏情况 早期肝脏增大,表面尚平滑,质中等硬;晚期肝脏缩小,表面可呈结节状,质地坚硬;一般无压痛,但在肝细胞进行性坏死或并发肝炎和肝周围炎时可有压痛与叩击痛。

(三)辅助检查

1. 实验室检查 红细胞或全血细胞减少,白/球蛋白比例降低或倒置,谷丙转氨酶(ALT)升高,谷草转氨酶(AST)活力常高于 ALT,可有水、电解质、酸碱失衡,血氨升高等,腹水检查一般为漏出液。

2. 影像学检查 X线食管钡餐检查有食管、胃底静脉曲张现象,显示虫蚀样或蚯蚓状充盈缺损等;B 超、CT、MRI 检查显示肝硬化、脾大、腹水等。

3. 内镜检查 直接观察食管和胃底静脉曲张的程度及范围,并发上消化道出血时急诊检查可判明出血部位和原因,并可进行止血治疗。

4. 肝穿刺活组织检查 肝脏病理若有假小叶形成者即可确诊为肝硬化。

(四)心理-社会状况

患者因疾病迁延不愈,进入失代偿期后,反复住院造成经济上和家庭劳力上困难,身心均遭受较大打击,思想负担较重,出现抑郁、悲观失望;特别在并发急性大出血时,会出现焦虑、惊慌、恐惧的心理,甚至失去战胜疾病的信心,常出现不配合治疗或过分依赖医护人员的情况。另外,担心手术效果和预后也会使患者焦虑不安。了解家庭能否提供足够的生理、心理支持,家庭经济承受能力,医疗费用来源等。

(五)处理原则

本病无特效疗法,关键是早期诊断,针对病因治疗(如抗乙肝病毒与丙肝病毒治疗)和加强一般治疗,以缓解和延长代偿期。对失代偿期者主要是对症治疗,改善肝功能和防治并发症。

1. 一般治疗

(1)休息与活动 见护理措施。

(2)合理饮食 见护理措施。

(3)加强支持疗法,采取护肝措施 失代偿期患者食欲不振且有恶心、呕吐者,宜静脉输入 GIK 溶液(高渗葡萄糖加入适量胰岛素与氯化钾)同时加入维生素 C、B 等,以补充热量,促进肝细胞营养储备;注意水电解质及酸碱平衡。营养不良、低蛋白血症、水肿及腹水长期不消退者可给予支链氨基酸、血浆和人体白蛋白。贫血及凝血机制障碍者可输入鲜血和维生素 K。保护肝脏可给予葡醛内酯(肝泰乐)、水飞蓟宾(益肝灵)片、肌苷及辅酶 A 等。

(4)抗肝纤维化的药物治疗 对于乙型或丙型肝炎而言,有研究表明,经 IFN-α、核苷(酸)类药物或联合抗 HBV、HCV 治疗后,从肝组织病理学可见纤维化甚至肝硬化有所减轻。因此,抗病毒治疗是抗纤维化治疗的基础。曾应用秋水仙碱、γ 干扰素等治疗早期肝硬化有一定的抗肝纤维化作用,其他中药活血化瘀软坚的汤剂或中成药抗肝纤维化制剂在实验和临床研究中也显示一定的疗效,可适当选用。

2. 门静脉高压症治疗 主要治疗目的是针对并发症。

(1)食管胃底静脉曲张破裂大出血

1)非手术治疗 对于肝功能储备差(黄疸、腹水及肝性脑病等)的患者尽量采用以下措施:①加强监护、禁食、静卧,立即静脉输液、输鲜血以防止休克。②药物止血:尽早给予血管活性药物如生长抑素、奥曲肽、特利加压素及垂体加压素,减少门静脉血流量,降低门静脉压,从而止血。14 肽生长抑素,首剂 $250\mu g$ 静脉缓注,继以 $250\mu g/h$ 持续静脉滴注(不能中断,若中断超过 5min,应重新注射首剂);8 肽奥曲肽,首剂 $100\mu g$ 静脉推注,继以 $25\sim50$ $\mu g/h$ 持续静脉滴注;三甘氨酰赖氨酸加压素(特利加压素)静脉微泵 2mg/4h,出血停止后可改为每次 1mg,每日 2 次,维持 5 天。垂体加压素剂量为 0.2U/min 静脉持续滴注,可逐渐增加剂量至 0.4U/min。垂体加压素与硝酸甘油联合应用可减轻其对心脏的不良反应。③三腔二囊管压迫止血:在药物治疗无效的大出血时暂时使用,为后续有效止血起"桥梁"作用。利用充气的气囊分别压迫食管下段和胃底曲张静脉而止血(图 5-43)。本法止血效果肯定,但易并发窒息、吸入性肺炎、食管黏膜坏死等并发症,故不能长期压迫。由于停用后早期再出血率高,现已不推荐其作为首选止血措施,若采用本法必须严格遵守操作规程,严密观察治疗过程。④采用纤维内镜定期对曲张静脉注射硬化剂,或皮圈套扎曲张静脉,或两种方法同时应用。用于治疗和预防食管曲张静脉出血或止血后再出血的患者,其长期疗效明显优于药物止血,是目前治疗静脉曲张破裂出血的重要手段,但有并发食管穿孔的危险。

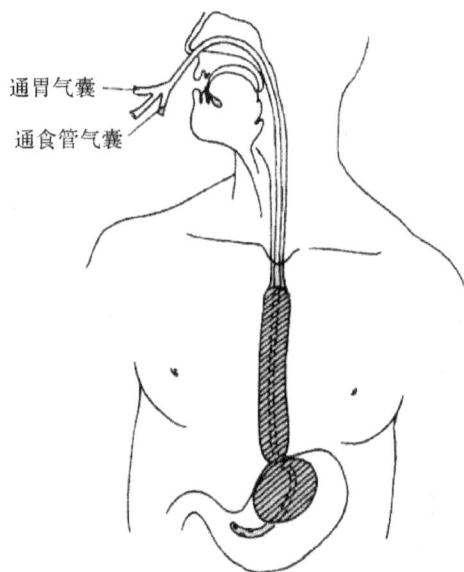

图 5-43 三腔二囊管压迫止血

2)手术疗法 对肝功能储备良好发生出血或发生过出血的患者,应争取手术治疗,其术式有:①断流术:阻断门-腔静脉间的反常血流。手术简易,临床应用最多,但有增加门静脉压力,再形成静脉曲张的危险,远期再出血率高。②分流术(图 5-44):门-腔静脉分流,降低门静脉压力和止血效果好,缺点是减少门静脉入肝血流量而影响肝功能,术后肝性脑病发生率高。选择性分流术对门静脉血流动力学干扰少,术后肝性脑病发生率降低。近年来采用分流术加断流术,远期疗效明显优于单纯断流术或分流术。

(2)脾切除术 适用于脾大、脾功能亢进患者。明显的脾功能亢进多见于晚期血吸虫病性肝硬化,因肝功能多较好,单纯行脾切除术效果良好。

(3)腹水的治疗 治疗腹水的基本措施以改善肝功能为主,在此基础上结合以下措施:

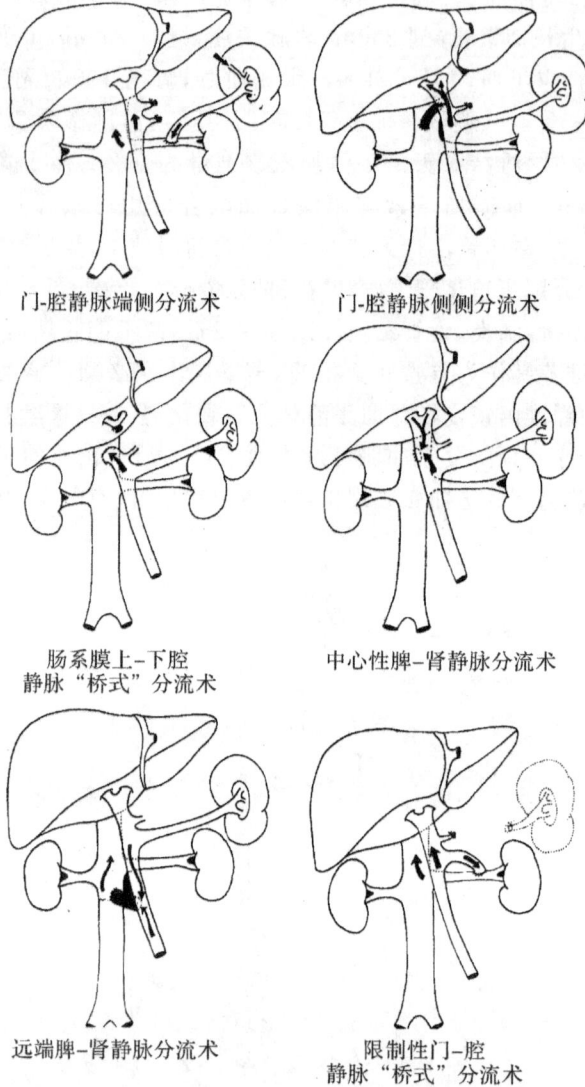

门-腔静脉端侧分流术　　门-腔静脉侧侧分流术

肠系膜上-下腔
静脉"桥式"分流术　　中心性脾-肾静脉分流术

远端脾-肾静脉分流术　　限制性门-腔
静脉"桥式"分流术

图 5-44　门静脉高压症分流术

①限制水、钠摄入：应低盐或无盐饮食，每天摄入氯化钠 1.2g～2.0g；进水量约为 1000ml/d，低钠血症时应限制在 500ml 以内。②利尿剂：首选醛固酮拮抗剂螺内酯（安体舒通），与祥利尿剂呋塞米（速尿）联合应用，可起协同作用，并能预防高血钾。利尿一般以每天减轻体重不超过 0.5kg 为宜，若利尿过速可诱发肝肾综合征或肝性脑病等。③放腹水疗法：大量腹水或因并发自发性腹膜炎时需行腹腔冲洗者可穿刺放腹水，每次放出量在 4～6L。同时补充白蛋白，对提高血浆渗透压，改善机体一般情况，恢复肝功能，促进腹水的消退甚有帮助，上述方法对于治疗难治性腹水的疗效要比单纯应用利尿剂为好。④腹水浓缩回输术：是治疗难治性腹水较为有效的方法。在严格无菌情况下，将腹水通过浓缩处理（超滤或透析等特殊仪器）再直接回输到腹腔。有严重心肺功能不全、消化道出血、严重凝血功能障碍、癌性或感染性腹水者不宜采用。⑤经颈静脉肝内门体分流术（transjugular intrahepatic portosystemic shunt,TIPS):是通过介入手段经颈静脉放置导管,建立肝静脉与肝内门静脉分支间的分流通道,以降低门静脉系统压力,减少腹水的生成。⑥肝移植术:是治疗顽固性腹水最有效的方法,也用于治疗晚期肝硬化患者,以提高其存活率。

3.并发症治疗

(1)继发感染 继发自发性腹膜炎和败血症等,原则上应加强全身支持疗法和应用有效抗生素。对自发性腹膜炎的治疗除了应强调早期、足量、联合使用抗生素,在经验用药的基础上,根据疗效反应与细菌药敏试验结果调整抗菌药物方案。

(2)肝性脑病 见肝性脑病的相关内容。

(3)肝肾综合征 在积极改善肝功能的同时,采取以下措施:①避免使用损害肝肾功能的药物;②积极防治消化道出血和感染等诱因;③严格控制输液量和及时纠正水电解质及酸碱失衡;④输注白蛋白、血浆等,以提高血容量,改善肾灌注量,在扩容的基础上再使用利尿剂;⑤血管活性药物特利加压素 0.5~2mg 静注(缓推 1h 或用输液泵),12h 一次,通过收缩内脏血管,提高有效循环血容量,增加肾血流量,增加肾小球滤过率,阻断肾素、血管紧张素-醛固酮系统(RAAS)激活,降低肾血管阻力。

4.预防 注意搞好水源卫生,做好食品从业人员的卫生宣教工作,重视预防医源性传染,加强血防及灭螺工作,开展节制饮酒、不酗酒、合理营养的饮食卫生宣传教育,避免长期应用对肝脏有损害的药物,或对工农业生产中各种化学毒物采取防护措施,易感人群应注射 HBsAg 灭活疫苗,积极开展病毒性肝炎的防治。

【常见护理诊断/问题】

1.焦虑/恐惧 与担心疾病预后、经济负担等有关。

2.营养失调:低于机体需要量 与肝功能减退、营养物质摄入不足、消化吸收功能障碍等有关。

3.体液过多 与肝功能减退导致低蛋白血症、醛固酮和抗利尿激素增多、淋巴回流受阻等有关。

4.知识缺乏 缺乏预防上消化道出血的知识。

5.潜在并发症 上消化道出血、肝性脑病、肝肾综合征、自发性腹膜炎等。

【护理目标】

1.患者情绪稳定,积极配合治疗和护理。

2.患者能描述营养不良的原因,遵循饮食计划,保证各种营养物质的摄入。

3.患者能叙述腹水和水肿的主要原因,腹水和水肿有所减轻。

4.患者能复述预防上消化道出血的知识。

5.并发症未发生或及时发现并配合处理。

【护理措施】

(一)一般护理

1.休息与活动 休息可减少患者能量消耗,减轻肝脏代谢的负担,增加肝脏的血流量,有助于肝细胞修复,改善肝脏循环,减轻腹水和水肿。应根据患者的病情适当安排休息和活动,代偿期患者可参加轻便工作;失代偿期应卧床休息,但过多的躺卧易引起消化不良、情绪不佳,应适量活动,活动量以不感到疲劳为宜。

2. 饮食与营养 合理营养可保护肝脏,饮食原则是高蛋白、高热量、含丰富维生素易消化的饮食,并根据病情变化及时调整。蛋白质来源以豆制品、鸡蛋、牛奶、鱼、瘦肉为主,每日 $1\sim1.5g/kg$,血氨升高时应限制或禁食蛋白质,待病情好转后再逐渐增加摄入量,并选择植物蛋白如豆制品,因其含蛋氨酸、芳香氨基酸和产氨氨基酸较少。补充足够的维生素 B、C、A、D、E。必要时遵医嘱静脉补充如氨基酸、白蛋白或新鲜血等营养支持。禁烟酒,少喝咖啡、浓茶,避免进食粗糙、干硬、带骨、渣或鱼刺、油炸及辛辣食物,饮食不宜过热,以免损伤食管黏膜而诱发上消化道出血。

(二)病情观察

观察生命体征、意识、性格、精神状态,注意有无休克、肝性脑病的发生。观察呕吐物、排泄物的次数、量、性状,以便及时发现上消化道出血。每天测腹围一次,每周称体重一次,测量腹围时注意测量的部位、时间、体位均相同,记录 24h 出入液量。动态监测血常规、肝肾功能、电解质、血氨等。

(三)用药护理

按医嘱给予肌苷、乙酰辅酶 A 等护肝药物,避免使用红霉素、巴比妥类、盐酸氯丙嗪等对肝脏有损害的药物。腹水患者使用利尿剂时应特别注意维持水、电解质和酸碱平衡,定时监测血钾、钠、氯化物;利尿速度不宜过快,以每日体重减轻不超过 0.5kg 为宜。上消化道出血应用血管活性药物如生长抑素、奥曲肽、特利加压素及垂体后叶素时,应注意滴速,观察有无恶心、便意、心悸、面色苍白等不良反应;防止药液漏出血管外,造成组织坏死;高血压、冠心病患者以及孕妇不宜使用。

(四)腹水的护理

1. 体位 尽量取平卧位,以增加肝、肾血流灌注,并抬高下肢,减轻水肿。大量腹水可取半卧位,使膈肌下降,增加肺活量,减轻呼吸困难。

2. 限制水、钠摄入 一般食盐每日不超过 2g 为宜,少食含钠高的食物如咸肉、酱油、酱菜等,进水量限制在每日 1000ml。

3. 皮肤护理 保持床铺干燥、平整;水肿部位的皮肤防止受压和破损。皮肤瘙痒者,及时给予止痒处理,避免用手搔抓,用温水擦拭身体,保持皮肤的清洁,防止感染。

4. 观察腹水 正确记录 24h 液体出入量,定期测量腹围、体重,观察腹水情况。

5. 促进腹水消退 按医嘱使用利尿剂,小量多次静脉输注血浆或清蛋白;协助医生腹腔放液或腹水浓缩回输,术中、术后均应监测心肺功能与生命体征变化,酌情减缓甚至中断处理,术后注意穿刺部位局部渗漏、出血情况,及时处置。

(五)并发症护理

1. 上消化道大出血的护理 上消化道大出血是本病最常见的并发症。表现为突然大量的呕血和黑便,常引起休克或诱发肝性脑病,死亡率高。一旦发生,应积极配合医生进行抢救。

(1)立即抢救准备 立即置患者于抢救室,准备好各种抢救药品和物品,如三腔二囊管、静脉切开包、吸引器等。

(2)一般护理 予平卧、禁食、吸氧,保持安静,维持呼吸道通畅,防止呕吐物误吸。

（3）严密观察病情　监测生命体征、神志、尿量、中心静脉压（CVP）；呕吐物及粪便的量、性状和色泽；注意有无肝性脑病先兆等，并做好记录。

（4）恢复血容量　迅速建立两条静脉通路，静脉输液、输血，补充血容量。输血宜输鲜血，有利于止血及预防肝性脑病。

（5）止血　止血的方法有：①用冰盐水或冰盐水加血管收缩剂如去甲肾上腺素，做胃内灌洗，使胃黏膜血管收缩减少血流量，达到止血的目的。②应用血管活性药物如 14 肽生长抑素，首剂 $250\mu g$ 静脉缓注，继以 $250\mu g/h$ 持续静脉滴注（不能中断，若中断超过 5min，应重新注射首剂）；8 肽奥曲肽，首剂 $100\mu g$ 静脉推注，继以 $25\sim50\mu g/h$ 持续静脉滴注；三甘氨酰赖氨酸加压素（特利加压素）静脉微泵 2mg/4h，出血停止后可改为每次 1mg，每日 2 次，维持 5 天。垂体加压素剂量为 0.2U/min 静脉持续滴注，可逐渐增加剂量至 0.4U/min，出血停止后减至 0.1U/min 维持 24h，其作用是使内脏血管收缩，门静脉血流量减少。③注射硬化剂：经纤维内镜将硬化剂直接注入曲张静脉内，使血管闭塞，达到止血和预防再出血的目的。④三腔二囊管压迫止血。⑤经上述方法止血无效，或急性大出血短时间发生休克者应及时手术止血。

2. 肝性脑病的护理　肝性脑病是晚期肝硬化的严重并发症，护理措施见肝性脑病相关内容。

3. 其他并发症的护理　如肝肾综合征、自发性腹膜炎、电解质紊乱、原发性肝癌等，需做好相应护理。

（六）手术护理

门静脉高压症外科手术的主要目的是制止食管下段、胃底曲张静脉破裂引起的上消化道大出血，解除或改善脾大、脾功能亢进及顽固性腹水。手术类型有断流术、分流术、脾切除、腹腔-静脉转流术、肝移植等。

1. 术前护理　除了术前常规准备外一般术前不放置胃管，以免插破食管曲张的静脉。

（1）肠道准备　①灌肠：术前一天晚做清洁灌肠，避免术后肠胀气，压迫血管吻合口。按医嘱予生理盐水或生理盐水 $500\sim700$ml 加入少量的醋酸进行清洁灌肠。灌肠时患者可先采取臀高位，使灌肠液进入结肠脾曲，然后向右侧卧位，使液体进入右半结肠，以减少毒素的产生与吸收。②抑制肠道细菌：术前两天使用广谱抗生素，预防感染。分流术者，术前 $2\sim3$ 天口服肠道杀菌药（如新霉素、甲硝唑或环内沙星等）以减少肠道氨的产生，防止术后发生肝性脑病。

（2）术前检查　脾-肾静脉分流术者要明确肾功能正常。

2. 术后护理　除术后常规护理外，应加强以下护理。

（1）体位与活动　分流术后为了防止吻合口破裂，术后 48h 内平卧位或者 15°低斜坡卧位，$2\sim3$ 天后改为半卧位，避免过多活动，翻身动作宜轻柔；术后一般需卧床 1 周，不宜过早下床活动，做好相应的生活护理；保持大小便通畅，避免引起腹内压突然增高的因素，以防止吻合口破裂出血。

（2）饮食　肠蠕动恢复后，可给流质饮食，后逐步过渡到半流质至正常饮食；分流术后应限制蛋白质饮食；忌粗糙、过热食物，禁烟、酒。

（3）保护肝脏　采取一系列的保肝措施，术后给吸氧，禁用对肝脏有损害的药物。

（4）预防感染　继续使用抗生素至体温恢复正常，做好口腔护理，保持皮肤清洁，以及腹腔引流管的护理,以防发生感染。

(5)病情观察 密切观察患者生命体征、意识、尿量、腹部体征以及各种引流液情况,心电监护仪监测血压、脉搏、血氧饱和度等;注意切口有无渗血、渗液,观察有无内出血、休克、肝昏迷等并发症的临床征象,准确记录出入量。如发现有异常情况时,及时通知医生,并做好相应的治疗抢救护理工作。

(6)引流管的护理 同一般腹部术后护理。

(7)并发症观察及护理

1)内出血 观察患者神志、血压、脉搏变化,胃肠减压引流和腹腔引流液的性状、量。若出现面色苍白、血压下降、脉压缩小、脉搏细速,引流管引流出较多鲜血,应考虑内出血发生,应立即报告医生,遵医嘱给予输液、输血、止血药物的应用等。

2)肝性脑病 手术、麻醉均可影响肝功能,尤其是分流术后,一部分门静脉血未经肝脏解毒,直接进入体循环,加上术前患者的肝功能有不同程度受损等,术后易诱发肝性脑病。所以要注意有无肝性脑病的先兆,一旦发生按肝性脑病进行护理。

3)静脉血栓的形成 脾脏切除术后,血小板迅速增高,有静脉血栓形成的危险。术后2周内定期或隔日查血小板。若血小板超过 $600 \times 10^9/L$,立即通知医生,协助抗凝治疗,并注意用药前后凝血时间的变化。脾切除术后不再使用维生素 K 及其他止血药。

4)感染 患者抵抗力低,引流不当等易并发各种感染,如肺部、腹腔、伤口感染等。故使用抗生素至体温恢复正常;做好口腔护理;有黄疸者及时止痒,保持皮肤清洁。

(七)心理护理

患者因长期患病,症状逐渐加重,患者常有消极悲观情绪,感到孤独无助、无能为力,对战胜疾病缺乏信心,一旦发生急性大出血,会出现极度的恐慌。因此,应做好患者的心理护理,稳定其情绪,使患者处于最佳的状态配合治疗和护理。

(八)健康指导

1.保证身心两方面的休息 保持心情乐观愉快,避免情绪波动;保证足够的休息和睡眠,生活起居有规律,活动量以不感疲劳为度。

2.切实遵循饮食治疗原则,安排好营养食谱。

3.注意自我保护,用软牙刷刷牙,避免牙龈出血;避免用力大便、打喷嚏、抬重物等使腹内压增加因素;口服药片时,应研成粉末后冲服。

4.注意保暖和个人卫生,预防感染。

5.按医嘱使用保肝药,以免用药不当加重肝脏负担和肝功能损害,定期来院复查。

【护理评价】

1.患者情绪是否稳定,能否积极配合治疗和护理。

2.患者肝功能及全身营养状况是否改善,能否遵循饮食原则,保证各种营养物质的摄入。

3.患者腹水、水肿是否减轻,体液平衡能否得到维持,身体舒适感是否增加。

4.患者能否正确描述预防上消化道出血的具体方法。

5.并发症能否得到预防或及时处理。

(胡耀仁)

第十五节　肝性脑病患者的护理

1.掌握肝性脑病的概念、临床表现、护理措施。

2.熟悉肝性脑病发生的高危因素。

3.了解肝性脑病的主要发病机制、辅助检查方法、治疗要点。

4.能评估肝性脑病患者的病情,完成护理评估记录;能结合实例,根据病情评估能判断病期及诱发因素;能及早发现并发症并配合医生采取抢救措施;能指导患者合理用药,发现并处理药物的不良反应;能对患者进行健康教育,避免诱发肝性脑病发生。

5.具有高度责任感,尊重、关心爱护患者。

DAORU QINGJING
导入情景

情景描述:

陈先生,44 岁,工人。因神志不清、昏睡 4h 收住入院,早餐吃咸鸭蛋 1 个。有肝硬化病史 10 年。医生诊断为肝硬化失代偿期、肝性脑病,进行护肝、降氨药抗肝昏迷及支持、对症治疗后,患者神志转清,病情好转。

若你是当班护士,请问:

1.患者目前存在的护理问题有哪些?

2.如何对患者进行护理?

当各种致病因素使肝脏严重损伤,引起代谢、分泌、合成、生物转化与免疫功能障碍,机体出现黄疸、出血、继发性感染、肾功能障碍及肝性脑病等临床表现,称为肝功能不全。肝功能不全的晚期阶段称为肝衰竭,主要发生肝性脑病和肝性肾衰竭。

肝性脑病(hepatic encephalopathy)是继发于严重肝病或门-体静脉分流引起的以代谢紊乱为基础、中枢神经系统功能失调为主的一组综合征,其主要临床表现是意识障碍、行为失常和昏迷。肝性脑病自轻微的精神异常到昏迷分为四期:一期有轻微的性格和行为改变;二期以精神错乱、行为异常及睡眠障碍为主;三期以昏睡和精神严重错乱为主;四期患者意识完全丧失进入深度昏迷状态,临床上称为肝昏迷。

【病因及诱因】

1.病因　各型肝硬化,尤其肝炎后肝硬化是引起肝性脑病最常见的原因。改善门静脉高压的门体分流术也是引起肝性脑病的常见原因。肝性脑病还可发生于重症病毒性肝炎、中毒性肝炎和药物性肝炎的急性或暴发性肝衰竭阶段。少数也可由原发性肝癌、妊娠急性脂肪肝、严重胆管感染引起。

2. 诱因

（1）上消化道出血　是常见的诱因，以食管静脉曲张破裂多见。血液中的蛋白质经肠道细菌作用下生成大量氨、硫醇等毒性产物；出血还可引起血容量减少，引起脑、肝、肾缺血缺氧，可进一步增强脑细胞对毒物的敏感性，诱发肝性脑病。

（2）高蛋白饮食　因蛋白质大量分解生成氨基酸，使肠道的氨和其他毒性物质增加，引起血氨升高，诱发肝性脑病。

（3）某些药物使用不当　利尿剂使用不当可引起低钾性碱中毒，使 pH 升高，有利于氨通过血-脑屏障，增强氨对脑的毒性作用。此外，肝功能受损导致药物的生物转化作用减弱，长期使用止痛、镇静、麻醉药可导致药物蓄积，对神经中枢有直接的抑制作用。

（4）感染　感染伴发热，使组织分解代谢增强，血氨升高；通气过度，发生呼吸性碱中毒，使血氨进入脑内增多；脑组织能量消耗增加，使脑对氨及其他毒性物质的敏感性增加；细菌和毒素可直接损伤肝细胞，加重肝功能障碍。

（5）其他　严重创伤、外科手术、过多过快抽放腹水、低血糖、便秘、腹泻、饮酒等均可促进肝性脑病的发生。

【发病机制】

肝性脑病的发病机制至今尚未完全阐明。一般认为，肝性脑病主要是由于脑组织的功能和代谢障碍引起的。关于肝性脑病发病机制的学说主要有：

1. 氨中毒学说　临床资料表明，80%～90%的肝性脑病患者有血氨升高。肝硬化患者使用含氮药物或摄入大量蛋白质后，血氨升高，可发生肝性脑病样症状及脑电图改变；相反，若给予降氨治疗，病情好转。这些事实表明，肝性脑病的发生与氨代谢障碍有密切关系。

（1）血氨升高　正常情况下，血氨的来源和清除保持着动态平衡，一般不超过 $70\mu g/dl$。因此，当血氨的清除不足或产生过多，可使血氨升高，导致肝性脑病。

1）氨的清除不足　生理情况下，体内生成的氨主要是在肝脏通过鸟氨酸循环合成尿素而排出体外。这是一个由多种酶参与的耗能过程。当肝功能严重障碍时，ATP 供给不足，肝内鸟氨酸循环的酶系严重受损，导致鸟氨酸循环障碍，肝脏合成尿素的能力降低，引起血氨升高。此外，已建立侧支循环的肝硬化患者或门-体静脉吻合术后的患者，来自肠道的氨绕过肝脏，直接进入体循环可导致血氨升高。

2）氨的产生过多　血氨主要来源于肠道。在生理状况下，蛋白质的分解产物氨基酸，在肠道细菌释放的氨基酸氧化酶的作用下产生氨；另外，血液中的尿素经弥散入肠腔内，经细菌尿素酶的作用也可产生氨；此外肾脏和肌肉也能少量产氨。

肝功能障碍时，引起产氨增多的原因有：①肠道内含氮成分增多：肝硬化时，由于门静脉回流受阻，消化道瘀血致使胃肠道功能减弱，食物的消化、吸收及排空发生障碍，特别是在上消化道出血或高蛋白饮食后，肠道内蛋白质等含氮成分增多；②尿素的肠肝循环增加：肝硬化晚期常并发肾功能障碍，引起氮质血症，血液中的尿素等非蛋白氮含量增高，因而弥散到肠腔的尿素大大增加，经肠道细菌尿素酶作用，产氨剧增；③肠道细菌产生氨增多：由于肠道瘀血，肠道内细菌生长活跃，分泌的氨基酸氧化酶及尿素酶增多，在肠道细菌作用下可产生大量氨；④肌肉分解增强产氨：肝性脑病前期，患者高度不安与躁动，肌肉活动增强，肌肉组织中腺苷酸分解增强，产氨增加。

（2）血氨升高引起脑病的机制

1）干扰脑组织的能量代谢　进入脑内的氨能干扰脑组织的能量代谢，使脑组织 ATP 生成减少、消耗增加，导致大脑能量严重不足，无法维持正常功能。其作用机制尚未完全清楚，可能是：①氨与 α-酮戊二酸结合形成谷氨酸，α-酮戊二酸被大量消耗，致使三羧酸循环障碍，ATP 生成减少；②谷氨酸进一步与氨结合生成谷氨酰胺，这是一个耗能过程，ATP 被大量消耗；③氨与谷氨酸形成过程中，消耗了大量还原型辅酶Ⅰ（NADH），阻碍了呼吸链中的递氢过程，使 ATP 生成不足；④氨能抑制丙酮酸的氧化脱羧基过程，使乙酰 CoA 生成减少，从而干扰葡萄糖有氧氧化的正常进行，使 ATP 生成减少（图 5-45）。

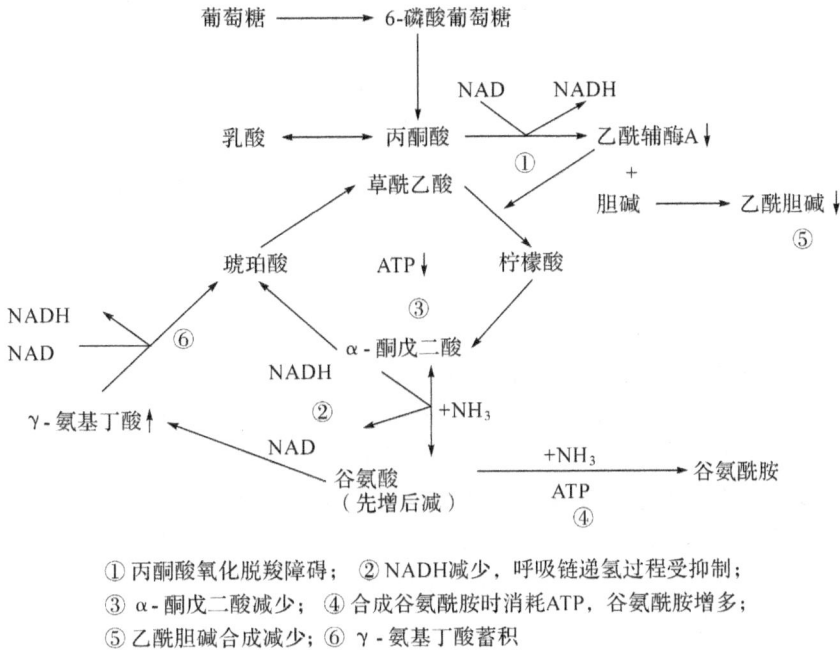

① 丙酮酸氧化脱羧障碍；　② NADH减少，呼吸链递氢过程受抑制；
③ α-酮戊二酸减少；　④ 合成谷氨酰胺时消耗ATP，谷氨酰胺增多；
⑤ 乙酰胆碱合成减少；　⑥ γ-氨基丁酸蓄积

图 5-45　氨对脑组织的毒性作用

2）干扰正常神经递质间的平衡　氨中毒可干扰正常神经递质间的平衡，使脑内兴奋性神经递质如谷氨酸、乙酰胆碱减少，而抑制性神经递质如 γ-氨基丁酸（GABA）、谷氨酰胺增多，导致中枢神经系统功能发生紊乱（图 5-45）。其机制可能是：①氨能抑制丙酮酸脱羧酶的活性，使乙酰辅酶 A 生成减少，导致兴奋性递质乙酰胆碱合成减少；②氨和谷氨酸结合生成谷氨酰胺，使脑内谷氨酸减少，谷氨酰胺增加。

3）对神经细胞膜功能的抑制作用　氨可与 K^+ 竞争进入细胞内，造成细胞缺钾，也可干扰神经细胞膜上的 Na^+-K^+-ATP 酶活性。这些作用均可影响 Na^+、K^+ 在神经细胞膜内、外的正常分布，从而干扰神经兴奋及传导活动。

2. 假性神经递质学说　正常情况下，来自食物的苯丙氨酸和酪氨酸，一部分直接吸收入血，可被脑细胞摄取生成多巴胺和去甲肾上腺素等兴奋性的神经递质；另一部分未被吸收，经肠道细菌作用分别生成苯乙胺和酪胺，这两种胺通过肝脏氧化解毒。

肝功能障碍时，苯乙胺和酪胺的清除发生障碍，进入脑内在 β-羟化酶的作用下形成苯乙醇胺和羟苯乙醇胺(图 5-46)。后两者的化学结构与正常的神经递质去甲肾上腺素和多巴胺极为相似,被称为假性神经递质。假性神经递质能竞争性地取代正常神经递质,但其生理作用极低,导致传至大脑皮层的兴奋冲动大幅度减少,大脑皮层兴奋性降低而发生昏迷。

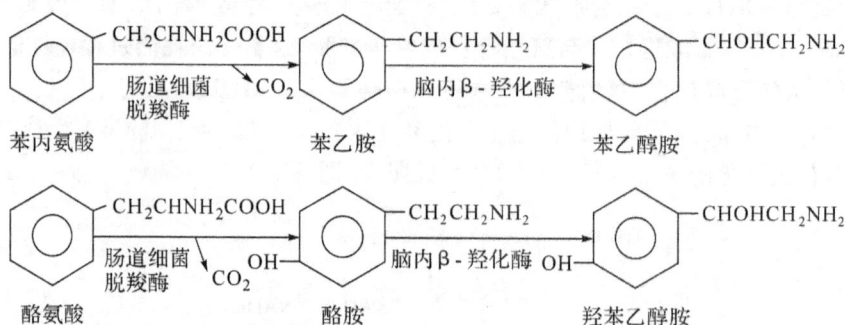

图 5-46　假性神经递质的产生过程

3.血浆氨基酸失衡学说　肝衰竭时,胰岛素、胰高血糖素在肝内灭活减少。高浓度的胰岛素可使骨骼肌、脂肪组织摄取和分解支链氨基酸(如缬氨酸、亮氨酸和异亮氨酸)增多,导致血浆支链氨基酸浓度下降;而胰高血糖素升高导致组织蛋白分解增强,产生大量芳香族氨基酸(如苯丙氨酸、酪氨酸和色氨酸),导致血中芳香族氨基酸明显增多。

芳香族氨基酸与支链氨基酸在通过血-脑屏障时相互竞争同一载体。若支链氨基酸/芳香族氨基酸的比值下降,芳香族氨基酸进入脑内则增多,抑制了酪氨酸羟化酶,使多巴胺和去甲肾上腺素合成减少;而芳香族氨基酸脱羧酶活性却大大增高,使酪胺、苯乙胺生成增加,进而生成羟苯乙醇胺和苯乙醇胺增多。因而,芳香族氨基酸大量进入脑内的结果是使脑内假性神经递质增多而正常神经递质的合成减少,最终导致肝性脑病的发生。

4.γ-氨基丁酸/苯二氮(GABA/BZ)复合体学说　GABA 是哺乳动物大脑的主要抑制性神经递质,在门体分流和肝衰竭时,可绕过肝进入体循环。近年在肝性脑病的动物模型中发现 GABA 浓度增高,血-脑屏障的通透性也增高,大脑突触后神经元的 GABA 受体增多。这种受体不仅与 GABA 结合,还可与巴比妥类和苯二氮䓬类药物结合,故称为 GABA/BZ 复合体。上述三者的任何一种与受体结合后,均可导致神经传导抑制。

5.锰沉积或中毒假说　有流行病学资料表明,锰中毒和肝性脑病的锥体外症状相似。肝脏是锰排泄的重要器官,由肝脏分泌入胆管,然后至肠道排出。因而有学者推测严重肝病时锰不能正常排出而进入体循环。锰离子锰具有神经毒性,在脑部沉积导致脑组织损伤,还影响 5-HT、去甲肾上腺素和 GABA 等神经递质的功能,也造成星形细胞功能障碍,与氨有协同作用。

6.综合学说　该学说认为在肝性脑病的发病中,上述各因素的作用不是孤立的,而是有着密切的联系,各种作用协同引发肝性脑病。如高血氨不仅对脑细胞的功能代谢有直接的毒性作用,还可加重氨基酸代谢紊乱,导致支链氨基酸减少,芳香族氨基酸增多,并能抑制GABA 转氨酶的活性,使 GABA 在脑内大量蓄积,加深加重中枢神经系统的抑制。此学说的提出使人们对肝性脑病的发生机制有了较为全面完整的认识。

【护理评估】

(一)健康史

肝性脑病最常见的原因是各型肝硬化,特别是肝炎后肝硬化。也可见于改善门静脉高压的门体静脉分流术、重症病毒性肝炎、中毒性肝炎和药物性肝病的急性或暴发性肝衰竭阶段。

(二)身体状况

肝性脑病在临床上主要表现为神经中枢的功能紊乱(如性格改变、智力下降、行为失常、意识障碍等)以及运动和反射异常(如扑翼样震颤、肌阵挛、反射亢进和病理反射等)。根据意识障碍程度、神经系统表现和脑电图改变,将肝性脑病由轻到重分为四期。

1. 一期(前驱期) 轻度性格改变和行为异常,如焦虑、欣快、激动、淡漠、睡眠倒错。应答尚准确,但吐词不清楚且较缓慢。可有扑翼样震颤,脑电图多数正常。此期历时数日或数周,有时症状不明显,易被忽视。

2. 二期(昏迷前期) 以意识错乱、睡眠障碍、行为异常为主要表现。出现幻觉、狂躁、嗜睡、举止反常、言语不清、书写障碍、定向力障碍等,患者有明显神经系统阳性体征,如腱反射亢进、肌张力增高、踝阵挛及 Babinski 征阳性等。此期扑翼样震颤存在,脑电图有特征性异常。患者可出现不随意运动及运动失调。

3. 三期(昏睡期) 以昏睡和精神错乱为主,大部分时间患者呈昏睡状态,但可以唤醒,醒时尚可应答,但常有神志不清和幻觉。各种神经体征持续或加重,肌张力增高,腱反射亢进,锥体束征常阳性。扑翼样震颤仍可引出,脑电图有异常波形。

4. 四期(昏迷期) 神志完全丧失,不能唤醒。由于患者不能合作,扑翼样震颤无法引出。浅昏迷时,腱反射和肌张力仍亢进;深昏迷时,各种腱反射消失,肌张力降低,瞳孔散大,可出现阵发性惊厥、踝阵挛阳性。脑电图明显异常。

以上各期的分界常不清楚,前后期临床表现可有重叠,其程度可因病情发展或治疗好转而变化。少数慢性肝性脑病患者还可因中枢神经系统不同部位有器质性损害而出现暂时性或永久性智能减退、共济失调、锥体束征阳性或截瘫。

(三)辅助检查

1. 实验室检查 慢性肝性脑病特别是门体分流性脑病患者多有血氨增高;急性肝性脑病患者的血氨多正常。

2. 脑电图检查 典型改变为节律变慢,Ⅱ～Ⅲ期患者出现普遍性每秒 4～7 次 δ 波或三相波;昏迷时表现为高波幅的 δ 波,每秒少于 4 次。

3. 心理智能测验 心理智能测验有多种方法,其中木块图试验常与数字连接试验及数字符号试验联合,用于肝性脑病的诊断和轻微肝性脑病的筛查。但缺点是受年龄、教育程度的影响。

(四)心理-社会状况

患者处于大脑抑制状态,无法收集实际心理资料,但可收集有关支持系统所提供的治疗。评估家属对患者目前状态的态度,应对能力如何,能提供哪些照顾行为等。

(五)处理原则

本病尚无特效疗法,常采用综合治疗措施。

1. 消除诱因，避免诱发和加重肝性脑病。

2. 减少肠内毒物的生成和吸收

(1)饮食　减少或暂时停止蛋白质饮食。

(2)灌肠或导泻　以清除肠内积食、积血或其他含氮物。可用生理盐水或弱酸性溶液灌肠，或口服33％硫酸镁导泻。也可口服乳果糖或乳梨醇，乳果糖的剂量为30～60g/d，从小剂量开始，以调节到每日排便2～3次，粪pH 5～6为宜。乳梨醇疗效与乳果糖相同，剂量为30～45g/d。对急性门体分流性脑病昏迷患者，用66.7％乳果糖500ml灌肠作为首选治疗。

(3)抑制肠道细菌生长　口服新霉素或甲硝唑，也可选服利福昔明。

3. 促进有毒物质的代谢清除，纠正氨基酸代谢紊乱

(1)降氨药物　①L-鸟氨酸-L-门冬氨酸：能促进体内的尿素循环(鸟氨酸循环)而降低血氨。静脉注射20g/d可降低血氨。②谷氨酸钾和谷氨酸钠：机制是与游离氨结合形成谷氨酰胺，从而降低血氨。③精氨酸：可促进尿素合成而降低血氨，剂量10～20g/d。④醋谷胺：通过血-脑脊液屏障后分解为谷氨酸 γ-氨基丁酸(GABA)。谷氨酸参与中枢神经系统的信息传递。γ-氨基丁酸能拮抗谷氨酸兴奋性毒理作用，可改善神经细胞代谢，维持神经应激能力及降低血氨作用，改善脑功能。

(2)纠正氨基酸代谢紊乱药物　口服或静脉输注以支链氨基酸为主的氨基酸混合液，以恢复患者的正氮平衡。

(3)GABA/BZ复合受体拮抗药　如氟马西尼通过抑制GABA/BZ受体发挥作用，剂量为0.5～1mg，静注。

(4)减少门体分流　对于门体分流性难治性肝性脑病，可采用介入方法用钢圈或气囊栓塞有关的门静脉系统减少分流。

(5)人工肝　用活性炭、树脂等进行血液灌流或血浆置换、血液透析、分子吸附再循环系统(MARS)等对于肝性脑病有一定疗效，可争取肝移植的等待时间。

4. 对症治疗

(1)纠正水、电解质和酸碱失衡　入液总量以不超过2500ml/d为宜，肝硬化腹水患者一般以尿量加1000ml为标准控制入液量，以免血液稀释，血钠过低而加重昏迷。注意纠正低钾和碱中毒，及时补充氯化钾或静脉滴注精氨酸溶液。

(2)保护脑细胞功能　可用冰帽降低颅内温度。

(3)保持呼吸道通畅　深昏迷者，应做气管切开排痰给氧。

(4)防治脑水肿　静脉滴注高渗葡萄糖、甘露醇等脱水剂。

5. 肝移植　肝性脑病是急、慢性肝衰竭或终末期肝病的表现之一，有经济条件且符合移植指征的患者可选择肝移植治疗。

【常见护理诊断/问题】

1. 感知改变　与血氨增高影响大脑细胞能量代谢和神经传导及肝功能减退有关。

2. 照顾者角色困难　与患者意识障碍、照顾者缺乏照顾知识及经济负担过重有关。

3. 营养失调：低于机体需要量　与肝功能减退、消化吸收障碍、控制蛋白摄入有关。

4. 知识缺乏　缺乏预防肝性脑病的有关知识。

【护理目标】

1. 患者感知逐渐恢复正常,无受伤、误吸、感染的发生。

2. 照顾者能获得照顾知识,获得一个切实可行的照顾计划。

3. 患者营养摄入合理,营养改善。

4. 患者能复述肝性脑病的有关知识。

【护理措施】

(一)一般护理

1. 饮食护理　肝性脑病患者应限制蛋白质的摄入,因食物中的蛋白质可被肠菌的氨基酸氧化酶分解产生氨。昏迷开始数日内禁食蛋白质,每日供给 5.0～6.7kJ 热量和足量维生素,以碳水化合物为主要食物,可口服蜂蜜、葡萄糖、果汁、面条、稀饭等。昏迷患者以鼻饲 25% 葡萄糖液供给热量,以减少体内蛋白质分解。糖类可促使氨转变为谷氨酰胺,有利于降低血氨。注意胃排空不良时应停止鼻饲,改用深静脉插管滴注 25% 葡萄糖溶液维持营养。患者神志清楚后,可逐步增加蛋白质饮食 20g/d,以后每 3～5 日增加 10g,但短期内不能超过 40～50g/d,以植物蛋白为好。因植物蛋白(如豆制品)富含支链氨基酸,而含蛋氨酸、芳香族氨基酸较少,且能增加粪氮排泄。此外,植物蛋白含非吸收纤维,被肠菌酵解产酸有利于氨的排除,并有利于通便。脂肪可延缓胃的排空,应尽量少食,不宜用维生素 B_6,因其可使多巴在周围神经处转为多巴胺,影响多巴进入脑组织,减少中枢神经系统的正常传导递质。

2. 生活护理　尽量安排专人护理,在患者清醒时向其讲解意识模糊的原因,训练患者的定向力,利用电视、收音机、报纸、探视者等提供环境刺激。对烦躁患者应注意保护,可加床栏,必要时使用约束带,防止发生坠床及撞伤等意外。安慰患者,尊重患者的人格,切忌嘲笑患者的异常行为。

(二)病情观察

密切注意肝性脑病的早期征象,如患者有无冷漠或欣快,理解力和近期记忆力减退,行为异常(哭泣、叫喊、当众便溺),以及扑翼样震颤。观察患者思维及认知的改变,采用给患者刺激、定期唤醒等方法判断其意识障碍的程度。监测并记录患者血压、脉搏、呼吸、体温及瞳孔变化。定期复查血氨、肝、肾功能、电解质的变化,有情况及时协助医师进行处理。

(三)用药护理

肝性脑病患者用药较多,应特别注意:①应用谷氨酸钾和谷氨酸钠时,滴速过快易致恶心、呕吐反应,注意观察患者的尿量、腹水水肿的状况,根据电解质浓度与尿量情况掌握钾盐与钠盐配比。②应用精氨酸时,滴注速度不宜过快,否则可出现流涎、呕吐、面色潮红等反应。因精氨酸呈酸性,含氯离子,不宜与碱性溶液配伍使用。③乳果糖因在肠内产气较多,可引起腹胀、腹绞痛、恶心、呕吐及电解质紊乱等,应用时应从小剂量开始。④长期服用新霉素的患者中少数可出现听力或肾功能损害,故服用新霉素不宜超过一个月,用药期间应做好听力和肾功能的监测。⑤大量输注葡萄糖的过程中,必须警惕低钾血症、心力衰竭和脑水肿的发生。

(三)去除和避免诱发因素

应协助医生迅速去除本次发病的诱发因素,并注意避免其他诱发因素。①避免应用催眠镇静药、麻醉药等,因其可直接抑制大脑的呼吸中枢,造成缺氧。脑细胞缺氧又可降低脑对氨的耐受性。②避免快速利尿和大量放腹水,及时处理严重的呕吐和腹泻,以防止有效循环血容量减少、大量蛋白质丢失及水、电解质平衡紊乱,肝脏损害加重。③防止感染,机体感染一方面加重肝脏吞噬、免疫和解毒功能的负荷,另一方面使组织分解代谢提高而增加产氨和机体耗氧量。故发生感染时,应遵医嘱及时、准确地应用抗生素,以有效控制感染。④防止大量输液,过多液体可引起低血钾、稀释性低血钠、脑水肿等,从而加重肝性脑病。⑤保持大便通畅,防止便秘。便秘使含氨、胺类和其他有毒物质在肠道存留时间延长,毒物的吸收增加,可采用灌肠和导泻的方法清除肠内毒物。应使用生理盐水或弱酸性溶液(生理盐水100～150ml 加用食醋 30ml)灌肠,口服 33％硫酸镁导泻。忌用肥皂水,因其为碱性,可增加氨的吸收。也可口服乳果糖或乳梨醇,从小剂量开始,以调节到每日排便 2～3 次,粪 pH5～6 为宜。⑥积极预防和控制上消化道出血,上消化道出血可使肠道产氨增多,从而使血氨增高而诱发本病,故出血停止后也应灌肠和导泻,以清除肠道内积血,减少氨的吸收。⑦禁食或限食者,避免发生低血糖。因葡萄糖是大脑产生能量的重要燃料,低血糖时能量减少,脑内去氨活动停滞,氨的毒性增加。

(四)昏迷患者的护理

患者取仰卧位,头略偏向一侧,以防舌后坠阻塞呼吸道。保持呼吸道通畅,深昏迷患者应作气管切开以排痰,保证氧气的供给。做好口腔、眼的护理,对眼睑闭合不全角膜外露的患者可用生理盐水纱布覆盖眼部。保持床褥干燥、平整,定时协助患者翻身,按摩受压部位,防止压疮。尿潴留患者给予留置导尿,并详细记录尿量、颜色、气味。给患者做肢体的被动运动,防止静脉血栓形成及肌肉萎缩。

(五)心理护理

本病常发生在各类严重肝病的基础上,随病情发展而加重,使患者逐渐丧失自理能力。长期治病影响家庭生活并给家庭带来沉重的经济负担,使患者及家属出现抑郁、焦虑、恐惧等各种心理问题,故应注意患者的心理状态,鉴别患者是因疾病所产生的心理问题还是出现了精神障碍的表现。此外,应该重视患者家属的心理护理,与患者亲属一起讨论护理问题,让其了解本病的特点,做好充分的心理准备。帮助患者亲属合理安排时间,制订一个切实可行的照顾计划,将各种需要照顾的内容和方法进行讲解和示范,帮助其进入角色,可提高家庭的应对能力,缓解患者亲属的焦虑。

(六)健康指导

1. 疾病预防知识指导 向患者和家属介绍肝脏疾病和肝性脑病的有关知识,指导其认识肝性脑病的各种诱发因素,要求患者自觉避免诱发因素,如限制蛋白质的摄入,不滥用对肝有损害的药物,保持大便通畅,避免各种感染,戒烟酒等。

2. 用药指导 指导患者按医嘱规定的剂量、用法服药,了解药物的主要不良反应,并定期随访复诊。对于乙型肝炎活动性肝硬化患者,应用口服核苷(酸)类药物(如拉米夫定、替比夫定、阿德福韦、恩替卡韦或替诺福韦);抗乙肝病毒治疗者,告知并强调不能漏服或擅自停服,否则易致耐药失效甚至肝炎复发重症化,服药期间必须定期到肝病专科复诊监测疗效、不良反应与病毒耐药情况,必要时调整抗病毒治疗方案。

3. 家庭指导 使患者家属认识疾病的严重性,告诉其肝性脑病发生时的早期征象,以便患者发生肝性脑病时能及时被发现,及时得到诊治。家属要给予患者精神支持和生活照顾。协助患者提高自我保健,帮助患者树立战胜疾病的信心。

【护理评价】

1.患者感知是否逐渐恢复正常,是否有受伤、误吸、感染的发生。

2.照顾者是否获得照顾知识,患者是否得到较理想的照顾。

3.患者营养摄入是否合理,体重是否稳定或有增加,疾病是否减轻或消失。

4.患者是否知道致病的相关因素及应对措施。

(胡耀仁)

第十六节 原发性肝癌患者的护理

学习目标

1.熟悉原发性肝癌患者的表现和主要辅助检查方法、治疗原则。

2.熟悉原发性肝癌患者的护理内容。

3.了解原发性肝癌的病因、病理。

4.能做好肝癌患者的饮食指导;能对肝癌患者介入术后采取正确的护理措施,防止并发症的发生;能采取恰当的护理方法,减轻肝癌患者的疼痛。

5.具有高度责任感和尊重、爱护患者,以及耐心、细致的态度。

DAORU QINGJING
导入情景

情景描述:

男性,40岁,已婚,工程师。10个月前因右上腹部不适来我院就诊。门诊B超示:右上腹可见一约5cm×6cm低回声光团,形态不规则,提示肝内占位,今为进一步诊治收治入院。

若你是当班护士,请问:

1.患者可能的诊断是什么?

2.你将如何护理?

原发性肝癌(primary liver cancer)是指由肝细胞或肝内胆管上皮细胞发生的原发性恶性肿瘤。是我国常见的恶性肿瘤之一,其死亡率在消化系统恶性肿瘤中居第三位,仅次于胃癌和食管癌。其发病率有上升趋势,全世界每年平均约有25万人死于肝癌,而我国占其中的45%,其中江苏启东和广西扶绥的发病率最高。本病多见于中年男性,男女之比为(3~4):1。

【病因】

1.病毒性肝炎 在我国,慢性病毒性肝炎是原发性肝癌诸多致病因素中最主要的病因。

其中以乙型病毒性肝炎为主,丙型病毒性肝炎与肝癌的发病可能有关。

2.肝硬化 原发性肝癌合并肝硬化的发生率各地报告为50％～90％。在我国主要在病毒性肝炎后肝硬化基础上发生;在欧美国家,肝癌常在酒精性肝硬化的基础上发生。

3.黄曲霉毒素 研究发现黄曲霉毒素的代谢产物黄曲霉毒素 B_1 有强烈的致癌作用,它可能通过影响 ras、c-fos、P53 等基因的表达而引起肝癌。

4.饮用水污染 根据肝癌高发地区江苏启东的报道,饮池塘水的居民肝癌发病率(60～101/10 万),明显高于饮井水的居民(0～19/10 万)。池塘中生长的蓝绿藻类毒素可污染水源,可能与肝癌有关。

5.遗传因素 不同种族人群肝癌发病率不同。在同一种族中,肝癌的发病率也存在着很大的差别,常有家族聚集现象。

6.其他 化学物质如亚硝胺类、偶氮芥类、有机氯农药、酒精等均是可疑的致肝癌物质。肝小胆管中的华支睾吸虫感染可刺激胆管上皮增生,可能为导致原发性胆管细胞癌的原因之一。

【病理】

1.病理分型

(1)大体形态

1)按病理形态分类 ①块状型:最多见,呈单个、多个或融合成块,多呈圆形,质硬,呈膨胀性生长,癌块周围的肝组织常被挤压,形成假包膜,此型易液化、坏死及出血,故常出现肝破裂致腹腔内出血的并发症;②结节型:较多见,有大小和数目不等的癌结节,多在肝右叶,与周围肝组织的分界不如块状型清楚,常伴有肝硬化;③弥漫型:最少见,有米粒至黄豆大的癌结节弥漫地分布于整个肝脏,不易与肝硬化区分,肝脏肿大不显著,甚至可以缩小,患者往往因肝衰竭而死亡。

2)按肿瘤大小分类 ①传统分类:直径≤3cm 者为小肝癌,直径＞5cm 者为大肝癌;②新分类:直径≤2cm 者为微小肝癌,直径＞2cm 而≤5cm 者为小肝癌,直径＞5cm 而≤10cm 者为大肝癌,直径＞10cm 者为巨大肝癌。

(2)组织学

1)肝细胞型 最为多见,约占原发性肝癌的90％。癌细胞由肝细胞发展而来,呈多角形排列成巢状或索状,在巢或索间有丰富的血窦,无间质成分。癌细胞核大、核仁明显、胞质丰富、有向血窦内生长的趋势。

2)胆管细胞型 较少见,癌细胞由胆管上皮细胞发展而来,呈腺样,纤维组织较多,血窦较少。

3)混合型 最少见,具有肝细胞癌和胆管细胞癌两种结构。

2.转移途径

(1)肝内转移 肝癌最早在肝内转移,易侵犯门静脉及分支并形成癌栓,脱落后在肝内引起多发性转移灶。如门静脉干支有癌栓阻塞,可引起或加重原有的门静脉高压,形成顽固性腹水。

(2)肝外转移

1)血液转移 最常见的转移部位为肺,因肝静脉中癌栓延至下腔静脉,经右心达肺动脉,在肺内形成转移灶。尚可引起胸腔、肾上腺、肾、骨及脑等部位的转移。

2)淋巴转移　转移至肝门淋巴结最为常见,也可转移至胰、脾、主动脉旁及锁骨上淋巴结。

3)种植转移　少见,从肝表面脱落的癌细胞可种植在腹膜、横膈、盆腔等处,引起血性腹水、胸水。女性可有卵巢转移癌。

【护理评估】

(一)健康史

评估患者有无乙型或丙型肝炎病毒感染史、肝硬化病史;是否曾长期食用霉变的粮油、食品及饮用污染水;有无长期接触有机氯类农药、亚硝胺类等化学物质史;是否嗜酒;有无家族史等。

(二)身体状况

原发性肝癌起病隐匿,早期多缺乏典型症状。经甲胎蛋白(AFP)测定阳性的早期病例无任何症状和体征,称为亚临床肝癌。有症状者,大多数已进入中晚期,其主要表现有:

1.肝区疼痛　是肝癌最常见的症状,半数以上患者有肝区疼痛,多呈持续性胀痛或钝痛,是由癌肿生长过快、肝包膜被牵拉所致。如病变侵犯膈,疼痛可牵涉右肩或右背部;如癌肿生长缓慢,则可完全无痛或仅有轻微钝痛。当肝表面的癌结节破裂,可突然引起剧烈腹痛,从肝区开始迅速延至全腹,产生急腹症的表现,如出血量大时可导致休克。

2.肝大　最常见的具有特征性的体征。肝脏质地坚硬,表面凸凹不平,常有大小不等的结节,边缘钝而不整齐,常有不同程度的压痛。肝癌突出于右肋弓下或剑突下时,上腹可呈现局部隆起或饱满;如癌位于膈面,则主要表现为膈肌抬高而肝下缘不下移。

3.黄疸　一般出现在肝癌晚期,多为阻塞性黄疸,少数为肝细胞性黄疸。前者常因癌肿压迫或侵犯胆管或肝门转移性淋巴结肿大而压迫胆管造成阻塞所致;后者可由于癌组织肝内广泛浸润或合并肝硬化、慢性肝炎引起。

4.肝硬化征象　在失代偿期肝硬化基础上发病者有基础病的临床表现。原有腹水者可表现为腹水迅速增加且具难治性,腹水一般为漏出液。血性腹水多因肝癌侵犯肝包膜或向腹腔内破溃引起,少数因腹膜转移癌所致。

5.全身性表现　进行性消瘦、发热、食欲不振、乏力、营养不良和恶病质等。

6.转移灶症状　如转移至肺、骨、脑、淋巴结、胸腔等处,可产生相应的症状。有时患者以转移灶症状首发而就诊。

7.伴癌综合征　系指原发性肝癌患者由于癌肿本身代谢异常或癌组织对机体影响而引起内分泌或代谢异常的一组症候群。主要表现为自发性低血糖症、红细胞增多症及其他罕见的高钙血症、高脂血症、类癌综合征等。

8.并发症

(1)肝性脑病　又称肝昏迷,是原发性肝癌终末期的最严重并发症,约1/3的患者因此死亡。

(2)上消化道出血　上消化道出血约占肝癌死因的15%,出血可能与以下因素有关:①因肝硬化或门静脉、肝静脉癌栓而发生门静脉高压,导致食管胃底静脉曲张破裂出血;②晚期肝癌患者可因胃肠道黏膜糜烂合并凝血功能障碍而广泛出血。大量出血可加重肝功能损害,诱发肝性脑病。

(3)肝癌结节破裂出血　约有10%的肝癌患者发生肝癌结节破裂出血。肝癌破裂可局限于肝包膜下,产生局部疼痛;如包膜下出血快速增多则形成压痛性血肿;也可破入腹腔引起急性腹痛和腹膜刺激征。大量出血可致休克,少量出血则表现为血性腹水。

(4)继发感染　患者因长期消耗或化疗、放射治疗等,抵抗力减弱,容易并发肺炎、脓毒症、肠道感染等。

(三)辅助检查

1.实验室检查　甲胎蛋白(AFP)属肝癌血清标志物,有助于发现无症状的早期肝癌,也用于普查。AFP≥400μg/L或持续升高而排除了妊娠、活动性肝病、生殖腺胚胎性肿瘤和胃肠道癌肿等疾病者可诊断原发性肝癌,临床上约30%的原发性肝癌患者AFP不升高,转移性肝癌患者AFP也很少升高。另外可检测血清酶、其他肿瘤标志物、肝功能及凝血功能异常等。

2.影像学检查

(1)B超　能发现直径为2～3cm或更小病变,显示肿瘤的部位、大小、形态及肝静脉或门静脉有无栓塞等。

(2)CT、MRI　能显示肝脏肿瘤的部位、大小、数目、与周围脏器和重要血管的关系,可检查出直径1cm左右的小肝癌肿块。

(3)选择性肝动脉造影　能显示直径1cm以上的癌结节,常用于小肝癌的诊断。

(4)肝穿刺活组织检查　在B超、CT引导下行细针穿刺活检,具有确诊意义。

(四)心理-社会状况

评估患者及家属心理状态和承受能力。肝癌患者除了对癌症的恐惧外,对手术、放疗和化疗都会产生恐惧,给患者带来精神上的困扰。因此评估患者及家属对本病及其治疗方法、预后的认知程度极为重要。

(五)处理原则

随着医学技术的进步以及人群体检的普及,早期肝癌和小肝癌的检出率和手术根治切除率逐年提高。早期肝癌尽量手术切除,不能切除者应采取综合治疗的模式。

1.手术治疗　手术切除仍是目前根治原发性肝癌的最好手段,凡有手术指征者均应积极争取手术切除。手术适应证:①诊断明确,估计病变局限于一叶或半肝,未侵及第一、第二肝门和下腔静脉者;②肝功能代偿良好,凝血酶原时间不低于正常的50%;③无明显黄疸、腹水或远处转移者;④心、肺、肾功能良好,能耐受手术者;⑤术后复发,病变局限于肝的一侧者;⑥经肝动脉栓塞化疗或肝动脉结扎、插管化疗后,病变明显缩小,估计有可能手术切除者。由于手术切除仍有很高的复发率,因此术后宜加强综合治疗与随访。

2.其他局部治疗

(1)肝动脉化疗栓塞治疗(transcatheter arterial chemoembolization,TACE)　为原发性肝癌非手术治疗的首选方案,疗效好,可提高患者的3年生存率。TACE的主要步骤是经皮穿刺股动脉,在X线透视下将导管插至肝固有动脉或其分支,注射抗肿瘤药或栓塞剂。常用栓塞剂有吸收性明胶海绵碎片和碘化油。碘化油能栓塞0.05cm口径血管,甚至可填塞肝血窦,可以持久地阻断血流。采用碘化油混合化疗药,注入肝动脉,可发挥持久的抗肿瘤作用。TACE应反复多次治疗,一般每4～6周重复1次,经2～5次治疗,许多肝癌明显缩小,可进行手术切除。另外,TACE 在肝癌根治性切除术后进行可进一步清除肝内可能残存的肝癌细胞,降低复发率。

(2)无水酒精注射疗法(anhydrous alcohol injection therapy,PEI) PEI 是在 B 超引导下,将无水酒精直接注入肝癌组织内,使癌细胞脱水、变性,产生凝固性坏死,属于一种化学性治疗肝癌的方法。PEI 对小肝癌可使肿瘤明显缩小,甚至可以达到肿瘤根治的程度,对晚期肝癌可以控制肿瘤生长的速度,延长患者的生存期。是肿瘤直径小于 3cm 或结节数在 3 个以内伴有肝硬化而不能手术治疗者的主要治疗方法。

(3)物理疗法 局部高温疗法不仅可以使肿瘤细胞变性、坏死,而且还可以增强肿瘤细胞对放疗的敏感性,常见的方法有微波组织凝固技术、射频消融、高功率聚焦超声治疗、激光等。另外冷冻疗法和直流电疗法也可以达到杀伤肝癌细胞的作用。

3.放射治疗 一些病灶较为局限、肝功能较好的早期病例,如能耐受 40Gy 以上的放射剂量,其疗效显著提高。放射治疗可联合化疗、中药或其他支持疗法,可提高疗效。

4.全身化疗 对肝癌较有效的药物以 CDDP 方案为首选,常用的化疗药物有阿霉素、5-FU、丝裂霉素等,一般认为单一药物疗效较差。

5.生物和免疫治疗 如克隆技术、癌基因或酶的作用、糖蛋白、免疫逃避机制、分化诱导、抑制复发和转移、抑制新生血管、特异性的主动和被动免疫治疗等。目前单克隆抗体和酪氨酸激酶抑制剂类的各种靶向治疗药物等已被相继应用于临床,基因治疗和肿瘤疫苗技术近年来也在研究之中。

6.综合治疗 由于患者个体差异和肿瘤生物学特性的不同,治疗过程要根据患者具体情况制订可行的治疗计划,合理选择一种或多种治疗方法联合应用,尽可能去除肿瘤,修复机体的免疫功能,保护患者重要器官的功能。综合治疗目前已成为中晚期肝癌主要的治疗方法。

【常见护理诊断/问题】

1.疼痛 与肿瘤进行性增大,肝包膜张力增高或肝动脉栓塞术后产生栓塞综合证等有关。

2.营养失调:低于机体需要量 与疼痛不适、食欲下降、化疗所致的胃肠道反应、恶性肿瘤造成的慢性消耗等有关。

3.预感性悲哀 与担忧疾病预后和生存期限有关。

4.潜在并发症 肝性脑病、上消化道出血、肝癌结节破裂出血、继发感染、凝血功能障碍。

【护理目标】

1.患者学会减轻疼痛的方法。

2.患者营养入量增加,体重未再下降,营养状况改善。

3.患者愿意表达内心的感受、讨论病情并配合治疗。

4.并发症未发生或发生后能得到及时控制。

【护理措施】

(一)一般护理

1.休息 注意休息,必要时卧床休息,减少体力的消耗,增加肝脏的血流量,减轻肝脏的负担。

2. 饮食与营养 给予高热量、高维生素、易消化的食物，保证蛋白质摄入，但有肝昏迷者应禁蛋白，清醒后恢复期给予低蛋白饮食 30g/d；鼓励患者进食，安排良好的进食环境，保持口腔清洁，以促进患者的食欲；如有食欲不振、恶心、呕吐者，可给予止吐剂，呕吐后 30min 内勿进食，如出现剧烈疼痛时应暂停进食，待疼痛减轻后再进食；与营养师和患者共同商讨制订食谱，卧床休息患者每日每千克给予热量 105～126kJ；调整饮食色、香、味，增进患者食欲；协助重症患者进食。若无法进食或进食量少时，可考虑用胃肠外营养，以维持机体代谢需要。

(二)病情观察

1. 观察肝区疼痛的部位、性质、程度、持续时间，有无腹水、发热、黄疸，观察有无恶心、呕吐症状及强迫体位等。

2. 观察有无转移情况。如患者突然出现门静脉高压的表现，要考虑肝内扩散或门静脉系癌栓栓塞，出现骨骼疼痛提示骨转移等。

3. 观察有无并发症。如意识状态有无烦躁不安或嗜睡，表示有无肝性脑病发生；注意呕血、便血情况，以及时发现有无上消化道出血；突然发生剧烈腹痛，有急性腹膜炎和内出血表现应考虑肝癌结节破裂出血。

(三)症状护理

1. 疼痛 遵医嘱给予适量止痛药，提供安静环境及舒适体位，转移注意力，进行心理疏导。

2. 意识障碍 意识障碍是肝性脑病的主要表现，具体护理措施参见肝性脑病患者护理。

3. 出血 ①上消化道出血：若出血量少，采取禁食、休息、使用止血药等方法；出血多时，立即输液、输血，同时应用三腔二囊管压迫止血、经内镜或手术止血等；②肝癌结节破裂出血：若患者出现急性腹痛和腹膜刺激征，高度怀疑肿瘤破裂出血，及时与医生联系，积极配合抢救，做好急症手术的各项准备。

4. 腹水 大量腹水患者取半卧位，以减轻呼吸困难；低盐饮食，限制液体摄入量，每日不超过 1000ml；遵医嘱使用利尿剂，记录 24h 出入量，定期测量腹围和体重。

(四)肝动脉栓塞化疗患者的护理

1. 术前护理

(1)向患者及家属解释有关治疗的必要性、方法和效果，减轻疑虑，配合治疗。

(2)做好各种检查，如血常规、出凝血时间、肝肾功能、心电图、B超、胸透等；检查股动脉和足背动脉搏动的强度。

(3)做好碘过敏和普鲁卡因过敏试验，如碘过敏者可用非离子型造影剂。

(4)术前 6h 禁食禁水；术前半小时可遵医嘱给予镇静剂；测量血压。

2. 术中配合 准备好各种抢救用品和药物，及时安慰患者，使其尽量放松。在术者注射造影剂时，密切观察患者有无恶心、呕吐、心慌、胸闷、皮疹等过敏症状，监测血压的变化。注射化疗药物后应观察患者有无恶心、呕吐，一旦发现应帮助患者头偏向一侧，口边垫污物盘，指导患者做深呼吸，如使用的化疗药物胃肠道反应明显，可遵医嘱在注入化疗药物前给予止吐药。观察患者有无腹痛，如出现轻微腹痛，可安慰患者，转移其注意力；如疼痛较剧，患者不能耐受，可遵医嘱给予对症治疗。

3. 术后护理 术后由于肝动脉血供突然减少，可产生栓塞后综合征，即出现腹痛、发热、恶心、呕吐、血清清蛋白降低、肝功能异常等改变，应做好相应护理。

(1)术后禁食 2～3 天，逐渐过渡到流质饮食，并注意少量多餐，以减轻恶心、呕吐。

(2)穿刺部位压迫止血 15min 再加压包扎，沙袋压迫 6h，保持穿刺侧肢体伸直 24h，并观察穿刺部位有无血肿及渗血。

(3)密切观察病情变化，多数患者于手术后 4～8h 体温升高，持续 1 周左右，是机体对坏死肿瘤组织重吸收的反应。高热者应采取降温措施，避免机体大量消耗。注意有无肝性脑病前驱症状，一旦发现异常，及时配合医生进行处理。

(4)鼓励患者深呼吸，必要时吸氧，以提高血氧分压，利于肝细胞的代谢。

(5)栓塞术 1 周后，常因肝缺血影响肝糖原储存和蛋白质的合成，应医嘱静脉输注白蛋白，适量补充葡萄糖液。准确记录出入量，如出汗、尿量、呕吐物等，以作为补液的依据。

(五)手术护理

1.术前护理

(1)**改善全身情况**　注意休息，按医嘱给白蛋白、血浆、全血、维生素 K 等，改善肝功能，纠正低蛋白血症及凝血功能障碍，纠正营养不良，提高对手术的耐受性。

(2)**肠道准备**　术前 3 天应进行必要的肠道准备，口服链霉素、甲硝唑等药物以抑制肠道细菌，以减少氨的来源，避免诱发肝性脑病，详细内容参考肝硬化的有关护理。

(3)**防治感染**　肝脏手术前 2 天，按医嘱使用抗生素，以防治手术前后感染；避免使用对肝脏有损害的药物。

(4)**其他准备**　根据肝叶切除范围备足血液，以新鲜血为佳，避免输入大量库血而引起凝血障碍；术前禁食 12h，禁水 6～8h；术前放置胃管，必要时留置导尿管，对于食管静脉曲张患者，插胃管时动作一定要轻柔，必要时与医生共同配合。

2.术后护理

(1)**体位**　术后 2 天，病情稳定后宜取半卧位，嘱咐患者缓慢地移动和变换体位，一般不鼓励患者过早下床活动，尤其是肝叶切除术后，以防止肝断面出血；在卧床期间，应鼓励患者深呼吸及咳嗽，防止发生肺部感染或肺不张等并发症。

(2)**营养与输液**　术后禁食、胃肠减压，胃肠蠕动功能恢复后给予流质，后酌情改为半流质、普食。在禁食期间，进行静脉输液，维持水、电解质、酸碱平衡。对广泛肝切除术后，可使用要素饮食或静脉高价营养支持。

(3)**病情观察**　术后严密观察神志、生命体征、全身皮肤黏膜、尿量、腹部的症状和体征及各种引流液的性质和量，注意切口有无渗血、渗液；观察有无内出血休克、肝性脑病、胆汁渗漏、腹水、腹腔感染等并发症的临床征象。术后出血多发生于 24h 内，是肝脏手术后的严重并发症。当发现患者引流管每小时引流量超过 200ml 或 8h 超过 400ml 以上时，应怀疑有活动性出血存在的可能，一旦发现，及时与医生联系，加快输液或输血速度，做好再次手术的准备。每天至少检测 1 次血糖、凝血酶原时间、电解质、氮质血症、血氨水平，如有异常立即报告医生协助处理。

(4)**引流管护理**　肝叶和肝脏局部切除术后需放置双腔引流管，一般放置 3～5 天，渗出液明显减少时可及时拔除。引流管妥善固定，保持通畅；注意无菌操作，每天更换引流接管和引流袋。对于术中肝动脉、胃网膜右血管插管的患者，每日常规用肝素液封管。

(5)保肝措施　术后间歇性吸氧 3～4 天,术后 2 周内静脉输适量血浆、白蛋白、支链氨基酸等,也可少量多次输鲜血,促进肝功能恢复。

(6)抗感染　继续使用抗生素,防治肝创面、胸腔、腹腔和切口等感染。

(六)心理护理

深入了解患者情绪变化,鼓励其表达自己的想法和担忧;维护患者的尊严,帮助其正视现实,树立战胜疾病的信心,使患者保持心情愉快,积极参与治疗;对家属给予精神安慰,说明病情变化的可能性,加强与家属的联系,取得患者和家属的良好配合。

(七)健康指导

1.注意劳逸结合,术后 6～8 个月,可逐渐恢复日常活动,平衡作息时间,避免过度劳累。

2.保持乐观情绪,建立积极的生活方式,有条件者可参加社会性抗癌组织活动,增加精神支持,以提高机体抗癌能力。

3.多食营养丰富、均衡、清淡、易消化的食物,避免饮酒或任何含酒精的饮料,避免吸烟和进食粗糙、坚硬的食物,减轻对肝脏的损害;避免高蛋白饮食,以免增加肝脏负担诱发肝性脑病;有腹水者应低盐饮食。

4.避免受凉、感冒等各种不良刺激。

5.嘱咐患者定期随访并接受化疗、放疗。一旦有体重减轻、出血倾向、黄疸或疲倦等表现,及时就诊。

【护理评价】

1.患者疼痛是否减轻。

2.患者营养入量是否增加,体重是否下降,营养状况是否得到改善。

3.患者是否愿意表达内心的感受、讨论病情并配合治疗。

4.并发症是否发生或发生后能得到及时处理。

(赵春阳　王明霞)

第十七节　胆石症患者的护理

⭐ 学习目标

1.掌握胆囊炎、胆石症、急性重症胆管炎患者的临床特点及护理要点。

2.熟悉胆管疾病患者的主要检查方法及检查前后的护理要点。

3.了解胆管疾病的病因及胆石症的分类。

4.能对胆石症患者进行正确的饮食、休息和生活指导,能进行 T 管护理并对 T 管引流过程中的异常情况进行判断和处理。

5.对胆石症患者有较强的爱伤意识。

导入情景

情景描述:

女性,40岁。因右上腹剧痛3个小时入院。患者诉疼痛剧烈,向右肩部放射,呕吐2次,吐出胃内容物,自觉怕冷发热。入院前曾进油腻食物。入院检查:体温39.2℃,血压88/56mmHg,精神萎靡,意识模糊,巩膜深度黄染,口唇干燥,剑突下偏右季肋压痛,肌紧张,有反跳痛,肠鸣音减弱。

如果你是当班护士,请问:

1.患者可能发生了什么情况?

2.需要采取哪些措施?

3.患者带着T管出院,如何进行与该导管相关的出院指导?

胆管疾病包括胆石症、胆管感染、胆管蛔虫病以及胆管肿瘤和畸形等,其中以胆石症和胆管感染为最多见,是我国的常见疾病。随着社会发展,营养结构及生活习惯的改变,发病率明显增高,女性患病率比男性可高出1倍。

胆石症(cholelithiasis)与胆管感染常同时发生,两者互为因果。其特点是发病率高、复发率高、再次手术率高,急性重症型患者死亡率高,特殊检查多。

【病因及分类】

(一)病因

胆结石成因较复杂,至今未完全阐明,一般是认为多综合因素所致。

1.胆汁代谢异常 正常胆汁中胆汁酸(盐)、磷脂及胆固醇三者按比例构成微胶粒。当胆固醇过饱和时,胆固醇则会析出结晶,与钙盐结合而形成胆固醇结石(cholesterol stone,CS)。成石性胆汁刺激胆囊黏膜分泌黏蛋白,与细菌及其他成分共同促使结石形成。

2.胆管感染 由于各种原因所致的胆汁瘀滞,细菌入侵胆管,引起胆管感染,大肠埃希菌产生 β-葡萄糖醛酸酶,能使结合性胆红素水解为非结合性胆红素,与钙结合生成胆红素钙,促使胆色素结石(bile pigment stone,PS)形成。虫卵和成虫残体也作为核心形成胆色素结石。

3.胆汁瘀滞 胆囊胆管的解剖或病理造成的畸形,如胆囊间隔、胆囊管狭窄扭曲等;胆汁黏度增高,胆管阻力超过胆囊最大收缩排空能力时;任何原因胆流驱动压减弱时,均可引起胆汁瘀滞而形成结石。

4.其他 胆石症的发生与女性多胎妊娠及使用避孕药有关,研究表明雌性激素增高是发生胆囊结石的危险因素;肥胖、糖尿病、肝硬化等患者,胆石症的发生率也较高。

(二)结石的分类

1.按结石的部位分类 可分为胆囊结石、肝内胆管结石、肝外胆管结石(图5-47)。

(1)胆囊结石 多为胆固醇结石或以胆固醇为主的混合性结石,约占全部胆结石的50%。

(2)肝外胆管结石 多是胆色素结石或以胆色素为主的混合性结石,约占全部胆结石的

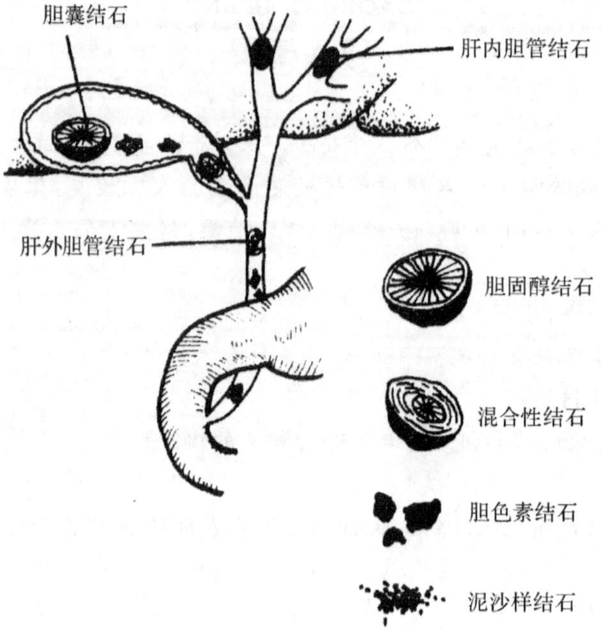

图 5-47　胆石分类

$20\%\sim30\%$,多在胆总管的下端。

(3)肝内胆管结石　多是胆色素结石或以胆色素为主的混合性结石,约占全部胆结石的$20\%\sim30\%$,是原发性胆管结石,在我国最常见。

2. 按结石的成分分类

(1)胆固醇结石　组成成分以胆固醇为主,占胆结石的50%,其中80%发生于胆囊。结石外观呈白黄、淡灰黄色或黄色。质硬,表面光滑,呈多面体、圆形或椭圆形,剖面见放射状排列的条纹;核心色素较多,大小不一,X线检查多不显影。

(2)胆色素结石　以胆红素为主要成分。主要发生于胆管内,常与胆管感染有关。占胆结石的37%,75%在胆管内。外观呈棕黑色或棕褐色,大小不一,形状可为粒状或长条状,质地松软、易碎。松软不成形者称为泥沙样结石。剖面呈层状。X线检查常不显影。

(3)混合性结石　主要由胆红素、胆固醇、钙盐等混合而成。混合性结合占胆结石的6%,其中60%发生在胆囊,40%在胆管内。结石剖面呈层状,有的中心呈放射状而外周呈层状,因所含成分的比例不同而呈现不同的形状和颜色。因其含钙盐较多,X线检查常显影。

另有一种黑结石,占胆石的6%,它的形成与蛋白网络沉积有关,呈黑圆球形,剖面无特殊结构。此外,还有少见的胆结石类型,如碳酸盐结石、磷酸盐结石等。

【护理评估】

(一)健康史

询问患者有无高脂饮食、肥胖、妊娠史及服用避孕药等,有无胆囊、胆管感染病史及家庭中有无类似疾病史;有无呕吐蛔虫或粪便排出蛔虫史;有无肝硬化、糖尿病、胃大部切除等病史。

(二)身体状况

1. 胆囊结石、胆囊炎

(1)胆囊结石　可因结石的大小、部位、性质,有无梗阻、感染等而不同。有些患者主诉不明显,无典型的胆管疾病症状,仅在体验、手术时发现的结石,称为静止性胆囊结石。单纯性胆囊结石、无梗阻和感染时,常无临床症状或仅有轻微的消化系统症状。较小结石在进油腻饮食后胆囊收缩,结石随胆汁排出可堵塞胆囊管而引起剧烈胆绞痛,同时常继发感染而发生急性胆囊炎。

(2)急性胆囊炎　表现为右上腹阵发性绞痛,并可向右肩部或背部放射,伴有恶心、呕吐和发热,一般无寒战。

早期可做墨菲征(Murphy)检查。方法是患者平卧,检查者站在患者右侧,左手拇指置于右腹直肌外缘与肋弓交界处,其余各指放在肋骨上,嘱患者缓慢深吸气,使肝脏下移,当有炎症的胆囊触到拇指时,即因疼痛而屏气,称为墨菲征阳性,说明胆囊有急性炎症。

病情加重后,右上腹可触及肿大胆囊,局部有压痛和肌紧张,若胆囊穿孔,右上腹部肌紧张范围扩大,有明显压痛、反跳痛。

(3)慢性胆囊炎　常为急性胆囊炎的后遗症。临床表现为脂肪消化不良,心窝部有闷胀痛或右上腹轻压痛。患者往往误以为是胃病。

2. 肝外胆管结石　当结石阻塞胆管继发胆管炎时,表现为 Charcot 三联征:①腹痛:位于剑突下或右上腹部,呈阵发性刀割样绞痛,或持续性疼痛伴阵发性加剧。疼痛向右后肩背部放射,伴有恶心、呕吐。主要是结石嵌顿于胆总管下端或壶腹部,刺激胆管平滑肌,引起 Oddi 括约肌痉挛所致。②寒战、高热:于剧烈腹痛后,出现寒战、高热。体温可高达 39～40℃,呈弛张热。是梗阻胆管继发感染后,脓性胆汁和细菌逆流随肝静脉扩散所致。③黄疸:结石堵塞胆管后,胆红素逆流入血,患者出现黄疸。由于黄疸的轻重程度与梗阻的程度、是否继发感染及阻塞的结石是否松动有关,临床上黄疸多呈间歇性和波动性变化。其他尚有肝脏和胆囊肿大并伴有压痛等表现,粪便颜色变浅或呈陶土色,尿色变深。

3. 肝内胆管结石　有的患者出现肝区胀痛,但常无胆绞痛,一般无黄疸。如合并感染时则出现寒战、高热、轻度黄疸,甚至并发急性梗阻性化脓性胆管炎或合并肝脓肿。

4. 急性梗阻性化脓性胆管炎(acute obstructive suppurative cholangitis, AOSC)　即急性重症胆管炎(acute cholangitis of severe type, ACST),患者多有胆管疾病发作史和手术史。发病急骤,病情发展迅猛,除了具有胆管炎的 Charcot 三联征外,尚可出现感染性休克和神志改变,即 Reynolds 五联征,是诊断 AOSC 不可缺少的诊断依据。体检时发现体温高达40℃以上,心率 120 次/min 以上,血压降低;呈急性重病容,神志改变,皮肤瘀斑、发绀;剑突下压痛和肌紧张,肝区叩痛,有时可扪及肝大和胆囊肿大。

(三)辅助检查

1. 实验室检查　血白细胞总数、中性粒细胞计数升高,血清转氨酶、胆红素可异常,注意凝血时间是否延长,血培养是否阳性。

2. 影像学检查

(1)腹部 X 线平片　15%的胆囊结石可在腹部平片上显影。由于其显示率较低,一般不作为常规检查手段。

（2）B超　是诊断胆管疾病的首选方法，可发现胆管扩张、胆管结石等。

（3）电子计算机体层扫描（computed tomography，CT）、磁共振成像（magnetic resonance imaging，MRI）　能清晰地显示肝、胆、胰的形态和结构，发现其内有无结石、肿瘤或梗阻的情况，有助于明确梗阻部位和原因。属于无创伤、准确性较高的检查。MRI检查一般情况下不用造影剂，病情危重、烦躁不安或精神病患者不宜进行MRI检查。

（4）经皮肝穿刺胆管造影（percutaneous transhepatic cholangiography，PTC）或经皮肝穿刺置管引流术（percutaneous transhepatic choleductus drainage，PTCD）　在X线透视或B超引导下，利用特制穿刺针经皮肤经肝穿刺将造影剂直接注入肝内胆管，可清楚地显示结石及结石阻塞以上胆管的解剖关系，确定病变部位、范围、程度和性质，有助于黄疸的鉴别，也不受肝功能减退或黄疸的限制。该法为有创检查，有发生胆汁漏、出血、胆管感染等并发症的可能，故术前应做充分的检查和准备，术后注意观察并发症的发生。PTCD是对重度梗阻性黄疸患者施行PTC后，置管于肝胆管内引流减压，既可防止单行PTC胆汁漏造成腹膜炎，又可缓解梗阻性黄疸，改善肝功能，为择期手术做好术前准备，此外，对严重胆管炎患者还可通过导管进行冲洗和滴注有效的抗生素。

（5）经内镜逆行胆胰管造影（endoscopic retrograde cholangio-pancreatography，ERCP）　是在纤维十二指肠镜直视下通过十二指肠乳头将导管插入胆胰管进行造影。可诊断胆管及胰腺疾病，能直视病变部位，取活体组织作细胞学检查；收集十二指肠液、胆汁、胰液作理化分析；取除胆管结石或蛔虫。可鉴别肝内外胆管梗阻的部位和病变的范围，以协助诊断及治疗。

（6）放射性核素扫描检查　为无创检查，辐射物剂量小，对患者无损害。将示踪剂^{99m}锝标记的二乙基氨二醋酸（^{99m}锝 Tc-EHIDA）经静脉注射，示踪剂经肝脏分泌，随胆汁进入胆管，用γ相机或单光子束发射计算机断层扫描仪连续摄影，作动态观察。适用于肝内胆管结石、急慢性胆囊炎、胆管畸形、胆管术后观察以及黄疸的鉴别诊断。

3. 纤维胆管镜检查（fibro-choledochoscope examination）　用于协助诊断和治疗胆管结石，了解胆管有无狭窄、畸形、肿瘤、蛔虫。

（四）心理-社会状况

胆石症的剧痛、反复发作，甚至多次手术可使患者出现焦虑、恐惧、悲观失望的情绪，有的患者甚至拒绝治疗。了解患者的家属、亲友、单位对患者的支持程度，家庭的经济承受能力、医疗费用来源等。

（五）处理原则

1. 胆囊结石治疗　单纯性胆囊炎病情有缓解趋势者，可采用禁食、解痉、输液和抗生素等治疗，非手术疗法期间应密切观察病情变化，待病情缓解后再择期手术。若病情无缓解，或者已诊断为化脓性或坏疽穿孔性胆囊炎，应尽早手术治疗，若全身情况和胆囊局部及周围组织病理改变允许，应行胆囊切除术。现在大多采用腹腔镜下胆囊切除术（laparoscopic cholecystectomy，LC）。

2. 肝外胆管结石治疗　原则上应清除病灶，取净结石，建立引流，预防胆石复发。

（1）非手术疗法　并发胆管感染者，应禁食、胃肠减压、解痉止痛、利胆、补液及应用抗生素等以控制感染，待症状控制后再择期进行手术。对于术后胆管内有残余结石，可在手术6

周后经 T 管瘘管插入胆管镜取石,或采用 T 管灌注溶石疗法。

(2)手术治疗 常用的术式有:①胆总管切开取石置 T 管引流术(图 5-48):适用于胆总管上、下端通畅的胆总管结石和炎症者;②Oddi 括约肌切开成形术:适用于胆总管下端小于 1.5cm 狭窄者;③胆管空肠 Roux-Y 吻合术(图 5-49):适用于胆总管下端严重狭窄或梗阻,且无法用手术解除梗阻,但胆管上端必须通畅者;④ERCP:检查的同时向胆总管放置取石网篮取石,此法创伤小,尤其适用于结石数目少,年老体衰伴有重要脏器疾病而无法耐受手术的患者。

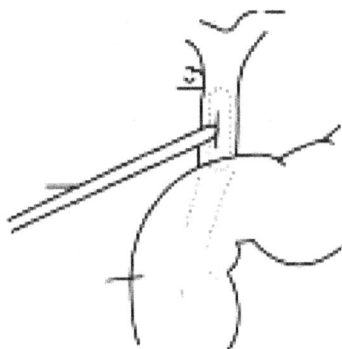

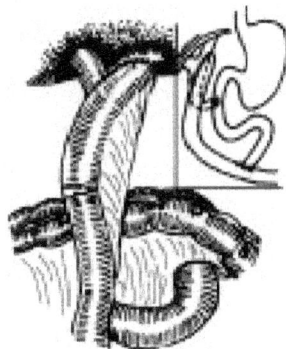

图 5-48 T 管引流术   图 5-49 胆管空肠 Roux-Y 吻合术

3.肝内胆管结石治疗 以手术治疗为主,基本治疗原则与肝外胆管结石治疗相同,其中解除胆管狭窄是手术治疗的关键。因其治疗难度明显高于肝外胆管结石,术后残余结石率、再手术率高,因此疗效尚不满意。

4.急性梗阻性化脓性胆管炎治疗 原则上应边抗休克边手术。紧急手术以解除胆管梗阻并引流,达到有效减压和控制感染、挽救生命的目的。常采用胆总管切开减压,取净结石,冲洗肝内外胆管,吸出脓液,T 形管引流。应尽快静脉输液,恢复有效循环血量,并应用大剂量有效抗生素等措施,以维持血压和重要脏器功能。

【常见护理诊断/问题】

1.疼痛 与胆管结石、胆管梗阻所致胆汁流出不畅及 Oddi 括约肌痉挛、胆管感染等有关。

2.体温过高 与胆管感染、炎症反应等有关。

3.营养失调:低于机体需要量 与发热、恶心、呕吐、食欲不振、手术创伤等有关。

4.皮肤完整性受损 与黄疸、引流液刺激引起皮肤瘙痒等有关。

5.焦虑 与胆管疾病反复发作,担心预后等有关。

6.知识缺乏 与引流管的护理、饮食保健的信息来源不足等有关。

7.潜在并发症 胆管出血、胆汁漏等。

【护理目标】

1.患者疼痛得到有效缓解。

2.患者体温控制在正常范围。

3.患者营养状况改善。

4.患者皮肤完好,不发生糜烂、溃疡等。

5.患者焦虑减轻,能接受病情并积极配合治疗护理。

6.患者能说出胆囊切除术后饮食注意点,带 T 管出院者能自我管理管道。

7.并发症未发生或得到及时处理。

【护理措施】

(一)一般护理

1.休息　急性发作期指导患者卧床休息,采取尽可能舒适的卧位。

2.饮食　胆管疾病患者,对脂肪消化吸收能力低,而又常有肝功能损害,故应低脂、高糖、高维生素、易消化饮食,肝功能较好者可给予高蛋白饮食;病情较重,恶心、呕吐明显者,应暂禁食,注意静脉补液,维持水、电解质、酸碱平衡,准确记录 24h 出入液量。

(二)病情观察

1.生命体征　观察患者的生命体征变化,发现血压下降,伴有意识改变,判断是否发生了急性重症胆管炎,及时报告医生,并在抗休克的同时做好急诊术前准备。

2.腹痛　观察患者腹痛的部位、性质、持续时间、放射方向等,若腹痛加重,是否出现了胆绞痛,根据情况给予止痛护理。

3.黄疸　观察患者黄疸的程度、消退情况、大便颜色有无变化。

4.引流液　观察腹腔引流管、T 管内引流液的量和性状(详见引流管护理和 T 管护理)。

(三)用药护理

胆绞痛发作时,可用止痛药解痉止痛,常用阿托品,或加用哌替啶,但不能用吗啡,因吗啡使 Oddi 括约肌痉挛,可使胆管梗阻加重。根据医嘱应用抗生素,注意药物的性状、给药途径、药物疗效和不良反应。

(四)对症护理

1.止痛　患者需卧床休息,协助患者取舒适体位,以减轻疼痛;耐心倾听患者诉说,交谈其感兴趣或关心的问题,分散其注意力;遵医嘱给止痛药,并评估其效果。

2.止痒　用温水擦洗,忌烫水、肥皂水擦洗,保持皮肤清洁;外用炉甘石洗剂止痒,忌搔抓;指导患者穿宽松、棉布类衣服,并修剪指甲,预防皮肤的损伤和感染。

(五)配合检查护理

1.B 型　为避免受肠道内积气影响,在 B 型超声波检查前嘱患者禁食 12h、禁饮 4h。

2.CT、MRI　CT 检查前作碘过敏试验,并需禁食 12h,禁饮 4h。MRI 检查患者必须去掉身上携带的所有金属物品(手机、手表、钥匙、硬币等)、头饰、发卡、磁卡、假牙、眼镜、项链、耳环、手镯、装饰物、皮带、带有金属纽扣的衣物、文胸等,告知患者检查时机器会发出各种声音,不必惊慌,检查中不得随意移动身体等。

3.经皮肝穿刺胆管造影和经皮肝穿刺置管引流术

(1)患者准备　①术前检查出凝血时间、血小板计数、凝血酶原时间。如有异常积极处理和纠正;②注射维生素 K_1;③做普鲁卡因和碘过敏试验;④检查前 3 天应用抗生素,术前一晚服缓泻剂,术日晨禁食。术前 30min 开始输液,同时做好即可手术的准备。

(2)注意事项　①经肋间穿刺时患者取仰卧位;②嘱患者在穿刺过程中平稳呼吸,避免憋气或做深呼吸;③术后平卧 4～6h,每小时测血压、脉搏 1 次,共 6 次,或至平稳为止。密切观察腹部情况,注意有无出血、发热、畏寒等情况。遵医嘱应用抗生素 3 天及止血药。出凝血时间异常、碘过敏、心功能不全、急性胆管感染者禁忌此检查。

4. 内镜逆行胆胰管造影

(1)患者准备　基本同其他纤维内镜检查前的准备,包括检查前 15min 常规注射地西泮 3～10mg,东莨菪碱 20mg。术前禁食,做好心理护理、碘过敏试验。

(2)注意事项　患者于造影后 2h 方可进食。造影过程中发现特殊情况者,应留观并做相应处理。由于该方法可诱发急性胰腺炎、胆管炎、败血症等并发症,故造影后 1～3h 及第 2 日晨各测血淀粉酶 1 次,并观测体温、白细胞计数和分类,若有异常应及时处理。可遵医嘱预防性应用抗生素。急性胰腺炎、碘过敏者禁忌此检查。

5. 纤维胆管镜检查

(1)术中胆管镜(intraoperative choledochoscopy,IOC)　术中经胆总管切口直接放入胆管镜检查胆总管下端的病变,还可向上导入肝内,检查细小胆管的病变。适应于术前胆管疾病诊断不明;术中发现与术前诊断不符;胆囊造瘘取石术后及腹腔镜取石后疑残留结石者。操作中应随时注意吸引溢出的胆汁及腹腔内渗出液。检查顺序为先肝内胆管,后肝外肝管。还可行活体组织检查。

(2)术后胆管镜(postoperative choledochoscopy,POC)　适用于胆管术后疑有残余结石、胆管蛔虫、狭窄、肿瘤、胆管出血的检查和治疗。术后单纯胆管镜检查应用于术后 4 周、胆管镜取石手术后 6 周方可开始。患者取仰卧位、拔除 T 管后立即从窦道插入胆管镜。边进边观察,检查顺序为先肝外胆管后肝内胆管。检查后应注意观察患者有无发热、恶心呕吐、腹泻、窦道穿孔、胆管出血等并发症。严重心功能不全、严重胆管感染、有出血倾向者禁忌此检查。

(六)腹腔镜胆囊切除术护理

1. 术前护理

(1)皮肤准备　患者术前 1 天备皮,尤其要做好脐部消毒工作,用棉签蘸肥皂液擦拭脐部,然后用清水冲净,污垢较多者需多次清洗。脐部是腹腔镜手术的气腹针入口和带有光导纤维的腹腔镜的入口,也是最容易感染的切口。

(2)胃肠道准备　术前 2 天禁食产气类食物。术前一晚进流质饮食,术晨常规禁食禁水,进手术室前排空膀胱。

(3)心理护理　腹腔镜手术目前已经广泛使用,以其手术创伤小、痛苦轻、住院时间短、恢复快而被大多数患者接受和认可。术前让患者及家属知道实施手术的必要性及腹腔镜手术的优点,并告知手术的特殊性、局限性、适应证、可能发生的并发症以及可能中转剖腹手术等。与其他腹腔镜术后的患者交流,以消除患者和家属的思想顾虑。

2. 术后护理

(1)一般护理　腹腔镜手术均采用全麻,手术后患者清醒前去枕平卧,头偏向一侧,评估及观察患者生命体征的变化并记录,待患者完全清醒后改半卧体位,定时翻身,做好皮肤护理,保持低流量、间断性吸氧,促进二氧化碳的排出,患者清醒后,鼓励患者深呼吸,通过翻身、拍背促进痰液排出,保持呼吸道的通畅。术后禁食 24～48h,麻醉清醒 4～6h 可拔除胃管,有胃肠道反应者应保留胃管,并接负压持续吸引,待胃肠功能恢复后拔除胃管。胃肠功能恢复后开始少量流质饮食,渐为半流质饮食,以少量多次流质逐渐改为半流质,普食选择高蛋白、低脂肪、易消化的饮食。静脉补充液体及维持水、电解质及酸碱平衡。

(2)疼痛护理　术后一般疼痛较轻,常见腹部不适,主要因腹腔急性扩张致小血管撕裂、神经牵拉和疼痛介质释放所致。多见于上腹、下腹及肩背部,以上腹部多见,若出现两侧肋部及肩部疼痛,是因为气腹气体未完全排净,刺激膈肌所致,待气体完全吸收后症状会自行消失,多不需特殊处理。对疼痛明显者予以镇痛。

(3)引流管护理　每日观察记录引流量、色、性质,更换引流袋时注意无菌操作,防止逆行感染。引流管应注意正确固定和妥善保护,避免牵拉、扭曲而致拉脱或引流不畅。输液毕拔除尿管。

(4)切口护理　术后腹壁仅有 4 个 1cm 左右的创口,1 周左右可去除敷料,术后 24h 内严密观察穿刺口有无渗出物,及时更换敷料以防伤口感染。

(5)并发症护理　常见的并发症有呕吐、腹腔内出血、胆汁漏等。

1)呕吐　呕吐是腹腔镜胆囊切除术后最常见症状,引起呕吐的原因有麻醉药物作用、腹腔内灌注大量的二氧化碳及手术牵拉胃肠道刺激。遵医嘱用药如甲氧氯普胺等镇吐药物。

2)腹腔内出血　一般发生在术后 6～10h,尤其是高血压或有出血倾向、凝血功能障碍的患者,更应注意,加强巡视,密切观察切口敷料是否干燥、引流液的色泽、量等。

3)胆汁漏　观察切口敷料是否有胆汁液渗出,若有剧烈腹痛、腹膜刺激征等异常情况应立即报告并配合医生及时处理。

(七)手术护理

1. 术前护理　按常规术前准备外,还应采取积极保肝、控制感染的措施;拟行胆肠吻合术者,术前 3 天口服肠道不吸收的抗生素,并静脉或肌注补充维生素 K,术前 1 天晚行清洁灌肠。术前应自静脉或肌内注射维生素 K,以预防可能发生的凝血功能障碍。

2. 术后护理

(1)体位　血压平稳后改为半卧位,鼓励患者深呼吸、有效咳嗽和翻身,以预防肺部感染。

(2)饮食与输液　术后禁食 1～2 天,胃肠功能恢复、肛门排气后进流质,后渐改低脂半流质饮食。禁食期间静脉输液,维持水、电解质平衡,输液中按医嘱应用抗生素控制感染。

(3)病情观察　①观察神志、生命体征、尿量的变化;②观察腹部症状、体征变化,记录腹腔引流液的性质和量,判断有无胆汁性腹膜炎及内出血的发生;③观察黄疸变化,如黄疸逐渐减退,说明病情正趋向好转;如黄疸不减或逐日加重或突然出现黄疸,应及时与医生联系,可能胆汁引流不畅或胆管梗阻;④观察切口情况,若有红、肿、恶臭、流脓或发热、伤口剧痛,应立即告诉医生。

(4)腹腔引流管护理　参见急性腹膜炎患者护理的相关内容。

(5)T 管引流护理　参见实训项目 T 管引流患者的护理。

(6)并发症护理

1)出血　术后若患者出现面色苍白、脉搏加快、血压下降、黑便或呕血等,腹腔引流管或 T 管每小时出血量大于 100ml,持续 3h 以上,提示腹腔内出血或胆管出血,应立即与医生联系,按医嘱给予输液输血、止血药物等治疗,并做好手术止血的术前准备。

2)胆汁漏　术后若患者切口处有黄绿色胆汁样引流物,每小时在50ml以上,并出现腹膜刺激征、发热等,应考虑胆漏致胆汁性腹膜炎,立即通知医生并协助处理。长期大量胆漏者,需维持水、电解质的平衡,补充热量和维生素,能进食者鼓励进低脂、高蛋白、高维生素饮食,少量多餐。

(八)心理护理

多和患者沟通,解释胆石症的发病原因、发病特点和缓解方法,取得患者的配合。患者对各种反复的检查、多次手术会产生焦虑、紧张、恐惧等心理反应,耐心倾听患者及家属的诉说,根据患者的提问解释各种检查、治疗、手术的重要性和必要性,消除其顾虑,积极配合治疗护理。多与家属交流,让家属和病友参与心理护理,会取得更好的效果。

(九)健康指导

1.指导患者选择低脂、高糖、高蛋白、高维生素、易消化的饮食,忌油腻食物及饱餐。肥胖者应适当减肥,糖尿病者应遵医嘱坚持药物和饮食治疗。养成良好的工作、休息和饮食规律,避免劳累及精神高度紧张。

2.非手术治疗的患者,应遵医嘱坚持治疗,按时服药,定期复查。若出现腹痛、黄疸、发热、厌油腻等症状时,应立即到医院就诊。告诉中年以上胆囊结石患者,应定期复查或尽早行胆囊切除术,以防胆囊癌发生。

3.向带T管出院的患者解释T管的重要性,告知出院后的注意事项。尽量穿宽松柔软的衣服,以防引流管受压;沐浴时采用淋浴,用塑料薄膜覆盖引流管处,以防增加感染的机会。日常生活中避免提举重物或过度活动,以免牵拉T管而致其脱出。在T管上标明记号,以便观察其是否脱出。引流管口每日换药1次,周围皮肤涂氧化锌软膏加以保护。若敷料渗湿,应立即更换。每日在同一时间更换引流袋,并记录引流液的颜色、量和性状。若发现引流液异常或身体不适等,应及时就医。

【护理评价】

1.患者疼痛是否缓解或消失。

2.患者体温是否恢复正常。

3.患者营养状态是否改善,有无贫血、低蛋白血症发生,体重是否维持在正常范围内。

4.患者皮肤有无损害,瘙痒症状是否减轻或消失。

5.患者情绪是否稳定、能否配合治疗护理。

6.患者能否说出胆囊切除术后饮食等注意点,带T管出院者能否自我管理管道。

7.有无并发症发生或发生时能否得到及时处理。

(方志美)

第十八节 急性胰腺炎患者的护理

学习目标

1. 掌握急性胰腺炎患者的临床特点、术前术后护理。
2. 熟悉急性胰腺炎的病因。
3. 了解急性胰腺炎的病理生理。
4. 能评估急性胰腺炎患者的病情，完成护理评估记录；能对急性胰腺炎患者提出正确的护理措施；能对急性胰腺炎患者进行健康指导。
5. 具有高度责任感，尊重、关心爱护患者。

DAORU QINGJING
导入情景

情景描述：

王先生，49 岁。因暴饮暴食后突发上腹部持续性刀割样疼痛 1 天，疼痛向左腰背部放射，伴腹胀、频繁呕吐，呕吐物为胃内容物。家人将其送医院进行救治，CT 检查结果显示急性出血坏死型胰腺炎。

若你是当班护士，请问：

1. 应密切观察患者哪些情况？
2. 该患者可能会出现哪些并发症？采取哪些措施可减轻患者的腹痛？

急性胰腺炎(acute pancreatitis)是指胰腺分泌的消化液被激活而发生自身消化的化学性炎症，是常见的急腹症之一。临床以急性上腹痛、恶心、呕吐、发热、血和尿淀粉酶增高为特点。根据病理改变，将其分为水肿型和出血坏死型急性胰腺炎。前者以胰腺水肿为主，临床多见，以间质充血、水肿和炎性细胞浸润为主，约占急性胰腺炎的 90%，病程自限，预后良好；后者胰腺出血坏死，病情危重，常有继发感染、腹膜炎和休克等并发症，病死率高。本病是常见的消化系统急腹症，可见于任何年龄，但多见于青壮年。

【病因】

急性胰腺炎的病因尚未完全明了，在我国半数以上由胆管疾病引起，在西方国家，除胆石症外，酗酒亦为主要原因。可能有以下几种病因。

1. 胆管系统疾病 国内报道约 50% 的急性胰腺炎并发于胆石症、胆管蛔虫病和胆管感染等胆管疾病，据统计约 30%～80% 为胆囊炎胆石症所引起。由于多种原因，包括壶腹部结石、蛔虫或肿瘤压迫而阻塞，或胆管近段结石下移，造成 Oddi 括约肌炎性狭窄，或胆系结石及其炎症引起括约肌痉挛水肿，均使胆汁不能通畅流入十二指肠内，而反流至胰管内，胰管内压升高，致胰腺腺泡破裂，胆汁胰液及被激活的胰酶渗入胰实质中，具有高度活性的胰蛋白酶进行"自我消化"，发生胰腺炎。

2.胰管阻塞　胰管结石、狭窄、肿瘤或蛔虫钻入胰管等均可引起胰管阻塞,胰管内压过高,使胰管小分支和胰腺腺泡破裂,胰液外溢到间质引起急性胰腺炎。

3.酗酒和暴饮暴食　酒精对胰腺直接有毒及局部刺激,造成急性十二指肠炎、乳头水肿、Oddi括约肌痉挛,致胆汁排出受阻,加之暴食引起胰液大量分泌,胰管内压骤增,诱发本病。慢性嗜酒者常有胰液蛋白沉淀,形成蛋白栓堵塞胰管,致胰液排泄障碍。

4.感染因素　腹腔、盆腔脏器的炎症感染,可经血流、淋巴或局部浸润等扩散引起胰腺炎。伤寒、猩红热、脓毒症,尤其腮腺炎病毒对胰腺有特殊亲和力,也易引起胰腺炎急性发病。

5.手术与外伤　腹部创伤如钝性创伤或穿透性创伤,均可以引起胰腺炎。手术后胰腺炎约占5%～10%,其发生可能为:①外伤或手术直接损伤胰腺组织及腺管,引起水肿、胰管梗阻或血供障碍;②外伤或手术中如有低血容量性休克,胰腺血液灌注不足,或有微血栓形成;③手术后胰液内胰酶抑制因子减少;④ERCP检查时注射造影剂压力过高,可引起胰腺损伤,出现暂时性高淀粉酶血症,或出现急性胰腺炎;⑤器官移植后排斥反应和免疫抑制剂的应用也可诱发。

6.其他　如高血钙、甲状旁腺亢进,某些药物如皮质激素、双氢克尿噻、雌激素等,及遗传因素、精神因素等均可诱发本病。

总之,虽然急性胰腺炎可由多种病因引起,但都具有相同的病理生理过程,即一系列胰腺消化酶被激活导致胰腺的自身消化。

【病理】

急性水肿型(轻型)胰腺炎主要变化为胰腺局限或弥漫性水肿、肿大变硬、表面充血、包膜张力增高。镜下可见腺泡、间质水肿,炎性细胞浸润,少量散在出血坏死灶,血管变化常不明显,渗液清亮。

急性出血坏死型(重型)胰腺炎变化为高度充血水肿,呈深红、紫黑色。镜下见胰组织结构破坏,有大片出血坏死灶、大量炎性细胞浸润。继发感染可见脓肿,胰周脂肪组织出现坏死,可形成皂化斑。腹腔内有混浊恶臭液体,液中含有大量胰酶,吸收入血后各种酶含量增高,具有诊断意义。

轻型较平稳,死亡率低,重型者经过凶险,并发症多(休克、腹膜炎、脓毒症等),死亡率高,甚至可在发病数小时死亡。本病可累及全身各系统、器官,尤以心血管、肺、肾更为明显。

【护理评估】

(一)健康史

详细询问患者的既往身体状况,尤其是有无胆管疾病如胆管结石、感染、蛔虫;有无十二指肠病变;有无酗酒及暴饮暴食的习惯;平时的饮食习惯,如是否嗜吃油腻、辛辣刺激性食物等。

(二)身体状况

1.腹痛　为主要表现和首发症状,常在暴饮暴食或酗酒后突然发生。多为突发性持续性剧痛或刀割样腹痛,腹痛常位于中上腹,向腰背部呈带状放射,可因进食而增强,可波及脐周或全腹,取弯腰抱膝位可减轻疼痛,一般胃肠解痉药无效。

2.恶心、呕吐及腹胀 2/3 的患者有此症状,发作频繁而持久,早期为反射性,内容为食物、胆汁,呕吐后腹痛并不减轻。晚期是由于麻痹性肠梗阻引起,呕吐物为粪样。如呕吐蛔虫者,多为并发胆管蛔虫病的胰腺炎。

3.黄疸 约 20% 的患者于病后 1~2 天出现不同程度的黄疸。其原因可能为胆管结石并存,引起胆管阻塞,或肿大的胰头压迫胆总管下端或肝功受损出现黄疸,黄疸越重,提示病情越重,预后不良。

4.发热 多数患者中度以上发热,38~39℃之间,一般持续 3~5 天。若持续发热一周以上,并伴有白细胞升高,应考虑有胰腺脓肿或胆管炎症等继发感染,并出现中毒症状,严重者可体温不升。合并胆管炎时可有寒战、高热。

5.水电解质及酸碱平衡紊乱 多有轻重不等的脱水,呕吐频繁者可有代谢性碱中毒。出血坏死型者可有显著脱水和代谢性酸中毒,伴血钾、血镁、血钙降低。

6.低血压和休克 见于急性出血坏死型胰腺炎,极少数患者可突然出现休克,甚至发生猝死。亦可逐渐出现,或在有并发症时出现。其主要原因为有效循环血容量不足、胰腺坏死释放心肌抑制因子致心肌收缩不良并伴感染和消化道出血等,另外吸收大量蛋白质分解产物,导致中毒性休克的发生。主要表现为烦躁,冷汗,口渴,四肢厥冷,脉细,呼吸浅快,血压下降,尿少。

7.急性肾衰竭 重症急性胰腺炎者 23% 可出现急性肾衰竭,死亡率高达 80%。其发生原因与低血容量、休克和胰激肽的作用有关。胰酶引起血凝异常,出现高凝状态,产生微循环障碍,导致肾缺血缺氧。

8.体征 急性水肿型胰腺炎患者腹部体征较轻,多数有上腹压痛,无肌紧张和反跳痛,可有腹胀和肠鸣音减少,呈现"安静腹"。急性出血坏死型患者全身表现有急性面容、表情痛苦、脉搏增快、呼吸急促、血压下降。部分患者脐周皮肤出现蓝紫色瘀斑(Cullen 征)或两侧腰出现棕黄色瘀斑(Grey-Turner 征),此类瘀斑在日光下方能见到,故易被忽视。

9.并发症 出血坏死型胰腺炎常有并发症,如局部并发症胰腺脓肿、假性囊肿和胰源性腹腔积液。全身并发症包括消化道出血、脓毒症及真菌感染,多器官功能衰竭如并发急性肾衰竭、急性呼吸窘迫综合征、心力衰竭、消化道出血、胰性脑病、弥散性血管内凝血、肺炎、脓毒症、血栓性静脉炎、皮下及骨髓脂肪坏死等。

(三)辅助检查

1.血常规 白细胞计数一般为 $(10~20) \times 10^9$/L 之间,及中性粒细胞核左移。部分患者尿糖增高,严重者尿中有蛋白、红细胞及管型。

2.血、尿淀粉酶测定 具有重要的诊断意义。

(1)血清淀粉酶 一般在起病后 6~12h 开始升高,48h 候开始下降,持续 3~5 天。血清淀粉酶超过正常值 3 倍即可诊断本病。但是淀粉酶的高低不一定反映病情轻重,出血坏死型胰腺炎血清淀粉酶值可正常或低于正常。

(2)尿淀粉酶 在发病后 12~24h 开始增高,48h 达高峰,下降较慢,持续 1~2 周恢复正常,但尿淀粉酶值受患者尿量的影响。

3.血清脂肪酶 在发病后 24h 开始升高,可持续 5~10 天,因其下降迟,对较晚就诊者测定其值有助诊断。

4.血清钙　在发病后两天开始下降,以第 4～5 天后为显著,重型者可降至 1.5mmol/L (7mg/dl)以下,提示病情严重,预后不良。

5.影像学检查　X 线检查腹部可见局限或广泛性肠麻痹,小网膜囊内积液积气。X 线腹部平片中"哨兵袢"和"结肠切割征"为胰腺炎的间接指征。腹部 B 超与 CT 显像对胰腺肿大、脓肿及假性囊肿有诊断意义,对鉴别水肿型和出血坏死型,CT 亦有较大价值。

(四)心理-社会状况

评估患者及家属心理状态和承受能力。急性胰腺炎发病急,起病突然,患者及家属往往没有思想准备,应及时评估社会支持程度、患者及家属对本病及其治疗方法、预后的认知程度。

(五)处理原则

本病治疗原则为减轻腹痛、减少胰腺分泌、防治并发症,应根据病变的轻重加以选择。原则上轻型可用非手术疗法,以内科处理为主,对重型的胆源性胰腺炎及其继发病变,如胰腺脓肿、假性胰腺囊肿等需积极支持和手术处理,以挽救生命。

1.解痉止痛　阿托品或山莨菪碱肌注,每日 2～3 次。哌替啶、阿托品肌注。在腹痛剧烈时予以应用。不宜单独使用吗啡止痛,因其导致 Oddi 括约肌痉挛,合用阿托品可对抗其所引起的痉挛,效果好。

2.禁食和胃肠减压　可减少胰液分泌,轻型者可进少量清淡流汁,忌食脂肪、刺激性食物,重症者需严格禁饮食,以减少或抑制胰液分泌。病情重或腹胀明显者,应行胃肠减压。必要时可给予全胃肠外营养(TPN)以维持机体所需。

3.应用抗生素　因多数急性胰腺炎与胆管疾病有关,故常应用抗生素。一般常用青霉素、链霉素、庆大霉素等,为控制厌氧菌感染,可同时使用甲硝唑。在重型病例中尤应尽早使用,可起到预防继发感染及防止并发症等作用。

4.胰酶抑制剂　适用于出血坏死型胰腺炎的早期,常用抑肽酶,具有抗蛋白酶及胰血管舒缓素的作用。

5.给予抗胆碱药物　如阿托品、654-2、东莨菪碱等,可抑制胰液分泌,宜早期反复应用。氢氧化铝胶、碳酸氢钠口服,可中和胃酸,抑制胰液分泌。另外,生长抑素、胰高糖素和降钙素能抑制胰液分泌,尤以生长抑素和其拟似物奥曲肽疗效较好,奥曲肽首剂 100μg 静注,以后按 25μg/h 静滴,持续 3～7 天。

6.激素应用　重型胰腺炎伴休克,中毒症状明显、疑有脓毒症,或病情突然恶化,严重呼吸困难尤其出现成人呼吸窘迫综合征时,应予地塞米松,可减轻炎症反应,降低毛细血管的通透性及水肿。

7.抗休克　重型者常早期即出现休克,低血容量休克是早期死亡原因,应补给平衡盐液、血浆、右旋糖酐等恢复有效循环量和电解质平衡,同时应维持酸碱平衡,在上述情况改善后,在排除心功不全引起的低血压后,可应用升压的血管活性药物,多巴胺为首选。

8.并发症处理　对出血坏死型胰腺炎伴腹腔内大量渗液者,或伴急性肾衰竭者,可采用腹膜透析治疗;急性呼吸窘迫综合征除药物治疗外,可作气管切开和应用呼吸机治疗;并发糖尿病者可使用胰岛素。

9.手术治疗　对于急性出血坏死型胰腺炎经内科治疗无效,或胰腺炎并发脓肿、假性囊肿、弥漫性腹膜炎、肠穿孔、肠梗阻及肠麻痹坏死时,需实施外科手术治疗。

（1）胰包膜切开及引流　适用于胰腺肿胀明显者,可减轻胰腺的张力,有助于改善胰腺血运和减轻腹痛。

（2）病灶清除术　将胰腺坏死组织清除,可防止严重感染及坏死病灶的发展。

（3）胰腺切除　包括部分或全胰切除。一般只切除坏死部分,在胰腺坏死75％时或十二指肠受到严重破坏这种特定的情况下,可作全胰切除术(total pancreatectomy),但死亡率高,操作亦有一定困难,且终生需外源胰岛素维持。

（4）持续腹腔灌洗　可经腹壁插入多孔硅塑料管,将含有肝素、抗生素的平衡盐液注入腹腔,每次1000～1500ml,约15～20min后注完,保留20～30min,然后放出灌洗液。依据渗出液的改变,每1～2h重复一次。

（5）胆管手术　对胆管结石、蛔虫等应做适当处理。

【常见护理诊断/问题】

1.疼痛　与胰腺及其周围组织炎症、水肿或出血坏死有关。

2.有体液不足的危险　与频繁呕吐、禁食、发热有关。

3.体温过高　与胰腺的炎症、坏死和感染有关。

4.恐惧　由于剧烈腹痛所致。

5.潜在并发症　上消化道出血、感染、多器官功能衰竭及术后出血、胰瘘、胆瘘、肠瘘等。

【护理目标】

1.患者主诉腹痛缓解或减轻。

2.水与电解质保持平衡。

3.体温逐渐恢复至正常范围。

4.患者或家属能复述预防急性胰腺炎复发的知识,恐惧消失。

5.并发症未发生或及时发现并得到及时治疗。

【护理措施】

(一)非手术治疗护理

1.饮食护理　遵医嘱禁饮禁食,必要时给予胃肠减压。向患者讲解禁食目的是减少胃液与胰腺分泌,缓解腹痛、腹胀,以取得患者的理解和配合。

禁食患者每日的液体入量需达到3000ml左右,根据患者身体情况、年龄和心肺功能调节输液速度,及时补充因呕吐、发热、禁食和胃肠减压所丢失的液体和电解质,纠正酸碱平衡失调。观察患者皮肤颜色、光泽、弹性。认真记录24h出入量。

急性胰腺炎症状基本消失,血、尿淀粉酶基本正常后可进少量流食,注意要少量多餐,避免进油腻食物。患者进流食1～2日后无不适,血、尿淀粉酶未升高时,可进低脂半流食,仍以少量多餐为主。

2.疼痛护理　患者应绝对卧床休息,给予弯腰抱膝体位以减轻疼痛,提供舒适安静的环境,避免刺激。禁食、禁水、胃肠减压,以减少胃液与胰腺分泌,缓解腹痛、腹胀,指导患者变换体位,做深呼吸、看报、看电视等以转移注意力。腹痛严重者给予解痉止痛剂,镇静时忌用吗啡。患者因疼痛而辗转不安时,要加设床档,保护患者安全,防止坠床。

3.发热护理　发热患者每日测4次体温,高热时适量补充液体,调节室温,给予头部冰敷、乙醇擦浴等物理降温措施,或遵医嘱采用药物降温。患者口渴时可含漱或湿润口唇,每日为患者做口腔护理。

4. 病情观察 密切观察生命体征和意识变化,心率≥100 次/min、收缩压≤90mmHg、脉压差≤20mmHg,提示血容量不足和休克;呼吸≥30 次/min,警惕急性呼吸窘迫综合征(ARDS);胃肠减压者,观察引流物的性质和量,准确记录 24h 出入量,必要时留置导尿管记录每小时尿量;观察腹痛、腹胀情况,若腹痛持续存在,提示并发胰腺脓肿、假性囊肿等;若疼痛剧烈、腹肌紧张、压痛、反跳痛明显,提示并发腹膜炎。遵医嘱定时留取血、尿标本,监测血尿淀粉酶、血糖、血清电解质的变化,测定血气分析,监测病情变化。

5. 用药护理 保证患者每日液体入量,根据患者情况和药物性质调节滴速,合理安排所用药物的前后顺序。观察用药后的疗效及不良反应。患者应用抑制胰液分泌药物如生长抑素和奥曲肽时要单开液体通路,且输液量大,宜使用静脉留置套管针。

6. 并发症护理 如患者出现神志改变、血压下降、尿量减少、皮肤黏膜苍白、冷汗的低血容量性休克表现时,应积极配合医生进行抢救。

(二)手术护理

除按腹部手术和急腹症进行常规的术前、术后护理外,急性胰腺炎术后通常留置多条引流管道,如 T 形引流管、腹腔双套管、各种腹腔造瘘管等。应明确各种管道的作用,与引流装置正确连接固定,防止导管滑脱、扭曲、堵塞,严格无菌操作。

1. 腹腔双套管灌洗引流护理

(1)体位 生命体征平稳后取半卧位,经常变换体位,以利引流。

(2)保持引流通畅 维持一定的负压吸引,以防阻塞,若有坏死组织脱落、黏稠脓液或血块堵塞管腔,用生理盐水缓慢冲洗,无法通畅时更换内套管。

(3)持续腹腔灌洗 按照开放灌洗——吸引——停止灌洗——关闭吸引器的顺序,用生理盐水或加抗生素,以 20~30 滴/min 的速度进行持续腹腔灌洗。

(4)观察引流物的性状和量 引流液开始为暗红色混浊液体,内含坏死组织和血块,2~3 天后颜色变淡、渐清;若引流物色泽鲜红、坏死物质增多,提示继发出血,组织自溶,及时通知医师处理。定期监测引流液中的淀粉酶和细菌,了解灌洗效果。

(5)保护引流管周围皮肤 局部涂擦氧化锌软膏,或用凡士林纱布覆盖。

(6)拔管指征 体温正常并稳定 10 天左右,白细胞计数正常,腹腔引流液量少于 5ml,淀粉酶测定正常。拔管后,注意观察拔管处伤口情况,若有异常及时处理。

2. 腹腔造瘘管护理 ①胃或空肠造瘘管:按胃肠减压管或营养支持管护理;②胆囊造瘘管:按 T 管常规护理。

3. 术后并发症护理 术后并发症可有出血、胰瘘、胆瘘、肠瘘等,参照胆石症、胰腺癌等患者的护理内容。

(三)心理护理

参照急性腹膜炎或急腹症患者的心理护理内容。

(四)健康指导

1. 向患者及家属介绍急性胰腺炎的诱因、疾病过程和预防反复发作的方法及重要性。帮助患者养成良好的生活习惯,如戒除烟酒、定时定量进餐等。

2.教育患者应积极治疗胆管疾病及其他引起急性胰腺炎发作的疾病。

3.指导患者合理选择饮食,避免进食高脂及辛辣刺激性食物。

4.嘱咐患者注意腹部保暖,避免受凉。按医嘱坚持用药,避免使用易引发本病的药物,出现异常征象及时就诊,定期复查。

【护理评价】

1.患者腹痛是否缓解、减轻或消失。

2.水与电解质是否平衡。

3.体温是否逐渐恢复至正常范围。

4.家属是否能复述预防急性胰腺炎复发的知识,患者恐惧是否消失,情绪是否稳定。

5.通过护士的密切观察,并发症是否未发生或能及时发现并得到及时治疗。

(吴晓琴)

第十九节　胰腺癌患者的护理

学习目标

1. 掌握胰腺癌的主要临床表现。

2. 熟悉胰腺癌发生的病因、病理和辅助检查。

3. 能对胰腺癌患者做好术前及术后护理;能对胰腺癌患者术后的伤口、引流管采取正确的护理措施,以促进愈合;能对胰腺癌患者进行健康教育。

4. 具有高度责任感,尊重、关心爱护患者。

DAORU QINGJING
导入情景

情景描述:

杨先生,52岁,农民。中上腹疼痛十余天,近3天加重,家人将其送入医院急诊,MRI检查结果显示首先考虑胰体癌。在全麻下行剖腹探查:胰体癌根治术、脾脏、胰体尾切除术,术后诊断为胰体癌、2型糖尿病。

若你是当班护士,请问:

1. 如何预防、观察及护理患者可能出现的并发症?

2. 如何对患者做好出院指导?

胰腺癌(pancreatic carcinoma)是一种较常见的恶性肿瘤,其发病率有明显增高的趋势,40岁以上好发,男性比女性多见。90%的患者在诊断后1年内死亡,5年生存率仅1%～3%。

【病因】

确切病因尚不清楚。近年来的研究证明,胰腺癌患者存在染色体异常,其发生可能与下列因素有关：

1.吸烟　可能是发生胰腺癌的主要危险因素,烟雾中的亚硝胺有致癌作用。

2.高蛋白和高脂肪饮食　可增加胰腺对致癌物质的敏感性。

3.糖尿病、慢性胰腺炎和胃大部切除术　该类人群发生本病的危险性高于一般人群。

【病理】

1.类型　胰腺癌包括胰头癌、胰体尾部癌。组织学上90％的胰腺癌为导管细胞腺癌,少见黏液性囊腺癌和腺泡细胞癌。

2.转移途径　胰头癌可经淋巴转移至胰头前后、幽门上下、肝十二指肠韧带、肝动脉、肠系膜根部及腹主动脉旁淋巴结,晚期可转移至左锁骨上淋巴结,部分经血液转移至肝、肺、骨、脑等处,可发生腹腔种植转移。

【护理评估】

(一)健康史

详细询问患者的婚姻、生育,胰腺疾患史等。

(二)身体状况

1.腹痛　最常见症状,早期由于胰管或胆管受侵犯,受压部分梗阻造成胰管及胆管内压力增高,表现为进行性加重的上腹部闷胀不适、隐痛、钝痛及胀痛,15％的患者可无疼痛,少数患者可呈剧痛。胰头癌疼痛多位于上腹居中或右上腹部,胰体尾部疼痛多在左上腹或左季肋部。中晚期肿瘤侵及十二指肠和腹膜后神经时可腹痛加重,甚至昼夜腹痛不止,一般止痛剂无法缓解。

2.黄疸　为主要体征。胰头癌的特征为进行性加重,伴有尿黄。

3.消瘦和乏力　由于饮食减少、消化不良、疼痛影响睡眠及肿瘤消耗等,患者初期即出现消瘦和乏力。

4.消化道症状　因胆汁排出受阻,常有食欲不振、腹胀、腹泻和便秘、厌食油腻食物,部分患者出现恶心、呕吐。晚期肿瘤侵及十二指肠可出现消化道梗阻或消化道出血。

5.发热　少数患者可出现持续性或间歇性低热,合并胆管感染时出现高热。

6.其他　黄疸时可触及肿大的肝和胆囊。晚期患者可触及上腹部肿块,质硬、固定,可出现腹水。部分患者表现为轻度糖尿病症状。

(三)辅助检查

1.实验室检查　①血清生化检查;②免疫学检查,包括癌胚抗原(CEA)、胰胚抗原(POA)、胰腺癌特异抗原(PAA)、胰腺癌相关抗原(PCAA)及糖类抗原19-9(CA19-9)。其中CA19-9是最常用的辅助检查和随访项目。

2.影像学检查　为胰腺癌定位和定性诊断的主要手段。

(1)B超　为首选方法,胰体尾部肿块诊断率可达80％～90％。

(2)内镜超声　能清晰显示胰腺各部的占位性病变,其检出率为86％,并能对病变的可切除性作出术前判断。

(3)CT、MRI　优于B超,可显示直径1cm以上的肿瘤,诊断准确率可达80％以上。

(4)经十二指肠镜逆行胰胆管造影(ERCP)　确诊率达89％～95％,可直接观察十二指肠乳头区的病变,并进行活检。造影可显示胆管和胰管狭窄、梗阻部位及程度。

(5)经肝穿刺胆管造影(PTC)　能够显示胆管梗阻部位及程度,梗阻上方肝内、外胆管扩张情况;同时行经皮经肝胆管穿刺引流术(PTCD)以达到胆管减压、引流、减轻黄疸,改善患者一般情况的作用。

(6)钡餐检查　胰头癌属于壶腹周围癌,可发现十二指肠曲扩张、局部黏膜皱襞异常、充盈缺损、不规则、僵直等,低张造影可提高确诊率。

(7)选择性动脉造影　对判断肿瘤能否切除有帮助,可以发现有无异常动脉分支及肝转移。

(8)腹腔镜检查　镜下直接观察胰腺形态,病变部位、大小、外侵情况;同时可进行活组织检查或细针穿刺细胞学检查。

(四)心理-社会状况

评估患者及家属心理状态和承受能力。胰腺癌患者除了对癌症的恐惧外,对手术、化疗、放疗都会产生恐惧,从而带来精神上的困扰。评估患者及家属对本病及其治疗方法、预后的认知程度。

(五)处理原则

早期诊断、早期治疗。对无远处转移的胰腺癌,应争取手术切除或行姑息性手术,辅以放疗或化疗。

1. 根治性手术　常用术式有:①胰头十二指肠切除术(Whipple 手术)(图 5-50);②保留幽门的胰头十二指肠切除术(PPPD);③左半胰切除术;④全胰切除术。

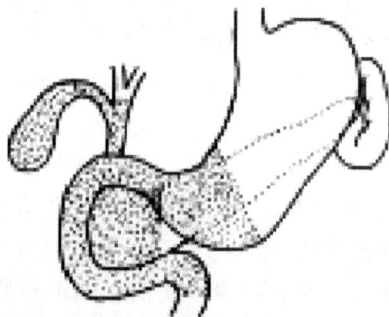

图 5-50　Whipple 手术

2. 姑息性手术　适用于高龄、已有肝转移、肿瘤不能切除或不能耐受较大手术者。以解除梗阻、缓解症状为目的。常用术式有:肝肠吻合术、胆囊空肠吻合术、胃肠吻合术、内脏神经节段损术。

3. 辅助治疗　放疗、化疗对胰腺癌有治疗作用。常用化疗药物以 5-氟尿嘧啶和丝裂霉素为主,辅以其他抗癌药物。此外,还可用免疫疗法、中药等。

【常见护理诊断/问题】

1. 疼痛　与胰管或胆管梗阻、癌肿侵犯腹膜后神经丛、手术创伤有关。

2. 营养失调:低于机体需要量　与食欲下降、消化不良、恶心、呕吐和消耗增加有关。

3. 有感染的风险　与肿瘤坏死、胆管梗阻、手术损伤、患者抵抗力下降等因素有关。

4.焦虑/恐惧　与对癌症的诊断、治疗过程及预后担忧有关。

5.潜在并发症　出血、胰瘘、胆瘘、血糖调节失调。

【护理目标】

1.患者主诉腹痛缓解、减轻或消失。

2.营养保持平衡。

3.感染未发生或及时发现并得到及时治疗。

4.焦虑减轻，能应对手术，能做好自我保健。

5.并发症未发生或及时发现并得到及时治疗。

【护理措施】

(一)术前护理

1.疼痛护理　对于疼痛剧烈的胰腺癌患者，及时给予有效的镇痛治疗，并教会患者应用各种非药物止痛的方法。

2.改善营养状况　提供高蛋白、高碳水化合物、高纤维素和低脂肪饮食；一般情况差或饮食不足者给予肠外营养支持；低蛋白血症者应用白蛋白；有黄疸者，静脉补充维生素K，改善凝血功能。

3.控制血糖　合并高糖血症者，应用胰岛素控制；若有低血糖表现，适当补充葡萄糖。

4.防止感染　明显黄疸患者抗感染能力差，术前适当应用抗生素；有胆管感染者，遵医嘱给予抗生素治疗。

5.肠道准备　手术治疗者除常规准备外，术前日晚灌肠，以减少术后腹胀发生。

(二)术后护理

1.观察病情　严密观察生命体征变化，准确记录生命体征各项指标及伤口渗血、渗液、引流情况。当出现脉搏增快、血压下降、面色苍白等休克症状，引流量较多呈血性时，应及时报告医生进行处理，并做好应急抢救准备。

2.防治感染　遵医嘱应用有效广谱抗生素。

3.控制血糖　术后应定时监测血糖、尿糖和酮体水平，应用胰岛素控制血糖在 $8.4\sim11.2mmol/L$，避免发生低血糖。

4.维持水、电解质和酸碱平衡　准确记录出入量、排出物的性质，每日监测电解质，按医嘱及时补液，维持其平衡。

5.引流管护理　妥善固定引流管，保持引流通畅，观察引流液的色、量、性状并及时记录。

6.营养支持　术后一般禁食3～5天，给予血浆、白蛋白等有效静脉支持治疗；拔除胃管后给予流质饮食，逐渐至正常饮食。胰腺手术后，腺外分泌功能减退，给予消化酶制剂，促进消化。

7.并发症的观察和护理

(1)继发性出血　术后1～2天内的早期出血，出现引流液为血性及量较多，心率增快等失血性休克表现。术后1～2周发生出血，表现为呕血、便血、腹痛、腹胀，可有明显腹膜刺激征和休克。少量出血给予止血剂、输血等治疗，大量出血时应再次手术治疗。

(2)胰瘘、胆瘘　多发生于术后 5～10 天,表现为发热、腹痛及腹膜炎表现,胰瘘时腹腔引流管引出或腹壁切口溢出清亮液体,胆瘘时 T 形管引流量突然减少并腹腔引流管引出或腹壁切口溢出胆汁样液体。术后保持 T 形管和腹腔引流管通畅、良好固定,可减少或避免胰瘘、胆瘘发生。发生瘘时应及时引流和保护周围皮肤,加强静脉营养支持,抑制或减少胰液或胆汁的分泌。

(3)胆管感染　多为逆行性感染,由胃肠吻合口距胆管吻合口较近等因素引起。表现为腹痛、发热、黄疸、肝功能损害,严重时与急性化脓性胆管炎相似。治疗主要为应用抗生素、利胆剂、改善胃肠功能。饮食后活动 15～30min 可减少其发生。

(三)心理护理

以同情、理解的心态对待患者。宣教与疾病和手术有关的知识,邀请同病室或者相同疾病的其他患者介绍经验。每次检查及护理前给予解释,帮助患者和家属进行心理调节,使之树立战胜疾病的信心。

(四)健康指导

1.注意休息,避免劳累和情绪紧张。

2.禁烟酒,避免大量高脂肪食物,忌暴饮暴食。

3.保持切口处皮肤清洁干燥。

4.遵医嘱坚持放疗、化疗,按时服药,定期来院复查。如出现腹痛、腹胀、发热、黄疸等症状时应及时就诊。

【护理评价】

1.患者腹痛是否缓解、减轻或消失。

2.营养是否保持平衡。

3.感染是否未发生或及时发现并得到及时治疗。

4.焦虑或恐惧是否缓解或消失,情绪是否稳定。

5.并发症是否未发生或及时发现并得到及时治疗。

(吴晓琴)

第二十节　急腹症患者的护理

学习目标

1.掌握急腹症患者健康史、主要症状和体征、护理措施要点。

2.熟悉外科急腹症的临床特点及辅助检查。

3.了解腹痛的类型及常见外科、内科、妇科疾病急腹症的鉴别。

4.能评估急腹症患者病情,并观察病情变化,及时发现并发症;能完成外科急腹症患者的手术前护理工作、手术后病情观察、及时发现并发症并协助医生处理。

5.具有高度责任感,尊重、关心爱护患者。

导入情景

情景描述：

邬先生,35 岁。被汽车撞伤腹部 2h 来院急诊。自觉腹痛剧烈,伴恶心但未吐。查脉搏 120 次/分,血压 70/50mmHg,意识尚清楚,面色苍白,出冷汗,四肢湿冷,全腹有压痛、反跳痛及肌紧张。

若你是当班护士,请问：

1.该患者可能属于哪一类的急腹症？

2.患者问是否能立即给他应用止痛剂？

急腹症(acute abdomen)是指以急性腹痛起病的一组腹部疾病。常以起病急、发展变化快、病情重、易出现并发症为临床特点。在治疗、护理过程中,需紧急做出正确诊断与处理,护士应及时进行病情观察和评估并采取正确的护理措施。

【常见急腹症】

1.外科急腹症 常见疾病有胃十二指肠溃疡急性穿孔、急性胆囊炎或胆管炎、急性阑尾炎、急性胰腺炎、急性肠梗阻、腹部损伤等。不同的疾病引起的外科急腹症既有其共同的临床特点,又有区别。

(1)共同特点 ①以腹痛为首发症状,后再出现恶心、呕吐、发热等伴随症状；②腹痛或压痛程度较重,部位较固定且明确,常伴急性腹膜炎而有腹膜刺激征或伴有腹部肿块等；③可出现腹腔积气、积液等特征性体征,辅助检查可明确诊断。

(2)不同特点 ①穿孔性疾病：起病急,突然腹痛,常呈刀割样、持续性剧痛,迅速合并腹膜炎而出现腹膜刺激征,并波及全腹,但病变处最明显；可出现气腹征(肝浊音界缩小或消失),可出现腹腔积液征(移动性浊音阳性),肠鸣音消失；X 线多可见膈下游离气体,腹穿检查多可诊断。②炎症性疾病：一般起病缓慢,有一个过程,腹痛持续性由轻到重；可有腹膜刺激征；多有体温升高、血白细胞及中性粒细胞增多；结合病史和症状体征及辅助检查分析可明确诊断。③梗阻性疾病：起病较急,以阵发性绞痛为主；早期多无腹膜刺激征；伴呕吐、腹胀、便秘可能是肠梗阻的肠绞痛,伴黄疸的可能是胆管梗阻性疾病(胆石症)的胆绞痛,伴血尿的可能是尿路梗阻性疾病(尿石症)的肾绞痛等。④出血性疾病：多见于腹部损伤患者,外伤发生后立即腹痛,或见于肝癌破裂出血等；以失血为主要表现,常可致失血性休克,腹膜炎不明显；腹腔积血 500ml 以上可叩出移动性浊音；腹穿可抽出不凝固血液。⑤绞窄性疾病：病情发展迅速,常呈持续性剧痛或持续性腹痛加阵发性加剧；常合并腹膜炎或发生休克；可有血性液(如黏液血便等)出现,可有腹部局限性固定肿块或浊音区等体征；结合病史、腹痛部位、辅助检查可确诊。

2.内科急腹症 指由一些内科疾病引起的急腹症,如肺炎、胸膜炎、心肌梗死等可致上腹部急性牵涉性腹痛,急性胃肠炎、重金属铅中毒、尿毒症、糖尿病酮症、腹型过敏性紫癜与癫痫等可致痉挛性腹痛。其临床特点是：①腹痛前一般先发热,常伴有呕吐、腹泻或咳嗽、胸闷、胸痛、气促、心悸、心律失常等症状；②腹痛或压痛程度均较轻,部位不明确,无明显腹肌紧张;③体检或辅助检查可查到相应疾病的体征或结果。

3.妇科急腹症 常见疾病有急性盆腔炎、卵巢囊肿蒂扭转、异位输卵管妊娠破裂、卵巢滤泡或黄体破裂等。其特点是:①腹痛常伴有白带增多、阴道流血、月经不规则或有停经史等妇科症状,如年轻妇女月经周期中可发生卵巢滤泡或黄体破裂出血而腹痛;有停经史而突发腹痛伴阴道流血时,可能有异位妊娠破裂;腹痛伴有发热、白带增多可能为急性盆腔炎;突发局部剧痛伴肿块,可能为卵巢囊肿蒂扭转。②腹痛部位常以下腹部或盆腔内痛为主。③妇科检查和相应辅助检查可明确诊断。

【腹痛的分类】

1.按引起腹痛的神经支配不同分

(1)内脏性疼痛 痛觉由内脏神经感觉纤维传入。因该神经纤维较细,分布稀少,刺激其兴奋阈值较高,传导速度慢,支配范围不具有明显的节段性,故其腹痛的特点是:①痛觉迟钝,对刺、割、灼等刺激不敏感,对较强的牵拉、膨胀、痉挛等张力性刺激和缺血、炎症刺激较敏感;②痛觉弥散,定位不准确;③疼痛过程缓慢、持续,常伴焦虑不安、恐怖等心理反应。如实质性脏器肿胀、肿大使其包膜受牵张后而引起的疼痛,部位固定但弥散,呈持续性;急性阑尾炎初期仅累及其黏膜和黏膜下层,由内脏神经反射而引起的上腹或脐周疼痛,范围弥散,定位不精确。

(2)躯体性疼痛 由躯体神经痛觉纤维传入。该神经纤维对各种疼痛刺激表现迅速而敏感,如对刺、割、理化物质(如消化液、炎症、血液、尿液)等刺激均敏感,故其腹痛特点是疼痛明确且能准确反映病变所在的部位(定位准确而固定),完全不同于内脏神经性腹痛。如急性阑尾炎初期是内脏神经性腹痛,当炎症波及浆膜层和壁腹膜(躯体神经支配)时,可出现明确的右下腹麦氏点固定性疼痛、压痛及腹膜刺激征。

(3)牵涉性疼痛 指某个脏器病变产生的痛觉信号被定位于远离该脏器的身体其他部位的腹痛。其原因可能是有关痛觉的内脏传入纤维和牵涉痛区传入纤维进入了脊髓的同一节段,并发生突触联系,从而使大脑判断错误。如急性胆囊炎可表现为右肩背部放射性疼痛,急性胰腺炎时可出现左肩、左腰背部疼痛。

2.其他分类 按腹痛性质分为锐痛和钝痛,锐痛如刺痛、刀割样剧痛等,钝痛如烧灼痛、胀痛、隐痛等;按腹痛程度分为轻、中、重度痛及剧痛;按腹痛过程分为阵发性痛(如肠梗阻)、持续性痛(如腹膜炎)、发作性痛(如胆绞痛发作)、周期性痛(如痛经)等;按腹痛病程分为急性、慢性腹痛。

【护理评估】

(一)健康史

询问病史有助于判断引起急腹症的可能疾病,如原有溃疡病史加饱食后突发上腹剧痛,可能是溃疡病急性穿孔;吃油腻食物后腹痛常是胆绞痛的发作;酗酒或暴饮暴食后发生上腹痛,可能是急性胰腺炎;损伤后腹痛,腹壁受伤部位即可能就是损伤脏器所在处;既往有腹部手术史而出现慢性或急性腹痛,多考虑粘连性肠梗阻可能;有多次反复发作性腹痛史的可想到慢性阑尾炎、胆囊炎、胰腺炎的急性发作;有冠心病史的要想到下壁心肌梗死也会表现为腹痛;有停经史伴阴道流血时,可能是异位妊娠破裂的危险等等。

（二）身体状况

1. 腹痛　是急腹症的主要症状。

（1）部位及范围　腹痛部位常提示病灶所在的部位，且范畴越大提示病情越重。但一些炎症性、梗阻性疾病等早期是内脏神经性腹痛，常定位不明确，此时腹痛部位不能反映病灶所在部位，当病变波及壁腹膜时，病变器官所在部位才出现明显的定位性疼痛。另外急性胆囊炎、急性胰腺炎、膈下感染（脓肿）、尿路结石、胃后壁穿孔等可能引起其他部位的牵涉痛，也不能直接反映病变器官之所在。

（2）性质及过程　机械性肠梗阻、胆管结石、肾输尿管结石等空腔器官梗阻时可出现阵发性绞痛，是因空腔器官管道平滑肌痉挛所致；但当空腔脏器梗阻合并绞窄、感染时，其腹痛特征变为持续性疼痛加阵发性加剧。腹膜炎晚期肠麻痹或麻痹性肠梗阻时表现为持续性腹胀痛；胆管蛔虫症常表现出间歇性剑突下"钻顶样"剧痛的特征；腹腔各种炎症、缺血、出血性疾病引起的常是持续性钝痛；胃、十二指肠溃疡急性穿孔等消化道急性穿孔性疾病可引起化学性腹膜炎而出现持续性刀割样剧痛。

（3）程度及变化　腹痛程度的差异与不同的疾病、不同的患者对腹痛的敏感性及耐受性有关。如炎症性疾病腹痛较轻；梗阻性疾病的绞痛较重；消化道穿孔、急性胰腺炎等化学性腹膜炎所致的腹痛剧烈甚至休克；老年人和小儿的病变病理严重，但腹痛却不很明显。一般腹痛严重或加剧常提示病情加重，腹痛减轻可能提示病情缓解。但急性阑尾炎坏死穿孔导致腹膜炎或休克时，情况有所不同，阑尾炎穿孔时腹痛似有减轻，但之后却是病情恶化。

2. 其他伴随症状　腹痛可伴恶心、呕吐、腹胀、便秘、腹泻、黄疸、发热等症状。

（1）恶心、呕吐　疾病初起时常可刺激内脏神经末梢而出现反射性恶心、呕吐；机械性肠梗阻致肠腔积液与痉挛时，可出现剧烈而频繁的呕吐；腹膜炎致肠麻痹时，可出现溢出性呕吐；幽门梗阻时可吐出无胆汁的胃内容物；高位肠梗阻时呕吐早而频，可吐出多量胆汁；低位肠梗阻时呕吐迟而少，吐出臭粪样呕吐物；发生肠绞窄时可吐出血性或咖啡色呕吐物等。

（2）腹胀、便秘或肛门停止排便排气、腹泻、血便　腹痛、呕吐、腹胀、肛门停止排便排气是肠梗阻的典型症状。高位肠梗阻腹胀不明显，低位肠梗阻腹胀明显，腹膜炎病情恶化而发生肠麻痹时腹胀逐渐加重，肠套叠等绞窄性肠梗阻时可出现果酱样血便或黏液血样便，阑尾炎、盆腔脓肿等腹腔脏器炎症性疾病时伴有大便次数增多或里急后重感或腹泻等。

（3）黄疸、发热、血尿或尿频、尿急、尿痛　肝胆疾病时可伴发黄疸，腹痛后发热提示有继发感染，泌尿系损伤、结石或感染时可伴发血尿或尿频、尿急、尿痛等。

3. 腹部体征　某些急腹症可查到特征性的体征。

（1）视诊　注意是否出现胃肠型、蠕动波，有无局限性隆起、腹部肿块或腹胀等。如幽门梗阻者可见胃型，肠梗阻者可见肠型、蠕动波或腹胀，腹股沟区或阴囊肿块提示嵌顿性腹外疝可能。

（2）触诊　重点注意有无压痛或腹膜刺激征，腹部压痛及肌紧张最显著处常是病变器官所在之处。如急性阑尾炎初期疼痛在上腹或脐周，但压痛在右下腹处最明显；表现为高度肌紧张的"板状腹"多见于青壮年人的胃、十二指肠溃疡急性穿孔等空腔器官穿孔性疾病。注意有无腹部肿块，应根据其特点区别是炎症、肿瘤、肝脾大、肠套叠或肠扭转、胀满尿的膀胱等。

（3）叩诊　肝浊音界缩小或消失提示腹腔积气，多数是胃肠道穿孔；移动性浊音阳性提示腹腔积液，如腹膜炎渗液、腹腔内出血或腹水；膈下感染时季肋区叩痛明显；实质性器官或肿瘤叩诊为实音。

（4）听诊　肠鸣音亢进（如气过水声、金属音）是机械性肠梗阻的特征；腹膜炎或肠麻痹或低血钾时肠鸣音减弱或消失；幽门梗阻或胃扩张时上腹部可闻及振水音。

（5）直肠指检　急性阑尾炎时可触及直肠右侧触痛；盆腔脓肿时可有直肠前壁饱满、触痛、波动感；肠绞窄或肠套叠时指套可染有血性黏液。

（三）辅助检查

1.实验室检查　血白细胞计数及中性粒细胞升高说明有炎症；血红细胞、血红蛋白和血细胞比容的动态监测可说明出血速度。尿常规检查可提示有无尿路感染、镜下血尿；尿胆红素阳性说明为梗阻性黄疸。血、尿淀粉酶明显升高提示急性胰腺炎可能。人绒毛膜促性腺激素测定可说明有无异位妊娠。

2.影像学检查　B超对腹腔实质性器官的损伤和肿瘤、胆管和尿路结石、妇科盆腔器官、腹腔积液或积血的检查非常常用而敏感，X线平片或透视是发现有无膈下游离气体、腹腔液气平面、胆管和尿路阳性结石的最常用检查方法，目前 CT、MRI 也已成为急腹症的常用诊断方法。

3.腹腔穿刺或腹腔灌洗　根据所抽出液体的性质或送检结果，对诊断不明的急腹症可鉴别其病因及病情程度。如抽得不凝固血液提示腹腔内出血，抽得脓性渗液可明确为腹膜炎。

4.其他检查　选择性腹腔动脉造影、腹腔镜等内镜等特殊检查，有时对急腹症患者进一步确定病变部位及性质也有应用。

（四）心理-社会状况

参照急性腹膜炎患者的护理内容。

（五）处理原则

病因诊断明确的，应按病因采取治疗，外科急腹症多数采用开放手术或腹腔镜手术治疗。病因尚未诊断明确的，在采取非手术治疗的同时，应严密病情观察，进一步采取措施明确诊断，以便进行病因治疗。对诊断不能明确的，出现全身情况恶化或休克、腹膜炎无局限并扩散趋势、腹腔活动性内出血、非手术治疗病情未改善或恶化等手术指征的，应立即手术探查。

【常见护理诊断/问题】

1.疼痛　与腹腔炎症、器官穿孔或破裂、出血、梗阻或绞窄等病变有关。

2.体温过高　与腹部器官炎症或继发腹腔感染有关。

3.体液不足　与丢失体液过多（如发热、呕吐、腹腔渗液或出血、胃肠减压等）和禁食、禁饮有关。

4.营养失调:低于机体需要量　与消耗、丢失过多（如呕吐、出血、发热等）和摄入不足有关。

5.焦虑/恐惧　与起病突然、疼痛剧烈、手术及担忧预后等因素有关。

6.潜在的并发症　低血容量性或感染性休克、腹腔脓肿、粘连性肠梗阻等。

【护理目标】

1.疼痛得到缓解或消除。

2.体温恢复正常。

3.液体得到补充,体液恢复平衡。

4.营养状况改善。

5.焦虑与恐惧程度减轻,情绪稳定。

6.并发症未发生或及时发现并处理。

【护理措施】

(一)一般护理

1.休息与体位　卧床休息,合并休克的患者应取平卧位或中凹位,无休克或一般情况良好或病情允许时,宜取半卧位,促使腹腔渗液流向盆腔,减少毒素吸收和减轻中毒症状等。

2.饮食与胃肠减压　一般外科急腹症患者,诊断不明或病情较重者必须严格禁食、禁饮。是否施行胃肠减压应根据病情或医嘱来决定。已明确为急性肠梗阻或胃肠道穿孔、破裂者必须作胃肠减压,并保持引流通畅,以减少胃肠积气、积液或胃肠内容物继续漏入腹腔等。

(二)病情观察

1.全身情况　定时监测生命体征变化,密切注意有无脱水或休克的表现,同时记录液体出入量。

2.腹部情况　定时观察腹部症状和体征的变化以分析病情,如腹痛、腹膜刺激征、伴随症状(呕吐、腹胀、发热、大小便改变、黄疸),观察有无腹腔脓肿等局部并发症形成,同时注意呼吸、心血管循环、妇科等其他系统相关表现。

3.检查结果　动态观察实验室检查、影像学检查、腹穿、直肠指检等结果的变化,以提示相关病情。

(三)用药护理

1.输液或输血　建立两条通畅的静脉通道给予输液,必要时输血或血浆等。纠正水、电解质、酸碱平衡紊乱,纠正营养失调,同时防治休克。

2.抗感染　按医嘱及时、足量应用抗生素及甲硝唑,注意给药浓度、时间、途径及配伍禁忌等,提高抗感染疗效。

(四)对症护理

对剧烈疼痛的急腹症患者,病情观察期间应慎用止痛药,可采取非药物的缓解疼痛的措施。凡诊断不明或治疗方案未确定的患者应禁用吗啡、哌替啶类麻醉性镇痛药,以免掩盖病情。对已决定手术的患者和诊断明确的单纯性胆绞痛、肾绞痛等可按医嘱给解痉剂(如阿托品、654-2 等)和镇痛药,减轻患者痛苦。

(五)手术护理

1.术前护理　做好必要的急症术前准备,如常规实验室检查、器官功能检查、药物过敏试验、备血、备皮等。急腹症患者一般禁止灌肠,禁止服用泻药,插有胃管也禁止洗胃,以免造成感染扩散或病情加重。

2.术后护理　参照急性腹膜炎患者或相关疾病的术后护理内容。

(六)心理护理

参照急性腹膜炎患者或相关疾病的心理护理内容。

(七)健康指导

参照急性腹膜炎患者或相关疾病的健康指导内容。

【护理评价】

1.疼痛是否得到缓解或消除。

2.体温是否恢复正常。

3.液体是否得到补充,体液是否恢复平衡。

4.营养状况是否改善。

5.焦虑与恐惧程度是否减轻,情绪是否稳定。

6.并发症是否得到预防或及时发现并处理。

(沈开忠)

练·习·与·思·考

(一)选择题

A1 型题

1.呕吐在进食后立即发生,且每次呕吐量不多的疾病是 （ ）

    A.胃炎   B.前庭功能紊乱伴眩晕   C.胃溃疡

    D.功能性消化道疾病   E.幽门梗阻

2.幽门梗阻所致的呕吐常发生在 （ ）

    A.进食后不久   B.进食后数小时   C.活动后   D.体位改变   E.临睡前

3.腹泻患者不恰当的护理措施是 （ ）

    A.卧床休息   B.听录音放松心情   C.腹部用热水袋保暖

    D.为减少排便次数而禁食   E.便后温水坐浴

4.上消化道出血患者如出现黑便,其出血量至少为 （ ）

    A.5ml   B.10ml   C.50ml   D.100ml   E.150ml

5.对阻塞性黄疸皮肤瘙痒者,下列哪项护理措施不恰当 （ ）

    A.保持清洁,用肥皂水冲洗   B.睡前温水洗浴   C.局部用炉甘石洗剂止痒

    D.剪短指甲,避免抓破皮肤   E.心理护理,分散注意力

6.急性腹膜炎最主要的症状是 （ ）

    A.发热   B.恶心、呕吐   C.腹痛   D.腹胀   E.腹泻

7.急性腹膜炎最重要的腹部体征是 （ ）

    A.腹式呼吸受限   B.移动性浊音   C.压痛、反跳痛和腹肌紧张

    D.肝浊音界缩小或消失   E.肠鸣音减弱或消失

8.急性腹膜炎的护理措施,错误的是 （ ）

    A.定时测体温、脉搏、呼吸、血压,记录液体出入量

    B.观察腹部体征的变化

    C.一般取半卧位,使腹腔渗液积聚于盆腔,减少毒素吸收和减轻中毒症状

    D.给全流饮食并采用胃肠减压

E.静脉输液,纠正水、电解质及酸碱失衡,使用大剂量抗生素控制感染

9.急性腹膜炎的手术适应证,下列哪一项不对　　　　　　　　　　　　　（　　）

  A.腹腔内病变较严重者　　　　　　B.原因不明的腹膜炎

  C.弥漫性腹膜炎无局限趋势　　　　D.一般情况差,腹腔渗液较多,中毒症状明显

  E.原发性腹膜炎

10.腹膜炎术后采用半卧位,其主要目的是　　　　　　　　　　　　　　（　　）

  A.可降低切口张力　　　　　　B.有利于肺部气体交换　　　　C.有利于血液循环

  D.有利于肠蠕动恢复　　　　　E.有利于引流,使腹腔渗液流向盆腔

11.停止胃肠减压和拔胃管的指征是　　　　　　　　　　　　　　　　　（　　）

  A.腹痛减轻　　　　　　　　　B.吸出液减少　　　　　　　　C.口腔干燥、咽痛

  D.肠蠕动恢复　　　　　　　　E.引流管阻塞

12.有关胃肠减压的护理,下列哪一项是错误的　　　　　　　　　　　　（　　）

  A.患者应禁食及停止口服药物

  B.如医嘱指定从胃管内注入药物时,须将胃管夹住,暂停减压1h

  C.肛门排气是停止胃肠减压的指征

  D.对有上消化道出血史的患者,如发现有鲜红血液,应减慢吸引

  E.随时检查吸引是否有效,如有阻塞可用注射器以等渗盐水冲洗,保持通畅

13.继发性腹膜炎的病因,下列哪项不是　　　　　　　　　　　　　　　（　　）

  A.化脓性输卵管炎　　　　　　B.阑尾穿孔　　　　　　　C.胃、十二指肠溃疡穿孔

  D.肝硬化继发腹水感染　　　　E.急性胰腺炎

14.急性腹膜炎发生严重休克的主要因素为　　　　　　　　　　　　　　（　　）

  A.水和电解质紊乱　　　　　　　B.血容量减少和吸收大量毒素

  C.腹腔内有无原发病灶　　　　　D.发病年龄不同

  E.腹膜有无刺激征

15.急性腹膜炎晚期呕吐多由于　　　　　　　　　　　　　　　　　　　（　　）

  A.胃肠痉挛　　B.肠麻痹　　C.反射性呕吐　　D.神经性呕吐　　E.自主性呕吐

16.腹部损伤致空腔脏器破裂的最主要依据是　　　　　　　　　　　　　（　　）

  A.创伤性休克　　　　　　　　B.大量内出血　　　　　　　C.腹膜炎

  D.急性肠梗阻　　　　　　　　E.膈下游离气体

17.对实质性脏器破裂并发休克时处理原则是　　　　　　　　　　　　　（　　）

  A.全力抢救休克　　　　　　　　　　　　B.立即手术

  C.先抢救休克,待休克好转后再行手术　　D.先抢救休克,如休克无好转时再手术

  E.抢救休克的同时进行手术

18.腹部损伤的急救,下列哪一项是错误的　　　　　　　　　　　　　　（　　）

  A.合并伤出现威胁患者生命的紧急情况,应先行处理

  B.对开放性损伤,应及时包扎腹壁伤口

  C.预防休克,及早转运

  D.大量肠管脱出,应先送回腹腔暂行包扎

E. 如有肠管、大网膜脱出,原则上应回纳到腹腔,以免加重内脏脏器损害

19. 腹部闭合性损伤患者在病情尚未明确的观察期间,下列哪项措施是不恰当的 (　　)

　　A. 不随便搬运患者,以免加重伤情　　　　B. 禁饮食,以防消化道穿孔者腹腔污染加重

　　C. 胃肠减压,以减轻腹胀　　　　　　　　D. 注射止痛剂,以防止创伤性休克

　　E. 注射广谱抗生素,预防和治疗可能存在的感染

20. 凡有创伤史者,出现下列情况均应疑有腹内脏器损伤,但除外 (　　)

　　A. 伤后早期出现休克征象　　　B. 伤后有明显腹膜刺激征　　　C. Grey-Turner 征

　　D. 有气腹表现　　　　　　　　E. 腹部出现移动性浊音

21. 腹腔内实质脏器损伤最可靠依据是 (　　)

　　A. 出现休克　　　　　　　　　B. 腹膜炎　　　　　　　　C. X 线见膈下游离气体

　　D. 移动性浊音　　　　　　　　E. 腹穿抽得不凝固血液

22. 确定腹腔内脏损伤最有价值的检查方法是 (　　)

　　A. 超声波检查　　　　　　　　B. 腹腔穿刺　　　　　　　C. CT、MRI

　　D. X 线检查　　　　　　　　　E. 放射性核素扫描

23. 复合性创伤患者出现以下情况,应首先抢救 (　　)

　　A. 休克　　　　　　　　　　　B. 开放性气胸　　　　　　C. 四肢开放性创伤

　　D. 窒息　　　　　　　　　　　E. 肾挫裂伤

24. 腹部损伤患者出现肝浊音界缩小或消失的体征,提示 (　　)

　　A. 合并急性腹膜炎　　　　　　B. 合并胸部损伤　　　　　C. 实质性脏器损伤

　　D. 空腔脏器损伤　　　　　　　E. 腹腔内出血

25. 腹部实质性脏器破裂最主要的临床表现是 (　　)

　　A. 肠麻痹　　　　　　　　　　B. 胃肠道症状及腹膜刺激征　　　C. 全身感染症状

　　D. 内出血或休克征象　　　　　E. 腹腔积气、积液征

26. 腹外疝最重要的发病原因是 (　　)

　　A. 慢性咳嗽　　　　　　　　　B. 长期便秘　　　　　　　C. 排尿困难

　　D. 腹壁有薄弱点或腹壁缺损　　E. 经常从事导致腹腔内压增高的工作

27. 腹股沟斜疝疝内容物最多见的是 (　　)

　　A. 盲肠　　　B. 阑尾　　　C. 大网膜　　　D. 膀胱　　　E. 小肠

28. 腹外疝的疝环位置相当于疝囊的 (　　)

　　A. 底部　　　B. 体部　　　C. 颈体交界部　　　D. 颈部　　　E. 以上都不对

29. 左侧腹股沟滑动性疝,下列哪项是正确的 (　　)

　　A. 属可复性疝　　　　　　　　B. 疝内容物没有小肠

　　C. 乙状结肠是疝囊的一部分　　D. 最易嵌顿

　　E. 疝块很小

30. 疝内容物只能部分回纳入腹腔,肠壁无血循环障碍的腹外疝是 (　　)

　　A. 易复性疝　　B. 难复性疝　　C. 可复性疝　　D. 嵌顿性疝　　E. 绞窄性疝

31. 发生疝嵌顿最重要的原因是 (　　)

　　A. 疝内容物大,疝囊小　　　　B. 疝环小,腹压剧增　　　C. 疝内容物与疝囊粘连

D. 疝囊颈部水肿　　　　　　　　　E. 疝内容物弹性差

32. 腹外疝嵌顿是指　　　　　　　　　　　　　　　　　　　　　（　　）

  A. 所有不能回纳的腹外疝　　　　　　　B. 内容物与疝囊粘连的腹外疝

  C. 疝囊颈弹性收缩将内容物卡住的腹外疝　　D. 肠管成为疝囊一部分的腹外疝

  E. 以上都不是

33. 关于腹股沟疝,以下哪项是错误的　　　　　　　　　　　　　　（　　）

  A. 斜疝都见于儿童及青少年　　　　　　B. 直疝疝囊在精索后内方

  C. 直疝疝囊颈在腹壁下动脉外侧　　　　D. 腹股沟管下壁为腹股沟韧带

  E. 斜疝嵌顿机会较多

34. 最常见的腹外疝是　　　　　　　　　　　　　　　　　　　　（　　）

  A. 股疝　　　　B. 腹壁切口疝　　C. 腹股沟斜疝　　　D. 脐疝　　　E. 腹股沟直疝

35. 腹股沟斜疝的疝囊位于精索的　　　　　　　　　　　　　　　（　　）

  A. 内侧　　　　B. 外侧　　　　C. 前方　　　　D. 后方　　　E. 下方

36. 腹股沟疝修补术后护理,错误的是　　　　　　　　　　　　　（　　）

  A. 腹股沟手术区可用沙袋压迫　　　　　B. 用阴囊托或丁字带托起阴囊

  C. 保持大、小便通畅　　　　　　　　　D. 及早下床活动

  E. 三个月内避免重体力劳动

37. 腹股沟斜疝术后切口部位压沙袋的主要目的是　　　　　　　　（　　）

  A. 预防阴囊血肿　　　　B. 减轻切口疼痛　　　　　　C. 预防切口感染

  D. 防止切口裂开　　　　E. 减轻腹壁张力

38. 直疝的特点是　　　　　　　　　　　　　　　　　　　　　　（　　）

  A. 常见于中年以上妇女　　　　　　　　B. 疝囊颈狭小,容易嵌顿

  C. 疝内容物多为小肠,膀胱不可能进入疝囊　　D. 直疝绝对不进入阴囊,极少嵌顿

  E. 压迫内环,增加腹压疝不会出现

39. 斜疝修补术后早期,最适宜的卧位是　　　　　　　　　　　　（　　）

  A. 半卧位　　　　　　B. 仰卧位,腰部垫枕　　　　C. 俯卧位

  D. 斜坡卧位　　　　　E. 侧卧位

40. 腹股沟直疝与斜疝最有意义的鉴别之处在于　　　　　　　　　（　　）

  A. 疝块的形状　　　　　B. 发病的年龄　　　　　　C. 嵌顿的程度

  D. 回纳疝块压迫内环,增加腹压是否出现　　E. 包块的位置

41. 无张力性疝修补术的优势不包括　　　　　　　　　　　　　　（　　）

  A. 复发率低　　　　　B. 术后疼痛轻　　　　　　C. 可早期下床活动

  D. 无排斥反应　　　　E. 可在腹腔镜下手术

42. 嵌顿疝发生率最高的是　　　　　　　　　　　　　　　　　　（　　）

  A. 脐疝　　　　B. 斜疝　　　　C. 股疝　　　　D. 直疝　　　E. 切口疝

43. 下列哪项出现时最应怀疑腹外疝绞窄　　　　　　　　　　　　（　　）

  A. 腹外疝发生嵌顿后,有腹痛

  B. 腹外疝不能还纳并时常有腹部不适已达 1 年余

C.疝嵌顿数小时后,疝包块局部压痛并略显红肿

D.疝突出后 2h,患者未排气排便

E.疝包块触之较硬

44.食管癌患者最突出的症状是　　　　　　　　　　　　　　　　（　　）

    A.进行性吞咽困难　　　　　B.剑突下或上腹部疼痛　　　　C.食管内异物感

    D.胸骨后闷胀不适　　　　　　E.恶心、呕吐

45.食管癌术后护理中错误的是　　　　　　　　　　　　　　　　（　　）

    A.保持胃肠减压管通畅　　　　B.静脉补液维持营养　　　　　C.注意口腔卫生

    D.术后肠蠕动恢复即可进食　　E.注意并发吻合口瘘

46.诊断食管癌时,下列哪项不是常规检查　　　　　　　　　　　（　　）

    A.钡餐 X 线检查　　　　　　　B.带网气囊细胞学检查　　　　C.食管镜检查

    D.纵隔镜检查　　　　　　　　E.CT 检查

47.食管癌的早期症状是　　　　　　　　　　　　　　　　　　　（　　）

    A.进行性吞咽困难　　　　　　B.进食后呕吐　　　　　　　　C.进食时有哽噎感

    D.体重减轻　　　　　　　　　E.打嗝

48.食管癌多发生在　　　　　　　　　　　　　　　　　　　　　（　　）

    A.颈段食管　　B.下段食管　　C.中段食管　　D.上段食管　　E.中下段食管

49.以下食管癌的各型中,梗阻最严重的是　　　　　　　　　　　（　　）

    A.髓质型　　　B.溃疡型　　　C.蕈伞型　　　D.缩窄型　　　E.浸润型

50.以下食管癌的各型中,恶性程度最高的是　　　　　　　　　　（　　）

    A.髓质型　　　B.溃疡型　　　C.蕈伞型　　　D.缩窄型　　　E.浸润型

51.下列哪项符合 A 型胃炎　　　　　　　　　　　　　　　　　（　　）

    A.多发于胃体,胃酸分泌正常,壁细胞抗体阳性,无恶性贫血

    B.多发于胃窦,胃酸分泌正常,壁细胞抗体阴性伴恶性贫血

    C.多发于胃体,胃酸分泌缺乏,壁细胞抗体阳性伴恶性贫血

    D.多发于胃窦,胃酸分泌缺乏,壁细胞抗体阳性,无恶性贫血

    E.多发于胃体,胃酸分泌正常,壁细胞抗体阴性伴恶性贫血

52.下列哪些药物不会导致急性胃炎　　　　　　　　　　　　　　（　　）

    A.阿司匹林　　B.氯化钾　　　C.布洛芬　　　D.泮托拉唑　　E.以上都是

53.引起慢性胃窦炎发病的主要细菌是　　　　　　　　　　　　　（　　）

    A.链球菌　　　　　　　　　　B.铜绿假单胞菌　　　　　　　C.大肠杆菌

    D.幽门螺杆菌　　　　　　　　E.金黄色葡萄球菌

54.慢性胃炎最可靠的确诊方法是　　　　　　　　　　　　　　　（　　）

    A.消化道症状　　　　　　　　B.胃液分析　　　C.胃镜检查　　　D.血清学检查

    E.胃肠钡餐 X 线检查

55.具有抗幽门螺杆菌作用的药物是　　　　　　　　　　　　　　（　　）

    A.硫糖铝　　　B.枸橼酸铋钾　　C.前列腺素　　　D.雷尼替丁　　E.氢氧化铝

56.慢性胃炎患者的健康指导,以下说法不妥的是　　　　　　　　（　　）

A. 戒烟、戒酒　　　　　　　　　　B. 养成细嚼慢咽的习惯

C. 避免食用过冷过热的食物　　　　D. 腹痛时口服阿司匹林

E. 定期门诊复查

57. 消化性溃疡患者在何种条件下疼痛节律会改变或消失 　　　　　　（　　）

A. 受凉时　　B. 饮酒时　　C. 焦虑时　　D. 出现并发症时　　E. 疲劳时

58. 十二指肠溃疡的好发部位是 　　　　　　　　　　　　　　　　　（　　）

A. 十二指肠降部　　　　　B. 十二指肠水平部　　　　C. 十二指肠球部

D. 十二指肠升部　　　　　E. 十二指肠与空肠连接部

59. 胃溃疡患者出现下列哪种情况,应警惕癌变可能 　　　　　　　　（　　）

A. 疼痛有节律性　　　　　B. 上腹部疼痛反复发作　　　C. 体重减轻

D. 厌食　　　　　　　　　E. 大便隐血试验持续阳性

60. 瘢痕性幽门梗阻的临床表现,应除外 　　　　　　　　　　　　　（　　）

A. 常在下午或晚间呕吐　　　　　　B. 呕吐量大,常为宿食

C. 上腹隆起,常有胃型及蠕动波　　D. 常有震水音

E. 常引起脱水和酸中毒

61. 胃手术后护理措施哪项不正确 　　　　　　　　　　　　　　　　（　　）

A. 胃管没有血性液流出即可拔管　　B. 拔管后当日可给少量饮水

C. 拔管后第 2 日给少量流质　　　　D. 拔管后第 4 日可改半流质

E. 拔管后 1 个月内应少食多餐

62. 对十二指肠溃疡患者描述不准确的是 　　　　　　　　　　　　　（　　）

A. 疼痛发生于进食后 30～60min　　B. 有夜间痛醒史

C. 疼痛部位在上腹正中或稍右　　　D. 进餐后疼痛可缓解

E. 疼痛规律是疼痛→进食→缓解

63. 瘢痕性幽门梗阻最主要的临床表现是 　　　　　　　　　　　　　（　　）

A. 呕吐大量隔餐或隔夜食物　　　　B. 消瘦　　　C. 上腹胀痛

D. 胃型及胃蠕动波　　　　　　　　E. 食欲减退

64. 幽门梗阻所致的呕吐常发生在 　　　　　　　　　　　　　　　　（　　）

A. 进食后不久　　　　　B. 进食后数小时　　　　C. 临睡前

D. 体位改变时　　　　　E. 活动后

65. 消化性溃疡具有特征性的主要表现是 　　　　　　　　　　　　　（　　）

A. 反酸、嗳气　　　　　B. 恶心、呕吐　　　　　C. 营养失调

D. 消化功能紊乱　　　　E. 反复发作的节律性上腹部疼痛

66. 消化性溃疡患者粪便隐血试验阳性提示 　　　　　　　　　　　　（　　）

A. 溃疡有活动性　　　　B. 溃疡穿孔　　　　　C. 有幽门梗阻

D. 溃疡恶变　　　　　　E. 伴有慢性胃炎

67. 适量摄取牛奶能中和胃酸,宜安排溃疡患者在 　　　　　　　　　（　　）

A. 餐前饮用　　　　　　B. 餐后饮用　　　　　C. 两餐之间饮用

D. 临睡前饮用　　　　　E. 随时饮用

68. 溃疡病患者宜选择营养丰富、易消化的食物,其目的是　　　　　　　　（　　）

    A. 满足患者的口味　　　　　B. 中和胃酸　　　　　　　　C. 增加体重

    D. 增加胃黏膜的抵抗力　　　E. 增进睡眠

69. 发生幽门梗阻的患者不宜用　　　　　　　　　　　　　　　　　　　　（　　）

    A. 胃蛋白酶合剂　　　　　　B. 多潘立酮　　　　　　　　C. 阿托品

    D. 甲硝唑　　　　　　　　　E. 氢氧化铝凝胶

70. 服用氢氧化铝凝胶的胃溃疡患者,应特别注意观察　　　　　　　　　　（　　）

    A. 上腹部疼痛是否缓解　　　B. 反酸、嗳气是否减轻

    C. 消化道出血是否停止　　　D. 排便情况

    E. 腹胀是否加重

71. 十二指肠溃疡的治疗方案中占主要地位的是　　　　　　　　　　　　　（　　）

    A. 改善饮食习惯　　　　　　B. 制止胃酸分泌　　　　　　C. 生活应有规律

    D. 避免情绪刺激　　　　　　E. 抗幽门螺杆菌感染

72. 在下列治疗溃疡病的药物中,本身可导致粪便呈黑色的是　　　　　　　（　　）

    A. 枸橼酸铋钾　　　　　　　B. 氢氧化铝凝胶

    C. 雷尼替丁　　　　　　　　D. 多潘立酮

    E. 溴丙胺太林

73. 消化性溃疡并发大量出血时,应做好以下护理,除外　　　　　　　　　（　　）

    A. 安置患者平卧　　　　　　　　　　B. 建立静脉通路

    C. 严密观察脉搏、血压　　　　　　　D. 严密观察出血情况

    E. 立即做好手术准备

74. 纤维胃镜检查患者的术前准备不包括　　　　　　　　　　　　　　　　（　　）

    A. 检查前一天时无渣饮食　　　　　　B. 术前禁食 8h

    C. 检查前一天不吸烟　　　　　　　　D. 检查前一晚常规服用地西泮

    E. 消除患者紧张心理

75. 消化性溃疡最常见的并发症是　　　　　　　　　　　　　　　　　　　（　　）

    A. 上消化道出血　　　　　　B. 急性穿孔　　　　　　　　C. 幽门梗阻

    D. 胃癌　　　　　　　　　　E. 胆囊炎

76. 下列哪项可判断为早期胃癌　　　　　　　　　　　　　　　　　　　　（　　）

    A. 病灶局限于胃窦内　　　　B. 病灶局限于黏膜或黏膜下层　　C. 直径在 2cm 以内

    D. 无淋巴结转移　　　　　　E. 病灶局限于胃小弯

77. 进展期胃癌最早出现的症状是　　　　　　　　　　　　　　　　　　　（　　）

    A. 上腹痛　　B. 恶心　　C. 呕吐　　D. 呕血　　E. 腹胀

78. 按组织学分类,最常见的胃癌是　　　　　　　　　　　　　　　　　　（　　）

    A. 腺癌　　B. 鳞癌　　C. 未分化癌　　D. 腺鳞癌　　E. 移行细胞癌

79. 消化道最常见的恶性肿瘤是　　　　　　　　　　　　　　　　　　　　（　　）

    A. 食管癌　　B. 胃癌　　C. 肝癌　　D. 胰头癌　　E. 大肠癌

80. 确诊胃癌最有效的检查方法是　　　　　　　　　　　　　　　　　　　（　　）

A. 连续大便隐血试验　　　　B. X 线钡餐检查　　　　C. 气钡双重对比造影检查

D. 纤维胃镜检查　　　　E. 胃液分析

81. 哪项不是早期胃癌的临床表现　　　　　　　　　　　（　　）

A. 上腹部不适伴隐痛　　　　B. 食欲减退　　　　C. 贫血、消瘦

D. 大便潜血（＋）　　　　E. 嗳气、反酸

82. 胃癌最主要的转移途径是　　　　　　　　　　　　　（　　）

A. 直接蔓延　　B. 淋巴转移　　C. 血液转移　　D. 腹腔内种植　　E. 卵巢内转移

83. 胃癌好发于　　　　　　　　　　　　　　　　　　　（　　）

A. 胃小弯　　B. 胃大弯　　C. 胃窦部　　D. 胃底　　E. 胃体

84. 腹膜炎引起的肠梗阻属于　　　　　　　　　　　　　（　　）

A. 机械性绞窄性肠梗阻　　　　B. 机械性单纯性肠梗阻　　　　C. 麻痹性肠梗阻

D. 血运性肠梗阻　　　　E. 动力性肠梗阻

85. 高位小肠梗阻的呕吐特征为　　　　　　　　　　　　（　　）

A. 呕吐出现早，腹胀轻　　　　B. 呕吐出现迟，腹胀轻　　　　C. 呕吐出现早，腹胀重

D. 呕吐出现迟，腹胀重　　　　E. 都不对

86. 单纯性肠梗阻与绞窄性肠梗阻的主要区别是　　　　　（　　）

A. 梗阻的病因　　　　B. 肠管壁有无血运障碍　　　　C. 梗阻的严重程度

D. 有无并发症　　　　E. 梗阻的时间

87. 以下肠梗阻患者的护理措施，错误的是　　　　　　　（　　）

A. 使用吗啡止痛　　　　B. 禁食、胃肠减压　　　　C. 做好术前准备

D. 防治感染　　　　E. 半卧位

88. 机械性肠梗阻的临床表现，除下列哪项以外均应考虑肠绞窄可能　（　　）

A. 阵发性腹部绞痛　　　　B. 血性黏液便　　　　C. 早期出现休克

D. 有明显腹膜刺激征　　　　E. 腹胀不对称

89. 关于肠扭转的病因，哪一项是错误的　　　　　　　　（　　）

A. 肠系膜过长　　　　B. 肠系膜根部附着过短　　　　C. 肠段内重量突然增加

D. 肠管动力异常　　　　E. 肠系膜过短

90. 关于急性肠梗阻的全身变化，下列哪一项是错误的　　（　　）

A. 大量呕吐，丢失胃液易产生碱中毒　　　　B. 血液浓缩　　　　C. 血容量减少

D. 混合性缺水，代谢酸中毒

E. 毒素吸收致毒血症，全身中毒、休克

91. 绞窄性肠梗阻腹痛的特点是　　　　　　　　　　　　（　　）

A. 阵发性绞痛　　　　B. 持续性腹痛　　　　C. 持续性腹痛阵发性加重

D. 放射性腹痛　　　　E. 逐渐加重的腹痛

92. 以下不符合麻痹性肠梗阻临床特点的是　　　　　　　（　　）

A. 持续性腹部胀痛　　　　B. 呕吐呈溢出性　　　　C. 均匀全腹胀

D. 肠鸣音亢进　　　　E. 停止排便排气

93. 预防粘连性肠梗阻的有效措施是　　　　　　　　　　（　　）

A. 术前做好肠道准备　　　　　　　　B. 术后早期拔胃管

C. 术后早期下床活动　　　　　　　　D. 术后早期用抗生素

E. 术后早期进食

94. 急性阑尾炎易发生坏死、穿孔的主要原因是　　　　　　　　　　　（　　）

A. 阑尾开口小　　　　　　B. 阑尾淋巴丰富　　　　　　C. 阑尾蠕动慢而弱

D. 阑尾动脉为终末动脉　　E. 阑尾系膜短

95. 关于阑尾炎的辅助检查,下列哪项是错误的　　　　　　　　　　　（　　）

A. 结肠充气试验　　　　　B. 腰大肌试验　　　　　　　C. 直肠指检

D. 阑尾压痛　　　　　　　E. 墨菲征

96. 阑尾切除术后 4 天,切口疼痛明显,体温升高,最可能是　　　　　　（　　）

A. 肠粘连　　B. 切口感染　　C. 肺部感染　　D. 膈下感染　　E. 术后吸收热

97. 护理阑尾切除术后患者,第 1 天应注意观察的并发症是　　　　　　（　　）

A. 内出血　　B. 盆腔脓肿　　C. 肠粘连　　D. 门静脉炎　　E. 切口感染

98. 护理阑尾切除术后的患者,嘱咐早期起床活动,主要是为了防止　　（　　）

A. 内出血　　B. 盆腔脓肿　　C. 肠粘连　　D. 切口感染　　E. 肠瘘

99. 急性阑尾炎非手术治疗期间,体温升高,全腹疼痛,腹肌紧张,其病情判断为（　　）

A. 并发腹腔脓肿　　　　　　B. 阑尾穿孔腹膜炎　　　　　C. 阑尾坏疽

D. 并发门静脉炎　　　　　　E. 形成阑尾周围脓肿

100. 急性阑尾炎腹痛起始于脐周或上腹的机制是　　　　　　　　　　（　　）

A. 胃肠功能紊乱　　　　　　B. 内脏神经反射　　　　　　C. 躯体神经反射

D. 阑尾位置不固定　　　　　E. 阑尾管壁痉挛

101. 典型的急性阑尾炎腹痛的开始部位是　　　　　　　　　　　　　（　　）

A. 右下腹　　B. 左下腹　　C. 脐周　　D. 右上腹　　E. 左上腹

102. 急性阑尾炎术后最常见的并发症是　　　　　　　　　　　　　　（　　）

A. 出血　　B. 切口感染　　C. 粪瘘　　D. 肺部感染　　E. 粘连性肠梗阻

103. 溃疡性结肠炎的好发部位是　　　　　　　　　　　　　　　　　（　　）

A. 空肠　　B. 回盲部　　C. 十二指肠　　D. 升结肠　　E. 直肠和乙状结肠

104. 下列关于溃疡性结肠炎腹痛的特点,哪项不正确　　　　　　　　（　　）

A. 多发于右下腹　　　　　　　　　B. 可波及全腹

C. 疼痛——便意——缓解　　　　　　D. 常伴有里急后重

E. 肠穿孔时可出现腹肌紧张、反跳痛

105. 下列哪项与溃疡性结肠炎的发病无明显的相关性　　　　　　　　（　　）

A. 环境因素　　B. 遗传因素　　C. 急性应激　　D. 感染因素　　E. 免疫因素

106. 溃疡性结肠炎活动期的重要表现是　　　　　　　　　　　　　　（　　）

A. 腹痛　　　　　　　　　　B. 腹泻、黏液脓血便　　　　C. 消瘦、贫血

D. 恶心、呕吐　　　　　　　E. 高热

107. 下列哪项检查是诊断溃疡性结肠炎最重要的手段　　　　　　　　（　　）

A. 血液检查　　　　　　　　B. 粪便检查　　　　　　　　C. 自身抗体检查

D. 结肠镜检查　　　　　　　　E. X 线钡剂灌肠检查

108. 治疗爆发性溃疡性结肠炎的首选方法是　　　　　　　　　　　　　（　　）

A. 柳氮磺吡啶　　　　　　　B. 大剂量的糖皮质激素　　　　C. 免疫抑制剂

D. 抗菌治疗　　　　　　　　E. 手术治疗

109. 溃疡性结肠炎腹泻的特点包括　　　　　　　　　　　　　　　　　（　　）

A. 重者每天排便 10 余次　　B. 不伴里急后重　　　　　　　C. 以水样便为主

D. 黏液脓血便　　　　　　　E. 重者呈血水样便

110. 大肠癌最常见的病理分型是　　　　　　　　　　　　　　　　　　（　　）

A. 肿块型　　B. 菜花型　　C. 溃疡型　　D. 浸润型　　E. 弥漫型

111. 有关直肠癌，以下说法正确的是　　　　　　　　　　　　　　　　（　　）

A. 直肠指检可触及肠壁上有一圆形肿物,活动度大

B. 直肠左侧壁隆起,明显触痛

C. 直肠壁上触及质硬、菜花样肿块

D. 肛管内局部隆起

E. 肛内触及硬条索状物,无向肛门外脱出

112. 以下疾病与大肠癌关系最为密切的是　　　　　　　　　　　　　　（　　）

A. 家族性结肠息肉病　　　　B. 溃疡性结肠炎　　　　　　　C. 结肠克罗恩病

D. 结肠结核　　　　　　　　E. 结肠血吸虫性肉芽肿

113. 大肠癌最常见的组织学分型是　　　　　　　　　　　　　　　　　（　　）

A. 腺癌　　B. 黏液癌　　C. 未分化癌　　D. 鳞癌　　E. 腺鳞癌

114. 结肠癌最早出现的临床表现多为　　　　　　　　　　　　　　　　（　　）

A. 排便习惯及粪便性状改变　　B. 腹痛　　　　　　　　　　C. 肠梗阻症状

D. 腹部肿块　　　　　　　　E. 贫血

115. 直肠癌最常见的临床症状是　　　　　　　　　　　　　　　　　　（　　）

A. 直肠刺激症状　　　　　　B. 黏液血便　　　　　　　　　C. 肠梗阻症状

D. 会阴部持续性剧痛　　　　E. 贫血

116. 以下哪项检查可作为大肠癌高危人群的初筛方法　　　　　　　　　（　　）

A. 内镜检查　　　　　　　　B. X 线钡剂灌肠　　　　　　　C. CEA 测定

D. 直肠指检　　　　　　　　E. 粪便隐血试验

117. 大肠癌最常见的转移方式为　　　　　　　　　　　　　　　　　　（　　）

A. 直接浸润　　B. 血液转移　　C. 淋巴转移　　D. 种植转移　　E. 胎盘垂直转移

118. 关于大肠癌患者术前行全肠道灌洗术,以下说法正确的是　　　　　（　　）

A. 温度约为 25℃　　　　　　　　　　　B. 量约 3000ml

C. 灌洗速度先快后慢　　　　　　　　　D. 灌洗全过程应控制在 2h 内

E. 年迈体弱、心肾等脏器功能障碍以及肠梗阻者,不宜选用

119. 以下大肠癌术后结肠造口患者的护理措施中正确的是　　　　　　　（　　）

A. 结肠造口一般于术后 1 周开放

B. 当造口袋内容物超过 1/2 时,应及时更换

C. 结肠造口开放后即应开始扩肛,以防造口狭窄

D. 术后 7~10 天即应开始扩肛,以免影响伤口愈合

E. 造口开放前应用干的无菌纱布覆盖结肠造口,避免感染

120. 大肠癌患者作结肠造口术后行灌洗时,指导正确的是 （　）

    A. 量约为 2000ml　　　　　　B. 水温约为 37~40℃

    C. 灌洗时间约 30min　　　　　D. 灌洗间隔时间为 1 周

    E. 灌洗液完全注入后即可开放灌洗袋,排出肠内容物

121. 以下对直肠癌手术行结肠造口患者的健康教育内容中错误的是 （　）

    A. 可恢复正常人的生活和社交活动及适量的运动

    B. 为保持大便通畅,可进食大量的含粗纤维的食品

    C. 化疗者,应定期复查白细胞的总数及血小板的计数

    D. 术后每 3~6 个月复查 CEA、肝、肺等功能

    E. 应定期作造口灌洗

122. 结肠癌的病理分型不包括 （　）

    A. 肿块型　　B. 弥漫型　　　C. 溃疡型　　　D. 浸润型　　　E. 菜花型

123. 以下不属于右半结肠癌的临床特点的是 （　）

    A. 肠梗阻较多见　　　　　　　B. 贫血　　　　　　　C. 肿瘤多呈肿块型

    D. 便秘与腹泻常交替出现　　　E. 腹部包块

124. 血栓性外痔的主要临床表现为 （　）

    A. 脓血便　　B. 柏油样便　　C. 果酱样便　　D. 黏液便　　E. 剧烈疼痛

125. 成人排便次数增加且大便含黏液血便,应考虑为 （　）

    A. Ⅰ期内痔　　B. 血栓性外痔　　C. 肛裂　　　D. 直肠癌　　E. 肛瘘

126. 内痔的早期症状为 （　）

    A. 痔核脱出　　B. 大便出血　　C. 大便疼痛　　D. 里急后重　　E. 肛门周围瘙痒

127. 最多见的直肠肛管周围脓肿是 （　）

    A. 肛周皮下脓肿　　　　　　　B. 坐骨肛管间隙脓肿　　　C. 骨盆直肠间隙脓肿

    D. 肠后间隙脓肿　　　　　　　E. 直肠黏膜下脓肿

128. 直肠肛管疾病患者非手术治疗期间宜采用何种饮食 （　）

    A. 流质　　　　　　　　　　　B. 少渣半流质　　　　　C. 富含膳食纤维的普食

    D. 普食　　　　　　　　　　　E. 禁食

129. 关于肛门坐浴,以下正确的是 （　）

    A. 1∶1000 高锰酸钾　　　　　B. 溶液量约 1000ml　　　C. 水温 60℃

    D. 便前坐浴,以解促进排便　　E. 每次坐浴时间 20~30min

130. 关于齿状线上下的解剖,以下正确的是 （　）

    A. 齿状线以上的血供来自肛管动脉

    B. 齿状线以上的静脉回流至门静脉

    C. 齿状线以下的肛管皮肤由自主神经支配

    D. 齿状线以下的肛管皮肤对痛觉不敏感

E. 齿状线以下覆盖的是单层立方上皮

131. 肛管的括约肌功能主要依赖以下哪种结构的作用 （ ）

A. 肛管内括约肌 　　　　B. 直肠纵肌下部 　　　　C. 肛管外括约肌深部

D. 肛管直肠环 　　　　E. 耻骨直肠肌

132. 肛裂的发生部位多见于 （ ）

A. 前正中线 　　B. 右侧 　　C. 左前侧 　　D. 右后侧 　　E. 后正中线

133. 肛裂最突出的临床表现是 （ ）

A. 排便时及排便后肛门剧烈痛 　　　　B. 反复便秘 　　C. 便血

D. 肛门瘙痒 　　　　E. 反复脓肿形成

134. "肛裂三联征"是指同时存在 （ ）

A. 肛裂、"前哨痔"及肛乳头肥大 　　　　B. 肛裂、肛瘘、痔

C. 肛裂、直肠肛管周围脓肿、肛瘘 　　　　D. 肛裂、混合痔及肛乳头肥大

E. 肛裂、肛瘘及肛乳头肥大

135. 间歇性、便后无痛性出血是以下何种直肠肛管疾患的临床特点 （ ）

A. 直肠肛管周围脓肿 　　　　B. 肛瘘 　　　　C. 肛裂

D. 痔 　　　　E. 结肠癌

136. 骨盆直肠间隙脓肿的诊断主要依赖于以下哪项检查 （ ）

A. 直肠指检 　　B. 穿刺抽脓 　　C. B 超 　　D. 内镜检查 　　E. 碘油检查

137. 下列应禁忌行直肠指检的疾病是 （ ）

A. 内痔 　　B. 外痔 　　C. 肛瘘 　　D. 肛裂 　　E. 直肠癌

138. 我国肝硬化最常见的病因是 （ ）

A. 病毒性肝炎 　　　　B. 慢性酒精中毒 　　　　C. 营养缺乏

D. 化学毒物中毒 　　　　E. 亚硝胺类化合物中毒

139. 下列对假小叶的描述哪项是错误的 （ ）

A. 中央静脉缺如或偏位 　　B. 肝细胞索呈放射状排列 　　C. 小胆管增生

D. 淋巴细胞、浆细胞浸润 　　E. 假小叶周围纤维组织增生

140. 肝硬化引起脾大的主要原因是 （ ）

A. 慢性脾瘀血 　　　　B. 脾功能亢进 　　　　C. 脾内纤维组织增生

D. 脾内淋巴组织增生 　　　　E. 含铁结节形成

141. 肝硬化侧支循环形成,可造成严重上消化道出血的是指 （ ）

A. 脐周静脉丛曲张 　　B. 肠系膜静脉丛曲张 　　C. 食管下段静脉丛曲张

D. 痔静脉丛曲张 　　　　E. 腹壁静脉曲张

142. 不属于门静脉高压的侧支循环是 （ ）

A. 脐周静脉曲张 　　　　B. 食管下段静脉曲张 　　　　C. 下肢静脉曲张

D. 腹壁静脉曲张 　　　　E. 痔静脉曲张

143. 肝硬化最常见的死亡原因是 （ ）

A. 原发性肝癌 　　　　B. 感染 　　　　C. 肝性脑病

D. 上消化道出血 　　　　E. 自发性腹膜炎

144. 肝硬化晚期,引起腹水的有关因素是 （ ）
    A. 门静脉分支毛细血管内压升高   B. 血浆胶体渗透压下降
    C. 肝内淋巴液生成过多   D. 钠、水潴留   E. 以上均有关

145. 下列哪项是肝硬化晚期门静脉高压的表现 （ ）
    A. 血清转氨酶升高   B. 侧支循环形成   C. 肝性脑病
    D. 黄疸   E. 激素灭活功能障碍

146. 下列哪项是肝硬化患者的皮肤表现 （ ）
    A. 环形红斑   B. 皮下结节   C. 蜘蛛痣   D. 凹陷性水肿   E. 玫瑰疹

147. 大量腹水患者最宜采取哪种体位 （ ）
    A. 平卧位   B. 侧卧位   C. 半卧位   D. 高枕卧位   E. 俯卧位

148. 使用三腔二囊管压迫止血时发生窒息的原因是 （ ）
    A. 牵引力量过大贲门受刺激   B. 食管气囊向上滑脱压迫气管
    C. 胃气囊上滑压迫气道   D. 呕吐物吸入气管
    E. 血肿压迫气管

149. 下列哪项不符合门静脉高压症的病理改变 （ ）
    A. 脾大   B. 交通支扩张   C. 腹腔积液   D. 中心静脉压高   E. 脾功能亢进

150. 肝硬化门静脉高压手术患者,下列哪种手术最易诱发肝性脑病 （ ）
    A. 门腔静脉分流术   B. 断流术   C. 脾切除术
    D. 腹腔-静脉转流术   E. 贲门周围血管离断术

151. 对肝硬化患者健康教育不正确的是 （ ）
    A. 说明防治肝炎的重要性   B. 避免使用对肝脏有害药物
    C. 合理安排休息,保证充足睡眠   D. 多用保肝药物   E. 戒酒

152. 门静脉高压症的主要临床表现为 （ ）
    A. 肝大   B. 食管静脉曲张并出血
    C. 白细胞和血小板计数减少   D. 肝功能损伤
    E. 蜘蛛痣和肝掌

153. 门静脉高压患者的术前护理,错误的是 （ ）
    A. 给予高碳水化合物,高维生素、低脂饮食   B. 常规放置胃管
    C. 应避免进食干硬、刺激性强或含有鱼刺、骨渣的食物
    D. 有腹水者应控制水和钠入量
    E. 严重贫血可输新鲜血

154. 门静脉高压症的术后护理,错误的是 （ ）
    A. 密切观察有无内出血或休克发生   B. 警惕肠系膜血管血栓形成
    C. 注意观察处理脾切除发热   D. 分流术后早期下床活动
    E. 注意患者意识,防止肝性脑病

155. 门静脉高压分流术后,以下护理哪一项错误 （ ）
    A. 术后 24h 内,定时测血压、脉搏、呼吸
    B. 分流术后 48h 内,患者应采取平卧位,避免过多活动

C.术后3～4天宜早期下床活动,减少肠粘连

D.术后饮食应限制蛋白质的摄入量,特别应限制肉类食物

E.当血小板上升,达$600×10^9/L$以上时,应适当使用抗凝药物

156.使用三腔二囊管时,正确的护理措施应是　　　　　　　　　　　　( )

  A.先向食管气囊注气,再向胃气囊注气

  B.食管气囊和胃气囊各注气300ml

  C.出血停止后即可拔管

  D.拔管后24h内仍有出血可能,需严密观察

  E.先向胃气囊500ml,再向食管气囊注气300ml

157.肝硬化患者血氨增高的常见诱因是　　　　　　　　　　　　　　　( )

  A.胃肠运动增强　　　　　　B.胃肠道出血　　　　　　C.脂肪摄入减少

  D.肠道内细菌活动减弱　　　E.糖类摄入增多

158.严重肝病时氨清除不足的主要原因是　　　　　　　　　　　　　　( )

  A.谷氨酰胺合成障碍　　　　B.尿素合成障碍　　　　　C.乙酰胆碱合成障碍

  D.谷氨酸合成障碍　　　　　E.γ-氨基丁酸合成障碍

159.血氨增高引起肝性脑病的主要机制是　　　　　　　　　　　　　　( )

  A.影响大脑皮质的兴奋过程　B.使乙酰胆碱产生过多

  C.干扰脑细胞的能量代谢　　D.使脑干网状结构不能正常活动

  E.使去甲肾上腺素活动性减弱

160.关于肝性脑病的护理,下述哪项是错误的　　　　　　　　　　　　( )

  A.禁止蛋白质饮食的摄入　　B.肥皂水灌肠　　　　　　C.口服甲硝唑

  D.躁动不安时禁用吗啡类药物

  E.给予支链氨基酸

161.肝昏迷前期最突出的表现是　　　　　　　　　　　　　　　　　　( )

  A.表情欣快,昼睡夜醒　　　B.精神错乱　　　　　　　C.肌张力增高

  D.行为异常、吐词不清　　　E.意识模糊、扑翼震颤

162.肝性脑病的处理,无效的措施是　　　　　　　　　　　　　　　　( )

  A.用弱酸液洗肠　　　　　　B.中止蛋白质饮食　　　　C.口服新霉素

  D.静脉滴入多巴胺　　　　　E.静脉滴注精氨酸

163.下列不属于肝性脑病常见诱因的是　　　　　　　　　　　　　　　( )

  A.上消化道出血　　　　　　B.大量排钾利尿　　　C.高热量饮食

  D.严重感染　　　　　　　　E.便秘

164.肝硬化患者突然出现神志恍惚、举止反常、言语不清,诊断首先考虑　( )

  A.肝癌　　B.尿毒症　　C.肝性脑病　　D.肺性脑病　　E.高血压脑病

165.甲胎蛋白测定阳性,对下列哪种疾病有诊断意义　　　　　　　　　( )

  A.慢性活动性肝炎　　　　　B.肝硬化　　　C.原发性肝癌

  D.肝转移癌　　　　　　　　E.肝脓肿

166.原发性肝癌最常见的转移方式是　　　　　　　　　　　　　　　　( )

A. 肝内血液转移　　　　　　B. 淋巴转移　　　C. 直接蔓延

D. 肝外肺转移　　　　　　　E. 种植转移

167. 与原发性肝癌发生关系最密切的疾病是　　　　　　　　　　　　（　　）

A. 肝脓肿　　B. 中毒性肝炎　　C. 乙型肝炎　　D. 甲型肝炎　　E. 肝包虫病

168. 一般不出现于原发性肝癌患者的护理问题是　　　　　　　　　　（　　）

A. 舒适的改变　　　　　　　B. 绝望　　　C. 营养失调

D. 潜在肝肾综合征　　　　　E. 潜在意识障碍

169. 甲胎蛋白阳性的临床意义,下列哪项不正确　　　　　　　　　　（　　）

A. 有助于早期肝癌的诊断　　B. 对判断肝癌疗效有帮助

C. 不能排除生殖器胚胎瘤　　D. 可作为慢性活动性肝炎的诊断参考

E. 阴性结果可排除原发性肝癌

170. 原发性肝癌肝区疼痛常是　　　　　　　　　　　　　　　　　　（　　）

A. 阵发性疼痛　　　　　　　B. 持续性胀痛　　C. 间歇性隐痛

D. 剧痛　　　　　　　　　　E. 灼痛

171. 肝癌结节破裂出血时可突然引起　　　　　　　　　　　　　　　（　　）

A. 大量便血　　B. 黄疸加深　　C. 持续高热　　D. 上腹剧痛　　E. 呕血不止

172. 原发性肝癌肝外转移最多见的部位是　　　　　　　　　　　　　（　　）

A. 肺　　　B. 脑　　　C. 骨　　　D. 胰　　　E. 肾上腺

173. 原发性肝癌患者一般不会出现的表现是　　　　　　　　　　　　（　　）

A. 黄疸　　　　　　　　　　B. 肝脏大小正常、质地软　　C. 腹水

D. 脾大　　　　　　　　　　E. 消化道出血

174. 对早期肝癌诊断有价值的化验检查是　　　　　　　　　　　　　（　　）

A. ALT　　　B. AST　　　C. AFP　　　D. AKP　　　E. γ-GT

175. 原发性肝癌患者最重要的症状是　　　　　　　　　　　　　　　（　　）

A. 营养不良　　B. 血性腹水　　C. 发热　　　D. 黄疸　　　E. 肝区持续性疼痛

176. 对患了肝癌恐惧的患者,不恰当的护理是　　　　　　　　　　　（　　）

A. 转移患者的注意力　　　　B. 安排舒适的生活环境

C. 使用足够剂量的镇静剂　　D. 鼓励患者自我控制

E. 预防因其他感染而加重疼痛

177. AFP 定性测定持续阳性,一般不考虑　　　　　　　　　　　　　（　　）

A. 肝细胞癌　　B. 活动性肝炎　　C. 结肠癌肝转移　　D. 妊娠　　E. 生殖胚胎性肿瘤

178. 霉变谷物内主要致肝癌物质是　　　　　　　　　　　　　　　　（　　）

A. 亚硝胺类　　　　　　　　B. 黄曲霉毒素 B_1　　　　　　C. 黄曲霉菌

D. 有机氯农药残留　　　　　E. 蓝绿藻藻类毒素

179. 最常出现 Charcot 三联征的疾病是　　　　　　　　　　　　　（　　）

A. 细菌性肝脓肿　　　　　　B. 黄疸性肝炎　　　　　　　　C. 胆总管结石

D. 肝癌　　　　　　　　　　E. 胰头癌

180. 诊断胆囊结石简单而可靠的方法是　　　　　　　　　　　　　（　　）

    A. ERCP   B. B超   C. PTC   D. MRI   E. MRCP

181. 急性梗阻性化脓性胆管炎,最关键的治疗是 （　　）

    A. 纠正休克   B. 抗感染   C. 胆管减压解除梗阻

    D. 胆囊切除   E. 纠正酸中毒

182. 有关急性胆囊炎下列哪项错误 （　　）

    A. 黄疸出现的早而明显   B. 有时可扪及有触痛的肿大胆囊   C. Murphy 阳性

    D. 右上腹可有压痛及肌紧张   E. 一般无寒战

183. 胆管蛔虫症的主要临床特点是 （　　）

    A. 突发上腹部疼痛   B. 恶心呕吐明显   C. 疼痛可反复发作

    D. 可诱发胰腺炎   E. 临床症状重而体征轻

184. 最易出现休克的急腹症是 （　　）

    A. 急性重症胆管炎   B. 溃疡病合并穿孔   C. 急性水肿型胰腺炎

    D. 急性坏疽性阑尾炎   E. 绞窄性肠梗阻

185. Murphy 征阳性则提示 （　　）

    A. 细菌性肝脓肿   B. 急性胆管炎   C. 肝总管结石

    D. 左肝管结石   E. 急性胆囊炎

186. 解除胆绞痛常用的药物是 （　　）

    A. 维生素 K＋地西泮   B. 阿托品＋吗啡   C. 阿尼利定＋吗啡

    D. 阿托品＋维生素 K   E. 阿托品＋哌替啶

187. 胆管手术后,术后 T 形管拔管时间一般为 （　　）

    A. 1 周   B. 2 周   C. 4 周   D. 6 周   E. 8 周

188. T 形管引流注意事项,哪一项是错误的 （　　）

    A. 引流装置应保持无菌   B. 注意勿使 T 形管脱落   C. 保持引流管通畅

    D. 肠鸣音恢复后即拔管   E. 观察、记录引流液的量和性质

189. 经皮经肝穿刺胆管造影检查前准备错误的是 （　　）

    A. 测凝血酶原时间   B. 常规口服维生素 K   C. 做好造影剂过敏试验

    D. 做好局麻药过敏试验   E. 带 PTC 特制针头

190. T 形管的拔除指征是 （　　）

    A. 引流通畅,胆汁颜色正常   B. 胆汁引流量逐日减少

    C. 粪便颜色正常,食欲好转   D. 黄疸逐日消退,无发热、腹痛

    E. T 形管造影通畅,无残余结石

191. 我国引起急性胰腺炎的最常见病因是 （　　）

    A. 大量饮酒和暴饮暴食   B. 手术创伤   C. 胆管疾病

    D. 高钙血症   E. 高脂血症

192. 急性胰腺炎患者禁食期间,不正确的护理是 （　　）

    A. 鼓励患者大量饮水,以防脱水 B. 做好口腔护理   C. 安慰患者

    D. 协助患者的生活   E. 静脉补充营养

193. 出血性胰腺炎与水肿型胰腺炎不同的表现是 （　　）

A. 腹痛   B. 恶心、呕吐   C. 腹胀   D. 休克   E. 血清淀粉酶升高

194. 急性胰腺炎首发的临床表现是   ( )

     A. 恶心、呕吐及腹胀   B. 发热   C. 血钙降低

     D. 腹痛   E. 低血压或休克

195. 血清淀粉酶测定正确的是   ( )

     A. 发病后即刻升高   B. 起病后 6～12h 开始升高   C. 持续 1 周以上

     D. 超过正常值 2 倍即可确诊   E. 淀粉酶的高低与病情的严重程度相一致

196. 胰腺癌最常发生的部位是   ( )

     A. 胰头   B. 胰颈   C. 胰尾   D. 胰体   E. 胰体和胰尾

197. 胰腺癌最常见的症状是   ( )

     A. 黄疸   B. 疼痛   C. 消瘦   D. 发热   E. 恶心、呕吐

198. 胰腺癌切除率低的主要原因为   ( )

     A. 癌直接浸润和转移   B. 癌的恶性程度高   C. 并发胆管疾病

     D. 年老,体弱   E. 手术复杂

199. 胰腺癌最常见的组织类型为   ( )

     A. 腺泡细胞癌   B. 导管细胞癌   C. 多形性腺癌

     D. 纤维细胞腺癌   E. 黏液癌

200. 胰腺癌治疗首选的方法是   ( )

     A. 手术治疗   B. 放疗   C. 化疗   D. 免疫治疗   E. 基因治疗

201. 急性胆囊炎患者出现的右肩背部疼痛,属于   ( )

     A. 内脏性疼痛   B. 躯体性疼痛   C. 牵涉性疼痛

     D. 转移性疼痛   E. 阵发性疼痛

202. 不会出现牵涉性疼痛的急腹症是   ( )

     A. 急性阑尾炎   B. 急性胰腺炎   C. 急性胆囊炎

     D. 肾、输尿管结石   E. 膈下脓肿

203. 下列外科急腹症的腹痛特征,错误的是   ( )

     A. 急性阑尾炎时可为转移性右下腹痛

     B. 麻痹性肠梗阻时为持续性胀痛

     C. 肾、输尿管结石多为阵发性绞痛

     D. 胃、十二指肠溃疡急性穿孔时为持续性刀割样剧痛

     E. 单纯性机械性肠梗阻呈持续性肠绞痛

204. 下列对外科急腹症的评估描述,哪项不正确   ( )

     A. 腹痛、腹膜刺激征最显著处常为原发病灶所在

     B. 肝浊音界缩小不一定就是空腔脏器穿孔

     C. 叩出移动性浊音,可是实质脏器破裂,也可是空腔脏器破裂

     D. 急性机械性肠梗阻时肠鸣音变沉寂,病情可能加重

     E. X 线腹部平片未见膈下游离气体,即可排除胃肠穿孔

205. 符合外科急腹症特点的是   ( )

A. 腹痛不明显,定位不准确　　　　B. 腹痛前一般先发热,常伴有呕吐

C. 腹痛在先,发热、呕吐在后　　　　D. 卧床休息后腹痛可好转

E. 腹痛部位常以下腹部或盆腔内痛为主

206. 穿孔性疾病所致外科急腹症的特点,下列哪项不正确　　　　　　　　　（　　）

A. 腹痛缓慢,由轻到重,呈持续性　　　　B. 病变处腹膜刺激征明显

C. 可有气腹征　　　　　　　　　　　　　D. 可有积液征

E. 可并发休克

207. 急腹症无休克或一般情况良好或病情允许时,宜取体位为　　　　　　（　　）

A. 平卧位　　B. 半卧位　　C. 头高斜坡位　　D. 侧卧位　　E. 头低足高仰卧位

208. 出现间歇性剑突下"钻顶样"剧痛特征的急腹症是　　　　　　　　　　（　　）

A. 消化道穿孔　　　　　　　B. 急性胰腺炎　　　　　　　C. 蛔虫性肠梗阻

D. 胆管蛔虫症　　　　　　　E. 胆石症

209. 酗酒或暴饮暴食常可诱发的急腹症是　　　　　　　　　　　　　　　　（　　）

A. 溃疡病急性穿孔　　　　　B. 急性肠梗阻　　　　　　　C. 急性胆囊炎

D. 急性胰腺炎　　　　　　　E. 腹痛型心肌梗死

210. 腹部 X 线见膈下游离气体,常提示急腹症的病变是　　　　　　　　　（　　）

A. 穿孔性疾病　　　　　　　B. 炎症性疾病　　　　　　　C. 梗阻性疾病

D. 出血性疾病　　　　　　　E. 绞窄性疾病

A2 型题

211. 男性,48 岁。饱餐后突发上腹部刀割样剧痛 4h,很快波及全腹,体检示全腹腹膜刺激征,腹肌呈"木板样"硬,肠鸣音消失。该患者的急性腹膜炎首先考虑的原因是

（　　）

A. 胃、十二指肠溃疡并发急性穿孔　　　B. 急性阑尾炎引起阑尾穿孔

C. 急性胰腺炎　　　　　　　　　　　　D. 急性胆囊炎致胆囊穿孔

E. 绞窄性肠梗阻致肠穿孔

212. 男性,38 岁。急性继发性腹膜炎术后第 6 天,出现里急后重、排便次数增多但量少、黏液便、尿频,测体温 38.2℃。护士小张发现此情况应考虑为　　　　　　（　　）

A. 腹膜炎复发　　　　　　　B. 膈下脓肿　　　　　　　　C. 盆腔脓肿

D. 溃疡性结肠炎　　　　　　E. 粘连性肠梗阻

213. 女性,30 岁。2h 前被汽车撞伤上腹部,当时即感腹痛来院。经 X 线腹透见膈下游离气体,被诊断为外伤性胃肠道破裂。护士评估病情时应特别注意　　　（　　）

A. 腹腔内出血或休克　　　　B. 腹膜刺激征

C. 肝浊音界缩小或消失　　　D. 移动性浊音

E. 实验室检查

214. 张先生,35 岁,汽车司机。车祸后感右上腹持续性胀痛 1h,伴恶心、呕吐,吐出咖啡色血性液约 20ml,急诊 B 超示肝裂伤。护士解释该患者呕血的原因是　（　　）

A. 合并消化性溃疡　　　　　B. 外伤性血胆症　　　　　　C. 胃肠道出血

D. 上消化道出血　　　　　　E. 腹腔内出血

215. 男孩,7 岁。腹股沟部肿物 3 天,伴疼痛,不能回纳,12h 前疼痛有所缓解,但出现发热,可能的诊断是 （　　）

  A.易复性疝 B.难复性斜疝 C.嵌顿性疝 D.绞窄性疝 E.腹股沟直疝

216. 一名 8 个月大婴儿发现腹股沟疝,治疗应是 （　　）

  A.尽早手术 B.择期手术 C.暂不手术 D.紧急手术 E.以上都不对

217. 女性,55 岁。腹痛 3 天,伴恶心、呕吐,不排便。查体:左侧卵圆窝突起半球形包块,不能推动,腹部透视见腹部胀气,数个液平段。诊断应考虑 （　　）

  A.肠套叠 B.直疝嵌顿 C.斜疝嵌顿 D.肠扭转 E.嵌顿性股疝

218. 男性,65 岁。右腹股沟内侧包块 2 年余。查体:右腹股沟区可见一球形肿块,未进入阴囊,回纳肿物后压住内环并增加腹压肿物复出,最可能的诊断是 （　　）

  A.右腹股沟斜疝   B.右腹股沟直疝   C.右股疝

  D.右精索鞘膜积液   E.交通性鞘膜积液

219. 张先生,52 岁。食管癌手术后第 3 天拔除胃管后口服流质,第 5 天体温升高 39℃,伴呼吸困难、胸痛、脉速,胸透发现手术侧胸腔积液,应首先考虑并发 （　　）

  A.肺炎 B.胸膜炎 C.切口感染 D.食管吻合口瘘 E.膈下脓肿

220. 男性,52 岁。因反复上腹部隐痛伴嗳气、食欲减退 3 个月,经检查诊断为"慢性胃窦炎",下列最有确诊意义的是 （　　）

  A.消化道症状   B.胃液分析   C.胃镜检查

  D.血清学检查   E.胃肠钡餐 X 线检查

221. 男性,34 岁。诊断为消化性溃疡,下列发病相关的损害性因素中主要是 （　　）

  A.幽门螺杆菌感染   B.吸烟 C.饮食失调

  D.胃酸、胃蛋白酶分泌过多   E.精神因素

222. 男性,65 岁。胃溃疡病史 30 年,常于餐后出现中上腹疼痛,服枸橼酸铋钾可缓解。近 1 年来疼痛不似从前有规律,且服药也难缓解,伴消瘦,来诊。查大便隐血阳性,最可能的诊断是 （　　）

  A.胃溃疡伴溃疡出血 B.胃、十二指肠溃疡出血 C.胃溃疡癌变出血

  D.慢性胃炎出血   E.食管静脉曲张破裂出血

223. 男性,27 岁。诊断为消化性溃疡,对该患者的健康教育下列哪项是错误的 （　　）

  A.避免刺激性食物   B.戒酒   C.忌浓茶

  D.多食酸性药物或食物以增进食欲   E.少食粗糙、坚硬之食物

224. 女性,50 岁。因溃疡病行胃大部切除术后 2 周,进食 10～20min 后出现上腹饱胀、恶心、呕吐、头晕、心悸、出汗、腹泻等,应考虑并发症是 （　　）

  A.倾倒综合征   B.低钾血症   C.代谢性酸中毒

  D.吻合口炎症   E.吻合口梗阻

225. 白先生,32 岁。既往有胃病史,近 1 周来,常感上腹部不适,4h 前突发上腹部剧烈疼痛,伴有恶心、呕吐,查体:腹部压痛、肌紧张,肝浊音界缩小,X 线检查可见膈下游离气体,首先考虑 （　　）

  A.急性阑尾炎穿孔   B.胆囊炎穿孔   C.急性胰腺炎

D. 溃疡病穿孔　　　　　　　　E. 急性肠梗阻

226. 某消化性溃疡患者,饮酒后不久出现剧烈上腹部疼痛,面色苍白。护理体检:腹肌
　　　紧张、全腹明显压痛及反跳痛,血压 92/64mmHg,此时护理的首要措施是　（　　）
　　　A. 吸氧　　　　　　　　　　　　　B. 立即禁食和胃肠减压
　　　C. 安慰患者,服用镇静剂　　　　　　D. 立即输血
　　　E. 继续观察

227. 男性,26 岁。平素喜饮酒,量不大。近期因工作繁忙已连续加班数日,今上午突感
　　　上腹部剧烈疼痛,有便意,排便后腹痛略减轻,但觉头晕、面色苍白、出冷汗、四肢乏
　　　力。首先应考虑　　　　　　　　　　　　　　　　　　　　　　　　　　（　　）
　　　A. 急性胰腺炎　　　　　　B. 急性胃肠穿孔　　　　　　C. 上消化道出血
　　　D. 急性肠梗阻　　　　　　E. 急性胃炎

228. 一幽门梗阻患者,诉进食后上腹饱胀不适,呕吐后腹胀减轻,呕吐量大,含有酸臭。
　　　护理体检:慢性病容,皮肤弹性差,眼眶略凹陷,呼吸平稳,脉搏 100 次/min,血压
　　　94/66 mmHg,该患者目前最重要的护理措施是　　　　　　　　　　　　（　　）
　　　A. 胃肠减压　　　　　　　　　　　B. 大量饮水
　　　C. 建立静脉通路,补液　　　　　　　D. 安慰患者,鼓励进食
　　　E. 预防褥疮

229. 男性,46 岁。"胃溃疡"病史 3 年。今晨饱餐后突然出现上腹部刀割样疼痛,渐延及
　　　全腹。查体:全腹压痛、反跳痛,腹肌紧张。首先考虑发生了　　　　　　　（　　）
　　　A. 上消化道出血　　　　　B. 幽门梗阻　　　C. 急性胃穿孔
　　　D. 癌变　　　　　　　　　E. 感染

230. 男性,24 岁。因上腹部疼痛 1 个月就诊,疼痛多在空腹是时发生,经常出现夜间痛,
　　　同时伴有反酸、烧心等症状。该患者最可能的诊断是　　　　　　　　　　（　　）
　　　A. 急性胃炎　　B. 慢性胃炎　　C. 胃溃疡　　　D. 十二指肠溃疡
　　　E. 反流性食管炎

231. 女性,60 岁。因顽固性胃溃疡于 7 年前行胃大部切除术,5 个月前再次出现中上腹
　　　痛,伴有恶心、腹痛、腹泻,体重减轻,患者最可能发生　　　　　　　　　（　　）
　　　A. 残胃癌　　　　　　　　　　　B. 吻合口溃疡　　　　　　C. 碱性反流性胃炎
　　　D. 残胃溃疡　　　　　　　　　　E. 残留十二指肠溃疡

232. 男性,46 岁。发现胃癌 3 天,非常不能接受,每日郁郁寡欢,诊断目前状况,下列护
　　　理措施中不恰当的是　　　　　　　　　　　　　　　　　　　　　　　　（　　）
　　　A. 倾听患者的诉求　　　　　B. 寻求家属的帮助　　　　　C. 向患者介绍治疗方法
　　　D. 让患者自由发泄　　　　　E. 寻求病友的协助

233. 男性,54 岁。因腹痛伴呕吐 1 天入院。查体:腹部膨隆,未见肠型及蠕动波,下腹压
　　　痛,听诊肠鸣音亢进。X 线提示肠袢胀气及多个气液平面。首先考虑为　（　　）
　　　A. 急性腹膜炎　　　　　　　　　B. 急性胃穿孔　　　　　　C. 急性阑尾炎
　　　D. 急性肠梗阻　　　　　　　　　E. 急性胰腺炎

234. 男孩,2 岁。因阵发性哭吵、呕吐 6h 伴果酱样便 2 次入院。查体:右中上腹部扪及

腊肠样包块。首先考虑为 （　）

A.急性胃肠炎　　　　　B.蛔虫性肠梗阻　　　　　C.肠扭转

D.肠套叠　　　　　E.肠道畸形

235.女性,20 岁。恶心、呕吐,上腹部疼痛数小时后转为右下腹痛,体温 38℃,右下腹有
固定压痛点,有腹肌紧张及反跳痛,白细胞 $1.5×10^9/L$,首先考虑诊断是 （　）

A.急性阑尾炎　　　　　B.急性胆囊炎　　　　　C.胃、十二指肠穿孔

D.急性化脓性胆管炎　　　　　E.弥漫性腹膜炎

236.某男,56 岁。1 天前右下腹有转移性腹痛,麦氏点有固定的压痛,现腹痛突然加重,
范围扩大,下腹部有肌紧张,应考虑是 （　）

A.单纯性阑尾炎　　　　　B.化脓性阑尾炎　　　　　C.坏疽性阑尾炎

D.阑尾周围脓肿　　　　　E.阑尾穿孔

237.女性,38 岁。转移性右下腹痛 4h,伴恶心、呕吐、发热护理评估时,最能提示该患者
患有阑尾炎的体征是 （　）

A.移动性浊音　　　　　B.右下腹固定压痛　　　　　C.肠鸣音亢进

D.肠型、蠕动波　　　　　E.肝浊音界缩小

238.某男,40 岁。阑尾穿孔腹膜炎术后第 7 天,体温 39℃,伤口无红肿,大便次数增多,
混有黏液,伴有里急后重,应考虑并发 （　）

A.盆腔脓肿　　B.膈下脓肿　　C.细菌性痢疾　　D.肠炎　　E.肠粘连

239.男性,32 岁。反复腹泻半年,每日排便 4~6 次,多呈黏液脓血便,大便细菌培养阴
性。纤维结肠镜检查:直肠、乙状结肠黏膜充血水肿,多发性浅溃疡。最可能的诊
断是 （　）

A.克罗恩病　　　　　B.溃疡型肠结核　　　　　C.溃疡性结肠炎

D.慢性细菌性痢疾　　　　　E.大肠癌

240.男性,63 岁。反复发生黏液稀便、腹泻、便秘 4 个月,脐周及下腹部隐痛不适,腹平
软,无压痛及肿块,粪便隐血试验(＋)。发病以来,体重下降 5kg。该患者最应该
考虑 （　）

A.左半结肠癌　　　　　B.右半结肠癌　　　　　C.肠息肉

D.肠结核　　　　　E.直肠癌

241.男性,40 岁。排便后肛门处剧烈疼痛,于肛门口见一椭圆形肿块,有明显触痛,应
首先考虑为 （　）

A.直肠息肉脱出　　　　　B.肛周脓肿　　C.前哨痔

D.内痔脱出嵌顿　　　　　E.血栓性外痔

242.女性,30 岁。肛门胀痛、排尿困难 6 天。畏寒、高热,肛门外未见明显异常,直肠指
检:肛管左壁局限性隆起,压痛明显。对该患者的护理,以下错误的是 （　）

A.物理降温　　　　　B.控制排便　　C.1∶5000 高锰酸钾坐浴

D.遵医嘱应用抗生素　　　　　E.嘱患者多饮水

243.女性,30 岁。近 3 个月常排便后滴少量鲜血。肛门指检无异常发现,肛门镜检查截
石位见 3、7 点各有一突于肛管内的暗红色圆形软结节,考虑该患者为 （　）

A.Ⅰ期内痔 B.Ⅱ期内痔 C.Ⅲ期内痔 D.Ⅳ期内痔 E.直肠息肉

244.男性患者"肝硬化伴上消化道大出血"入院,出现性格改变、行为异常,有扑翼样震
颤,医生怀疑肝性脑病。下列对于确诊最有价值的实验室检查指标是 （ ）
A.血氨 B.肝功能 C.血尿素氮 D.血钾 E.动脉血气分析

245.男性,40岁。有肝炎病史已10余年。近3年来全身乏力,有出血倾向、肝掌和蜘蛛
痣。您认为最有可能的诊断是 （ ）
A.肝硬化代偿期 B.肝硬化失代偿期 C.原发性肝癌
D.重症肝炎 E.肝性脑病

246.男性,48岁。肝硬化病史5年,大量放腹水后出现睡眠障碍、扑翼样震颤,脑电异
常,最可能的诊断是 （ ）
A.肝性脑病Ⅰ期 B.肝性脑病Ⅱ期 C.肝性脑病Ⅲ期
D.肝性脑Ⅳ期 E.亚临床肝性脑病

247.男性,46岁。肝硬化大量腹水,呼吸困难,用利尿剂后仍尿少,如需放腹水,一次放
水量可达多少 （ ）
A.1000ml B.1500～2000ml C.2500～3500ml
D.10000ml E.5000ml

248.男性,40岁。腹水1个月,6天前反复呕血、黑便经抢救治疗后好转,稳定,近日来
嗜睡,认人不清,你认为可能是 （ ）
A.贫血 B.失血性休克 C.氮质血症 D.电解质紊乱 E.肝性脑病

249.男性,60岁。近期肝区呈持续胀痛,消瘦,轻度黄疸,查肝大肋下3指,质硬,有结节
感,明显压痛,你考虑哪种疾病的可能性最大 （ ）
A.急性黄疸性肝炎 B.慢性活动性肝炎 C.门静脉性肝硬化
D.原发性肝癌 E.慢性胆囊炎

250.女性,60岁。上腹痛、寒战、发热、黄疸。此患者首先应考虑为 （ ）
A.急性胰腺炎 B.胆总管结石 C.胆囊积水
D.病毒性肝炎 E.高位化脓性阑尾炎

251.男性,30岁。右上腹部阵发性疼痛伴黄疸入院,以往反复发作5年,B超提示胆管
结石。查体:肝肋下2cm,脾肋下4cm,化验:红细胞计数$2.5×10^9$/L,白细胞计数
$4×10^9$/L,血小板计数$70×10^9$/L,应考虑为 （ ）
A.胆石症合并胆囊炎 B.急性梗阻性化脓性胆管炎
C.胆石症合并缺铁性贫血 D.胆石症合并门静脉高压症 E.细菌性肝脓肿

252.女性,55岁。胆管手术后,T形管引流8周,拔管前先试夹管,此时应注意观察的是
（ ）
A.饮食与睡眠 B.腹痛、发热、黄疸 C.粪便的颜色
D.引流口渗液 E.神志、血压、脉搏

253.女性,55岁。右上腹疼痛伴发热、黄疸1天入院,诊断为"胆总管结石",在硬膜外麻
醉下行胆总管切开T形管引流术。关于T形管的护理,以下不正确的是 （ ）
A.妥善固定,防止脱出 B.防止受压、折曲,保持通畅

    C.引流液少,可能是引流管下端堵塞   D.观察发热与黄疸的情况

    E.每日更换引流袋,记录胆汁性状和量

254.女性,32岁。饱餐后上腹剧痛5h,伴低热、呕吐、腹平软,脐左上压痛,血清淀粉酶
    正常,患者比较焦虑不安。目前患者最主要的护理诊断是什么   (   )
    A.疼痛   B.体温过高   C.焦虑   D.体液不足   E.知识缺乏

255.男性,48岁。数天前饮酒后1h出现腹部刀割样疼痛,向腰背部放射,疼痛难以忍
    受,伴呕吐,呕吐物中混有胆汁,急诊入院。在患者治愈稳定后最重要的出院指导
    是   (   )
    A.注意卧床休息   B.避免暴饮暴食和饮酒   C.治疗胆管疾病
    D.保持乐观心情   E.定期随诊

256.女性,49岁。因急性胰腺炎入院,经治疗后腹痛、呕吐缓解,此时患者应如何饮食
        (   )
    A.低脂高糖流质   B.半流质   C.低脂低糖流质
    D.高脂低糖流质   E.高脂高糖流质

257.女性,35岁。可疑为急性胰腺炎,但腹痛已1周,为帮助诊断建议选择的实验室检
    查应测定下列哪项指标   (   )
    A.血清淀粉酶   B.尿淀粉酶   C.血钙
    D.血清脂肪酶   E.血糖

258.男性,50岁。8h前饮酒后出现上腹绞痛,向肩背部放射,伴恶心、呕吐送到医院急
    诊,护理体检:体温38.2℃,辗转不安,皮肤、巩膜轻度黄染,上腹部轻压痛。首优的
    护理措施是   (   )
    A.物理降温   B.禁食、胃肠减压   C.床栏保护
    D.立即建立静脉通路   E.遵医嘱给予哌替啶止痛

259.李先生,22岁。诊断为"十二指肠溃疡急性穿孔,弥漫性腹膜炎"入院,当班护士嘱
    其半卧位的原因不包括   (   )
    A.有利于引流   B.有利于渗出液流向盆腔,减轻中毒症状
    C.减少肠粘连   D.降低膈肌,改善呼吸和循环
    E.减少膈下脓肿

260.女性,25岁。上腹及脐周隐痛不适约6h后转移至右下腹疼痛,被诊断为急性阑尾
    炎。解释该急腹症引起转移性腹痛的原因是   (   )
    A.内脏性疼痛→躯体性疼痛   B.躯体性疼痛→内脏性疼痛
    C.内脏性疼痛→牵涉性疼痛   D.躯体性疼痛→牵涉性疼痛
    E.放射性疼痛

A3 型题/A4 型题

(261—262 题共用题干)

男性,35岁。近3年来常有上腹部疼痛,晚间加重,进食可缓解,近期腹痛加重,反复呕
吐隔夜宿食,呕吐后腹痛减轻。

    261.应防止该患者发生   (   )

A.代谢性酸中毒 　　　　　B.代谢性碱中毒 　　　　　C.呼吸性酸中毒

D.呼吸性碱中毒 　　　　　E.混合性酸中毒

262.对该患者不正确的护理措施有 　　　　　　　　　　　　　　（　　　）

A.胃肠减压 B.给予吗啡止痛 C.暂时禁食 D.遵医嘱补液 E.半卧位

（263—265题共用题干）

男性，45岁。胃、十二指肠溃疡急性穿孔、腹膜炎术后第7天，突发寒战、高热，体温39.5℃，伴右肋胁部疼痛、乏力、呃逆、深呼吸、咳嗽时疼痛加重。护士检查患者神志清楚，血压尚正常，伤口无红肿，大小便无异常。

263.目前应考虑并发了 　　　　　　　　　　　　　　　　　　　（　　　）

A.膈下脓肿 B.盆腔脓肿 　　C.肠间脓肿 　　D.肺炎、胸膜炎 　　E.肝脓肿

264.为预防该并发症的发生，病情允许后患者应取 　　　　　　　　（　　　）

A.平卧位 　　B.半卧位 　　C.侧卧位 　　D.截石位 　　E.半俯卧位

265.此并发症引起寒战、高热等全身中毒症状较重的原因是 　　　（　　　）

A.该部的腹膜面积较大，吸收能力较强 　　B.该部的腹膜面积较小，吸收能力有限

C.腹膜具有分泌、吸收、修复等功能 　　　D.病情重，毒素多

E.未应用抗生素预防感染

（266—268题共用题干）

男性，40岁。车祸撞伤左季肋部引起腹痛2h急诊入院。T 37.1℃，P 120次/min，R 26次/min，BP 75/50mmHg。烦躁不安，面色苍白，肢体湿冷。左上腹部压痛明显，腹肌紧张不明显。诊断为腹部闭合性损伤性，低血容量性或创伤性休克。

266.该患者最可能损伤的腹内脏器是 　　　　　　　　　　　　　（　　　）

A.脾 　　　B.肝 　　　C.肾 　　　D.胃肠 　　　E.胰腺

267.为明确是否上述脏器损伤，首选的辅助检查是 　　　　　　　（　　　）

A.血常规 　　B.X线检查 　　C.B超 　　D.CT、MRI 　　E.腹腔穿刺

268.目前护理措施中，不妥的是 　　　　　　　　　　　　　　　（　　　）

A.吸氧、输液输血 　　　　　　　　　B.置中凹位，不宜随意搬动

C.禁饮食，术前可灌肠通便 　　　　　D.测每小时尿量

E.应用抗生素预防感染

（269—270题共用题干）

女性，42岁。进食时胸骨后刺痛并有哽噎感2月余，X线钡餐检查显示：中段食管约3cm长之系膜皱襞增粗和断裂。

269.该患者首先应考虑为 　　　　　　　　　　　　　　　　　　（　　　）

A.早期食管癌 　　　　　　　B.中期食管癌 　　　　　　　C.晚期食管癌

D.食管平滑肌瘤 　　　　　　E.食管息肉

270.对该患者首选的治疗方法是 　　　　　　　　　　　　　　　（　　　）

A.根治性食管癌切除手术 　　B.姑息性切除手术 　　　　　C.食管腔内置管术

D.食管胃转流吻合术 　　　　E.胃造瘘手术

（271—272 题共用题干）

男性,36 岁。呕吐量大,并有隔夜食物及腐臭味,呕吐症状重。

271.应考虑诊断为 （　　）

    A.急性胆囊炎   B.急性胃炎   C.慢性胃炎

    D.急性胰腺炎   E.幽门梗阻

272.对该患者不宜选用的药物治疗是 （　　）

    A.PPI   B.甲硝唑   C.多潘立酮   D.654-2   E.氢氧化凝胶

（273—274 题共用题干）

某患者毕Ⅱ式胃大部切除术后第 4 天突感右上腹剧痛。检查见痛苦面容,右上腹压痛、反跳痛及肌紧张。

273.该患者最可能的并发症是 （　　）

    A.急性胆囊炎   B.急性胰腺炎   C.胃肠吻合口破裂

    D.腹内疝形成   E.十二指肠残端破裂

274.此时最合适的措施应是 （　　）

    A.输液、抗感染治疗   B.即行手术、置引流管作连续引流

    C.即行胆囊切除   D.即行破裂处修补术

    E.即行空肠 Roux-Y 吻合术

（275—277 题共用题干）

男性,72 岁。胃溃疡病史 10 年。近 2 个月来腹痛加重,经常排黑色粪便。4h 前开始呕血,共呕血 3 次,总量约 1000ml。查体:BP86/54mmHg,重要贫血貌。腹软,剑突下饱满,有压痛。化验:血红蛋白 74g/L,粪便隐血(＋＋＋)。

275.该患者最可能的诊断是 （　　）

    A.胃溃疡复发   B.胃溃疡并发上消化道出血

    C.胃溃疡并发十二指肠溃疡   D.胃溃疡并发穿孔

    E.胃溃疡并发幽门梗阻

276.该患者目前首要的治疗措施是 （　　）

    A.开放静脉通路,补充血容量   B.立即应用止血药物   C.胃镜下止血

    D.手术治疗   E.保护胃黏膜治疗

277.该患者经治疗后生命体征平稳,若想明确出血原因应首选 （　　）

    A.^{13}C 或 ^{14}C 呼气试验检测幽门螺杆菌   B.X 线钡餐透视

    C.胃镜加活组织检查   D.血清癌胚抗原测定

    E.上腹部 CT 检查

（278—280 题共用题干）

男性,40 岁。胃溃疡病史 20 年,一直药物保守治疗。近半年疼痛加剧,口服药物效果不佳,伴体重减轻。

278.为确诊病情,首选什么检查 （　　）

    A.连续大便隐血试验   B.X 线钡餐检查   C.气钡双重对比造影检查

    D.纤维胃镜检查   E.胃液分析

279.经病理检查,确诊为胃溃疡恶变(早期),首选什么治疗 （ ）

    A.手术治疗 B.化学治疗 C.放射治疗 D.中医中药治疗 E.免疫疗法

280.手术后对患者的健康指导中,哪项不准确 （ ）

    A.多吃富含维生素的新鲜水果蔬菜   B.少吃腌制食品   C.高盐饮食

    D.适当休息   E.定期复查

（281—283 题共用题干）

男性,55 岁。昨晚暴饮暴食后出现阵发性腹部绞痛伴呕吐,有轻度腹胀,肛门停止排便排气。体查:腹部见肠型和蠕动波,脐周有压痛、肠鸣音亢进。患者曾做过阑尾炎手术。初步诊断为粘连性肠梗阻,暂采取非手术治疗。

281.该患者的护理评估,最重要的是 （ ）

    A.既往病史   B.梗阻的严重程度   C.梗阻的原因

    D.梗阻的时间   E.肠壁有无血运障碍

282.非手术治疗的护理中,最重要的是 （ ）

    A.缓解腹痛   B.禁食、胃肠减压   C.纠正水电酸碱平衡

    D.防治感染   E.半卧位

283.治疗后,判断肠梗阻解除的最主要标志是 （ ）

    A.腹痛减轻   B.腹胀缓解   C.肠鸣音减少

    D.呕吐减少   E.肛门排便排气

（284—287 题共用题干）

女性,40 岁。近 4 个月来排便次数增多,下腹隐痛,2 个月前出现排便时伴出血,为鲜红色,覆盖于大便之上,便血常持续数天,未经治疗出血能自止,但症状反复发作。发病以来,患者体重下降 3kg。

284.此时应首先行 （ ）

    A.纤维结肠镜检   B.直肠镜检   C.乙状结肠镜检

    D.直肠指检   E.灌肠

285.该患者出现血便的原因首先考虑 （ ）

    A.内痔   B.肛裂   C.结肠癌   D.直肠息肉   E.直肠癌

286.若患者需行手术治疗,对其术前的饮食指导中错误的是 （ ）

    A.高蛋白   B.高维生素   C.高热量   D.低脂   E.高纤维

287.若该患者的病变部位在距齿状线 3cm 范围内,则术后护理错误的是 （ ）

    A.术后 3 天取侧卧位   B.术后 7～10 天内忌灌肠

    C.术后 4～7 天以 1∶5000 高锰酸钾坐浴

    D.多食豆类、山芋等食物,促进肠蠕动

    E.以高热量、高蛋白、丰富维生素的少渣食物为主

（288—291 题共用题干）

女性,40 岁。6 个月前无明显诱因下粪便表面有时带血及黏液,伴大便次数增多,每日3～4次,时有排便不尽感,但无腹痛。曾于当地医院按"慢性细菌性痢疾"治疗无效。发病以来体重下降 3kg。

288.该患者应疑为 （ ）

    A.左半结肠癌 B.直肠癌 C.结肠癌 D.慢性痢疾 E.直肠息肉

289.对该患者术前做肠道准备的方法错误的是 （ ）

    A.术前 3 日进少渣半流质饮食   B.口服肠道抗生素

    C.术前 12～14h 开始口服等渗平衡电解质液 D.口服灌洗液的速度应先慢后快

    E.直至排出的粪便呈无渣、清水样为止

290.术后 5 天,患者仍无排便,以下措施中错误的是 （ ）

    A.口服缓解剂   B.鼓励患者多饮水   C.轻轻顺时针按摩腹部

    D.低压灌肠   E.增加饮食中的膳食纤维含量

291.若患者术后 7 天出现下腹痛,体温升高达 38.9℃,下腹部中部压痛、反跳痛,应高度
    怀疑术后出现了哪种并发症 （ ）

    A.切口感染 B.吻合口瘘 C.吻合口狭窄 D.尿潴留 E.肠粘连

（292—295 题共用题干）

男性,43 岁。肛周肿痛 4 天,肛门左侧皮肤发红并伴疼痛,以坐时及排便时明显,2 天前
加剧并局部肿胀,无畏寒、发热。体检:胸膝位肛门 11 点处见局部肿胀,约 2cm×2cm,有脓
头,周围皮肤发红,波动感(＋)。

292.考虑患者的病变部位是 （ ）

    A.肛门周围   B.坐骨肛管间隙   C.骨盆直肠间隙

    D.直肠后间隙   E.直肠黏膜下

293.对该患者的处理方法首选 （ ）

    A.抗生素控制感染   B.局部理疗

    C.口服缓泻剂减轻排便时的疼痛   D.高锰酸钾溶液坐浴

    E.手术切开引流

294.引起该病的最常见原因是 （ ）

    A.外伤   B.肛周皮肤感染   C.肛腺感染

    D.痔行药物注射治疗后   E.血栓性外痔剥离术后

295.该患者目前主要的护理诊断为 （ ）

    A.体温过高   B.疼痛   C.皮肤完整性受损

    D.便秘   E.个人应对无效

（296—297 题共用题干）

张先生,78 岁,有胆总管结石病史,今日进油腻食物后,突然出现腹痛、发热、黄疸,伴精
神不好,血压下降,病情进展迅速

296.该患者最可能的诊断是 （ ）

    A.急性梗阻性化脓性胆管炎 B.急性胆管炎   C.急性胆囊炎

    D.急性胰腺炎   E.急性坏死性肝炎

297.对该患者的处理原则是 （ ）

    A.抗生素治疗   B.急诊手术治疗   C.抗休克治疗

    D.边抗休克边手术   E.营养支持治疗

(298—299 题共用题干)

女性,65 岁,突然右上腹钻顶样疼痛 6h,伴轻度发热,恶心、呕吐,无黄疸,以往有胆囊结石病史,查体:痛苦面容,腹平、肌不紧,右上腹压痛,未触及肿大的胆囊,墨菲征(一)。

298.该患者最有可能的诊断是 （ ）

    A.胆管蛔虫病   B.胆囊结石合并感染   C.急性胃穿孔

    D.急性胃肠炎   E.急性胰腺炎

299.该患者的主要治疗措施是 （ ）

    A.胆总管探查   B.解痉止痛、预防感染   C.静脉输液

    D.物理降温   E.应用止吐药物

(300—304 题共用题干)

徐女士,45 岁,右上腹隐痛多年,尤其在进油腻食物后明显,有恶心,无呕吐。

300.建议患者首先做下列哪项检查 （ ）

    A.B 超   B.ERCP   C.PTC   D.MRI   E.MRCP

301.检查前必须做下列哪项准备 （ ）

    A.禁饮禁食   B.常规口服维生素 K   C.做好造影剂过敏试验

    D.做好局麻药过敏试验   E.检查出凝血功能

302.检查后当晚,患者右上腹出现阵发性剧烈腹痛,向右肩背部放射,伴恶心、呕吐,给予止痛治疗,下列哪组首选 （ ）

    A.阿托品   B.哌替啶   C.吗啡   D.阿托品+哌替啶

    E.阿托品+吗啡

303.手术后放入 T 形管 1 根,放置该引流管的目的不包括 （ ）

    A.引流胆汁   B.引流残余结石   C.引流腹腔渗液

    D.支撑胆管   E.用于 T 形管造影

304.该管护理中哪项是错误的 （ ）

    A.定时捏挤   B.防止引流管过高   C.定时用生理盐水冲洗

    D.双重固定引流管   E.观察并记录引流液的量和性状

(305—307 题共用题干)

男性,30 岁。饮酒饱餐后,上腹剧痛、呕吐,吐后腹痛加剧查体:脉搏 118 次/min,血压 80/60mmHg,全腹肌紧张,压痛、反跳痛,肠鸣音消失,查血白细胞 $2.15×10^9$/L,中性 0.59,淋巴 0.11,血清淀粉酶 320U/L,血钙 1.6mmol/L。

305.该患者最可能的诊断是 （ ）

    A.绞窄性肠梗阻   B.溃疡病急性穿孔   C.急性水肿型胰腺炎

    D.急性出血坏死型胰腺炎   E.急性化脓性阑尾炎

306.对该患者的治疗下列哪项不宜使用 （ ）

    A.立即补充血容量   B.禁食   C.立即注射阿托品解痉止痛

    D.补充电解质   E.胃肠减压

307.下列哪项检查结果提示患者预后不良 （ ）

    A.血清淀粉酶 320U/L   B.血钙 1.6mmol/L   C.血白细胞 $2.15×10^9$/L

D. 血糖 8.8mmol/L   E. 血尿素氮 10.8mmol/L

（308—310 题共用题干）

男性,30 岁。因"腹痛 1h"入院。入院后腹痛加剧,上腹部,持续性,并出现恶心、呕吐及低热,呕吐 2 次,吐出为胃内容物。

308. 怀疑该患者为外科急腹症,评估其最重要的腹部体征是   （   ）

    A. 腹胀   B. 腹膜刺激征 C. 肝浊音界   D. 移动性浊音 E. 肠鸣音

309. 怀疑该患者为空腔脏器穿孔性疾病引起的外科急腹症,首选的辅助检查是 （   ）

    A. 血、尿淀粉酶测定   B. 腹部 B 超   C. 腹部 X 线

    D. 腹腔穿刺   E. CT、MRI

310. 该患者诊断未明,应予"四禁",但不包括   （   ）

    A. 禁饮食   B. 禁止痛   C. 禁导泻   D. 禁灌肠   E. 禁搬运

（二）填空题

311. 上消化道出血病情观察的内容包括 _____、_____、_____、_____、_____。

312. 上消化道出血量每日达 _____时,粪便隐血试验即可阳性;达 _____以上时,可排出黑便;胃内潴留血液达 _____则可致呕血。

313. 引起黄疸的常见病因有_____、_____及_____。

314. 腹腔脓肿根据形成部位包括_____、_____及肠间脓肿三种。临床上最常见的是_____。

315. 继发性腹膜炎最常见的致病菌为 _____,原发性腹膜炎多见的病原菌为_____、_____。

316. 腹膜刺激征程度因不同腹腔内容物刺激而异,一般是 _____、_____、_____对腹膜刺激最强,其次是肠液、脓液,血液、尿液最轻。

317. 平时腹部闭合性损伤常见合并受伤的脏器依次是_____、_____、肝、胃、结肠等。

318. 腹部损伤的关键问题在于有无 _____的损伤,实质脏器损伤主要会引起_____,空腔脏器损伤主要会引起_____。

319. 直疝三角由 _____、_____、_____构成。

320. 腹股沟疝可分为_____、_____两种。

321. 腹股沟管内女性由_____通过,男性由_____通过。

322. 当嵌顿性疝发展到疝内容物_____阶段,即为绞窄性疝。

323. 腹股沟斜疝经_____突出形成,腹股沟直疝经_____突出形成。

324. 引起腹外疝的原因有_____、_____两类。

325. 疝由_____、_____、_____、_____病理构成。

326. 腹外疝临床类型分为_____、_____、_____、_____。

327. 慢性胃炎按其发生部位可分为_____、_____两型,按其胃镜和病理检查所见可分为_____和_____。

328. 毕Ⅱ式胃大部切除术后并发空肠输入段肠襻不全梗阻时,呕吐物主要为_____;

并发输出段肠襻梗阻时,呕吐物为_____和_____。

329.消化性溃疡手术的适应证有_____、_____、_____、_____。

330.消化性溃疡的药物治疗原则是_____、_____、_____、_____。

331.胃癌按大体形态分为_____、_____、_____。

332.直径_____癌灶称为小胃癌,直径小于_____的癌灶称为微小胃癌。

333.肠梗阻按发生的基本原因可分为_____、_____、_____三种。

334.机械性肠梗阻常见原因有_____、_____、_____。

335.动力性肠梗阻可分为_____和_____。

336.单纯性机械性肠梗阻的腹痛性质是_____。

337.肠鸣音减弱或消失是_____肠梗阻的体征。

338.小儿肠套叠三大表现为_____、_____、_____。

339.肠梗阻共同的四大症状是腹痛、_____、_____、_____。

340.急性阑尾炎患者最典型的症状是_____,最常见的体征是_____。

341.急性阑尾炎按病理分类有_____、_____、_____。

342.溃疡性结肠炎腹痛的性质常为_____,有_____便后缓解的规律,常伴有腹胀。

343.溃疡性结肠炎根据病变位置选择合适体位,病变在直肠、乙状结肠、降结肠者取_____,病变在横结肠、升结肠者取_____体位。

344.人工肛门可能发生的并发症有_____、_____、_____、_____。

345.我国的大肠癌发病中,以_____为第一位;诊断直肠癌,最主要的方法是_____。有助于判断结肠癌术后预后和复发的检查方法是_____。

346.临床上最常见的结肠癌组织学分型为_____。

347.早期诊断结肠癌最有价值的检查是_____。

348.肛裂的好发部位在肛管_____。肛裂患者的疼痛特点(主要症状)是_____。

349.肛裂的主要病因为_____、_____、_____三种。

350.根据痔所在部位不同分为三种_____、_____、_____。

351.内痔的主要表现为_____和_____。

352.原发性肝癌的转移途径有_____、_____、_____、_____。

353.原发性肝癌的并发症有_____、_____、_____、_____。

354.根据结石成分不同,胆管结石分为_____结石、_____结石、_____结石。

355.夏柯三联征是_____、_____、_____。

356.胆石症首选的检查方法是_____,检查前要做好_____、_____准备。

357.急腹症的腹痛按神经支配不同可分为_____、_____、_____三种。

358.内科急腹症的临床特点,一般是先_____,后_____,喜按,不局限。

359.腹腔穿刺抽得不凝固血液提示_____,抽得脓性渗液可明确为_____。

(三)名词解释

360.呕血

361.黑粪

362. 上消化道出血

363. 黄疸

364. 急性性腹膜炎

365. 原发性腹膜炎

366. 腹膜刺激征

367. 腹腔脓肿

368. 嵌顿性疝

369. 腹外疝

370. 消化性溃疡

371. 倾倒综合征

372. 毕Ⅰ式胃大部切除术

373. 毕Ⅱ式胃大部切除术

374. 早期胃癌

375. 肠梗阻

376. 动力性肠梗阻

377. 血运性肠梗阻

378. 绞窄性肠梗阻

379. 麦氏点

380. 转移性右下腹痛

381. 溃疡性结肠炎

382. 克罗恩病

383. 腹会阴联合直肠切除术(Miles 氏术)

384. 人工肛门(结肠造口)

385. 痔

386. 内痔

387. 外痔

388. 混合痔

389. 肛裂

390. 夏柯三联征

391. Murphy 征阳性

392. 胆绞痛

(四)问答题

393. 简述常见消化系统疾病恶心、呕吐的特点。

394. 如何评估消化道的出血量?

395. 急性腹膜炎的主要临床表现有哪些?

396. 急性腹膜炎患者如何安置体位? 为什么?

397. 急性腹膜炎患者应用胃肠减压的目的或临床意义是什么?

398. 腹部实质性脏器和空腔脏器损伤的临床表现有哪些异同点?

399.腹腔穿刺抽得不凝固血液对诊断腹部损伤的意义是什么？血液不凝固的原因又是什么？

400.腹股沟斜疝与腹股沟直疝的区别？

401.试述食管癌手术前准备和术后并发症的护理。

402.对食管癌手术后患者如何进行饮食指导？

403.对急性胃炎患者应怎样做好药物护理？

404.慢性胃炎的饮食治疗原则包括哪些？

405.怎样鉴别胃溃疡和十二指肠溃疡？

406.消化性溃疡常见的并发症有哪些？

407.消化性溃疡，针对"潜在的并发症：急性穿孔"的护理诊断，应采取什么护理措施？

408.胃癌特殊检查的主要手段有哪些？

409.胃癌的危险因素有哪些？

410.肠梗阻非手术治疗的护理措施有哪些？其进行胃肠减压有何意义？

411.绞窄性肠梗阻的临床特征有哪些？

412.急性阑尾炎发生的主要原因有哪些？

413.溃疡性结肠炎的临床主要表现有哪些？

414.针对溃疡性结肠炎患者"腹泻"的护理诊断应采取哪些护理措施？

415.大肠癌患者的术前肠道准备有何特点？如何指导结肠造口术后患者的饮食？

416.简述左、右半结肠癌临床表现的不同之处。

417.如何区别内痔、外痔、前哨痔？

418.为什么便秘是直肠肛管疾病的常见病因？如何预防？

419.为什么肛裂的疼痛性质具有两次高峰的特点？

420.如何区别不同位置的直肠肛管周围脓肿？

421.肛管手术后，如何安排患者排便、换药和坐浴的先后顺序？

422.肝硬化晚期出现腹水后，如何做好腹水患者的护理？

423.简述肝硬化时门静脉高压症形成机制及主要临床表现。

424.肝硬化患者护理措施包括哪些方面？

425.肝硬化患者可能会发生哪些并发症，一旦发生如何进行护理？

426.如何预防肝性脑病的发生？

427.叙述肝性脑病的临床分期。

428.简述 AFP 在肝癌诊断中的意义。

429.如何护理肝动脉栓塞化疗患者？

430.肝胆疾病手术前为什么常规肌内注射维生素 K？

431.肝胆疾病手术前后应供给患者何种饮食？为什么？

432.急性胆管炎与急性重症胆管炎临床表现的主要区别是什么？

433.什么叫 Grey-turner 征，什么叫 Cullen 征？

434.急性胰腺炎患者禁食和胃肠减压的目的是什么？

435.简述胰腺癌的病理类型。

436.胰腺癌的转移途径有哪些？

437.胰腺癌术后可能出现的并发症有哪些？如何进行相应的护理？

438.急腹症在诊断未明确前有哪"四禁"？为什么？

439.外科急腹症区别于内科或妇科急腹症的临床特点有哪些？

(五)病例分析

440.黄先生,55 岁。因腹痛、恶心 4h,加剧并波及全腹半小时入院。患者既往有胃溃疡病史 10 年,4h 前饱餐后出现上腹部疼痛,持续,伴有恶心但未吐,近半小时腹痛加剧难以忍受,并向全腹扩散,呕吐 2 次,吐出胃内容物。体检:T 37.2℃,P 102 次/min,R 26 次/min,BP 98/62mmHg。痛苦貌,紧张状,腹式呼吸减弱,移动性浊音(怀疑),全腹压痛、反跳痛、肌紧张,尤其以中上腹部最明显,肠鸣音减弱。X 线检查示膈下半月形游离气体。诊断:胃溃疡穿孔,急性腹膜炎。请问:

(1)简述该患者的治疗原则。

(2)列出目前三个主要的护理诊断/问题。

(3)若手术治疗,护士应为该患者做好哪些术前、术后护理措施？

441.男性,38 岁。工地高处坠落 2h,落地时石块撞击左季肋部,当时感腹痛明显,但神志清,四肢活动正常,无恶心、呕吐,遂来院急诊。查体:T 37.3℃,P 110 次/min,R 26 次/min,BP 80/50mmHg。神志清,反应迟钝,面色苍白,全腹膨隆,左上腹压痛(＋＋),无肌紧张,移动性浊音(怀疑),肠鸣音弱。X 线腹部平片未见膈下游离气体,腹腔穿刺抽得 10ml 不凝固血液。请问:

(1)说出该患者的诊断与治疗原则。

(2)列出三个主要的护理诊断/问题。

(3)目前应做好哪些护理措施？

442.男性,52 岁。上腹部间歇疼痛 10 年,加剧 1 周,呕血半天入院。患者 10 年来常感上腹部疼痛,每次进食后加剧,自服硫糖铝疼痛能减轻,一直未正规治疗。最近 1 周中上腹持续性胀痛,较以往严重,伴恶心、呕吐。今日呕血 1 次,颜色鲜红,量约 800～1000ml,呕血后气促明显。入院检查:T 368.5℃,P 118 次/min,R 18 次/min,BP 88/60mmHg。患者面色苍白,烦躁,心肺(一),腹软,上腹部轻压痛,无反跳痛,肠鸣音 10 次/min。血常规:WBC 11×10⁹/L,N 0.68,Hb 7.0g/L,RBC 2.8×10¹²/L。请问:

(1)你认为该患者发生了什么问题？你应该如何护理？

(2)患者经保守治疗无效,改为手术治疗,手术后如何指导患者的饮食？

(3)手术后第 5 天,患者进食后出现呕吐,吐出食物和胆汁,以食物为主,考虑发生了什么并发症？如何护理？

443.女性,65 岁。突发上腹部阵发性绞痛伴恶心、呕吐 5h 来院急诊。体检:腹稍胀,未见肠型及蠕动波,腹式呼吸减弱,下腹部轻度压痛,听诊鼓音,移动性浊音(一),听诊肠鸣音亢进。辅助检查:白细胞计数轻度升高,X 线检查提示肠祥胀气及多个气液平面。请问:

(1)请判断该患者的医疗诊断并分析相关依据。

(2)提出目前主要的护理诊断及相关因素。

(3)描述目前主要的护理措施。

（4）如果该患者需要手术治疗,描述术后主要的护理措施。

444.王先生,35 岁。因转移性右下腹疼痛 12h 就诊。12h 前感上腹部疼痛,随后有恶心、呕吐,发病 1h 后到当地卫生服务中心就诊,考虑为"急性胃肠炎",经解痉等治疗后疼痛不缓解,4h 前疼痛转移至右下腹,并感觉疼痛逐渐加重,来医院就诊后入院。请问:

（1）该患者最可能的诊断是什么?

（2）应对患者实施哪些护理措施?

445.女性,45 岁。三年前出现腹痛、腹泻、黏液血便经抗生素治疗后症状消失,之后经常复发,特别是在饮食不当,情绪激动,过度疲劳而加重,伴有消瘦、全身乏力、恶寒、头昏等症状,再次应用抗生素等治疗效果不佳。大便培养均未见致病菌生长,经纤维结肠镜检查见直肠、乙状结肠黏膜充血、水肿、糜烂、溃疡,黏膜粗糙呈细颗粒状,黏膜血管模糊,脆易出血;可见假性息肉,结肠袋变钝。请问:

（1）该患者可能的诊断是什么?

（2）提出该患者的护理诊断,制定护理措施和健康指导。

446.女性,27 岁,教师。婚后半年,有大便次数增多、肛门坠胀感、血便、黏液便病史 2年,曾以"痔"治疗,效果欠佳。近 3 月上述症状加重而到医院诊治。体检:心肺正常,腹软,腹部无阳性体征。直肠指诊:距肛缘 3～4cm 触及一环形肿物,质硬,活动度差,退指后指套有血染。活组织检查示"直肠低分化腺癌"。请问:

（1）该患者应选择何种手术方式? 需要做好哪些术前准备?

（2）手术后应如何进行饮食指导?

447.男性,40 岁。7 年前开始出现大便带血,鲜红色,量少,覆盖于粪便表面,曾于当地医院诊治,近一年来,患者感觉排便后肛门口有肿物脱出,有时能自行回纳,有时需有手回纳,并伴有肛周皮肤瘙痒等,近日感觉肿物增大,无法用手回纳,疼痛剧烈难忍。肛门检查:肛周皮肤红肿,肛周口见 4cm 大小脱出物,明显水肿。请问:

（1）该患者可能的诊断是什么?

（2）患者入院后应该做哪些处理?

（3）若患者行手术治疗,术后应如何护理?

448.龚先生,52 岁。5 个月前无明显诱因腹部不适,肝区疼痛,乏力,发热等症状来院。检查示:AFP 为 1704.33μg/ml,CA19-9 为 144.4U/ml,B 超检查右上腹可见一约 4cm×4.5cm 低回声光团,形态不规则,提示肝内占位。为进一步检查来院就诊。请问:

（1）该患者最可能的诊断是什么?

（2）列举导致该病的最常见原因。

（3）列出该病的主要护理诊断。

449.女性,60 岁。剑突下持续性疼痛 6h,寒战、高热伴黄疸收入院。患者无明显诱因下于 6h 前突发剑突下剧烈疼痛,呈持续性,不向他处放射,伴有怕冷、发抖,继之体温升高,巩膜黄染,送院就诊。既往有类似发作史。体检:神志淡漠,T 39℃,BP 80/60mmHg,P 120 次/min,剑突下压痛,肌紧张,肝区叩击痛。辅助检查:WBC 26×10⁹/L,N 0.95;血清胰淀粉酶 240苏氏单位。请问:

（1）考虑该患者发生了什么情况?

（2）你如果是急诊科护士如何做好抢救工作？

（3）手术后如何护理？

（4）该患者术后放置了 T 形管，如何护理？

450. 男性，25 岁。以"急性腹痛"入院。3 天前无明显诱因下出现上腹部胀痛，伴恶心、呕吐，吐出胃内容物。1 天前，腹痛加重，呕吐次数增加，未排气排便。体检：T 36.8℃，P 86 次/min，R 22 次/min，BP 95/60mmHg，神志清，皮肤黏膜干燥，眼窝凹陷，中等程度腹胀，全腹轻压痛，无固定压痛点，肠鸣音亢进，移动性浊音阴性。腹部 X 线平片可见小肠多个气液平面。曾于 3 年前因急性阑尾炎行阑尾切除术。诊断为粘连性肠梗阻。请问：

（1）简述该患者目前的治疗原则。

（2）列出三个主要的护理诊断/问题。

（3）主要护理措施有哪些？

实验实训指导

实验实训一　消化系统的大体及微细结构

消化系统由消化管和消化腺组成。消化管是一条从口腔到肛门粗细不等的管道,依次为口腔、咽、食管、胃、小肠(十二指肠、空肠、回肠)及大肠(盲肠、阑尾、结肠、直肠、肛管);消化腺包括大消化腺和小消化腺两种,大消化腺包括大唾液腺、肝和胰,小消化腺是指消化管壁内的许多小腺体,如颊腺、胃腺和肠腺等。

【实训目的】

1.了解胰的大体及胰外分泌部和内分泌部的微细结构。

2.熟悉小肠和大肠的大体及微细结构。

3.掌握食管、胃的大体及微细结构。

4.掌握肝的大体及肝小叶和肝门管区的微细结构。

【实训方法】

学生分组,每位学生一台光学显微镜,在观察消化系统大体标本后再镜下观察正常组织的微细结构特点;教师示教、巡视、指导;学生操作后书写实训报告。

【实训内容与要求】

(一)实训材料

1.大体标本　食管、胃、小肠、大肠、肝、胰。

2.组织切片　胃底切片、肝切片、空肠或回肠的切片、结肠切片、胰切片。

(二)实训内容

1.大体标本观察

(1)食管　为前后扁窄的肌性管道,长约 25cm,表面暗红色,腔面呈灰白色。食管有三个狭窄,是食管疾病好发的位置,也是计算食管长度的标志,计算时以起始部狭窄开始,以穿过膈的狭窄为终末。

(2)胃　表面暗红,腔面灰白,腔面黏膜附着有黏液,空虚时多见皱襞。胃有前、后二壁,大、小二弯和上、下二口,分为胃底、胃体、贲门、幽门四部。

(3)小肠　表面淡红至暗红,腔面灰白,内容食糜,多见皱襞。分十二指肠、空肠和回肠 3 部分。十二指肠及空肠较回肠颜色稍深,且管径更大、管壁更厚。十二指肠上接胃,回肠下接盲肠。

(4)大肠　表面淡红,腔面灰白,内容粪便,皱襞较小肠少。分盲肠、阑尾、结肠(升结肠、横结肠、降结肠、乙状结肠)、直肠、肛管5部分。其中结肠和盲肠有3种特征性结构,即结肠带、结肠袋和肠脂垂。阑尾为一蚓状突起,根部连于盲肠的后内侧壁,远端游离,一般长6~8cm。直肠有两个弯曲骶曲和会阴曲,直肠下段肠腔膨大,称直肠壶腹。肛管内有肛柱、肛窦、肛瓣、齿状线等结构。

(5)肝　表面光滑,表面及切面暗红色。呈楔形,可分为膈面、脏面和下缘。膈面隆凸,贴于膈下,前部由镰状韧带分为大而厚的肝右叶和小而薄的肝左叶。肝的脏面借"H"形沟分为四叶,右纵沟右侧为右叶;左纵沟左侧为左叶;左、右纵沟之间在横沟前方为方叶;横沟后方为尾状叶。

(6)胰　表面灰红,切面灰白,呈分叶状。胰腺呈长条形,质软。分头、颈、体、尾4部分,各部无明显界限。肿瘤多分布于胰头,胰岛多分布于胰尾。

2. 切片观察(HE染色)

(1)食管切片

1)肉眼观察　近管腔面染成蓝紫色的部分为黏膜,与黏膜相对应的最外层的为外膜,紧贴外膜染成红色的较厚的一层为肌层,黏膜(蓝紫色)与肌层(红色)之间的为黏膜下层。管腔从内向外依次是黏膜层(蓝紫色)、黏膜下层(较透明)、肌层(红色)、外膜。

2)低倍镜观察　分辨食管的黏膜、黏膜下层、肌层和外膜,重点观察黏膜。①黏膜层由上皮层、固有层、黏膜肌层组成。上皮为复层扁平上皮;食管上下端的固有层内见少量黏液性腺。②黏膜下层含较多黏液性的食管腺,腺体周围较密集的淋巴细胞和浆细胞。③肌层为较厚的平滑肌。④外膜为纤维膜。

(2)胃底切片

1)肉眼观察　近管腔面染成蓝紫色的部分为黏膜,与黏膜相对应的最外层的为外膜,紧贴外膜染成红色的较厚的一层为肌层,黏膜(蓝紫色)与肌层(红色)之间的为黏膜下层。

2)低倍镜观察　分辨胃的黏膜、黏膜下层、肌层和外膜,重点观察黏膜。①黏膜层由上皮层、固有层、黏膜肌层组成。上皮为单层柱状上皮,上皮细胞界限清楚,细胞质染色较淡,细胞核卵圆形,位于细胞基底部。上皮内陷处为胃小凹。固有层内含有大量的胃底腺,胃底腺之间有少量结缔组织,固有层的深面有平滑肌细胞构成的黏膜肌层。②黏膜下层为疏松结缔组织。③肌层为较厚的平滑肌,其层次不易分清。④外膜为浆膜。

3)高倍镜观察　胃底腺主要由主细胞和壁细胞构成。①主细胞:数量最多,分布在胃底腺的中、下部,细胞呈柱状,细胞质嗜碱性,呈淡蓝色,细胞核圆形,位于细胞基底部。②壁细胞:多分布在胃底腺的中、上部。细胞较大,呈圆锥形或圆形,细胞质嗜酸性,呈红色,细胞核圆形,位于细胞的中央。

(3)空肠或回肠横切片

1)肉眼观察　近管腔面染成淡紫红色的部分为黏膜,其深面依次为黏膜下层、肌层和外膜。黏膜层与黏膜下层向管腔突出形成皱襞。

2)低倍镜观察　①黏膜:游离面有许多肠绒毛,为黏膜的上皮和固有层呈指状突入肠腔。在切片肠绒毛可呈纵切、横切或斜切面。肠绒毛为单层柱状上皮,上皮细胞之间夹有杯形细胞。杯形细胞呈空泡状。上皮的深面为固有层,主要由结缔组织构成,内有切成不同断面的肠腺。肠腺由单层柱状上皮构成,与肠绒毛的上皮相延续。在肠绒毛基底部之间为肠腺开口处。在回肠的固有层内可见集合淋巴滤泡。②黏膜下层:为疏松结缔组织,含有小血管、神经等。③肌层:为平滑肌,分两层,内层环形,外层纵行。④外膜:为浆膜。

3)高倍镜观察　选择一条清晰、典型的肠绒毛纵切面,观察绒毛表面为单层柱状上皮。绒毛部上皮由吸收细胞、杯状细胞、潘氏细胞等细胞组成。吸收细胞最多,呈高柱状,核椭圆形,位于基部,细胞游离面在光镜下可见纹状缘。杯状细胞散在于吸收细胞之间。潘氏细胞是小肠腺的特征性细胞,常三五成群位于腺底部。细胞呈锥体形,顶部胞质充满粗大嗜酸性的分泌颗粒。绒毛中央有1~2条纵行毛细淋巴管,称中央乳糜管,它以盲端起始于绒毛顶部,向下穿过黏膜肌进入黏膜下层形成淋巴管丛,中央乳糜管管腔较大,内皮细胞间隙宽,无基膜。

(4)结肠切片

1)肉眼观察　同小肠。

2)镜下观察　分黏膜层、黏膜下层、肌层、外膜4层,黏膜表面无绒毛;上皮为单层柱状,由吸收细胞和杯状细胞组成。固有层内有稠密的大肠腺,呈单管状,含吸收细胞、大量杯状细胞等细胞,无潘氏细胞。固有层内可见孤立淋巴滤泡。黏膜肌层同小肠。

(5)肝切片

1)肉眼观察　肝组织为均匀红染的组织。

2)低倍镜观察　组织被结缔组织分隔成许多多边形的肝小叶,肝小叶间的结缔组织少,界限不清楚。小叶中央的圆形管腔是中央静脉,中央静脉周围肝细胞呈放射状排列,肝板的断面,称肝索。肝索之间的腔隙为肝血窦。在几个肝小叶邻接处,有较多的结缔组织,其内可见三种结构不同的管腔,为小叶间动脉、小叶间静脉和小叶间胆管,此处为门管区。

3)高倍镜观察　选择典型的肝小叶和门管区观察。①肝小叶:中央静脉位于肝小叶中央,管壁不完整,周围与肝血窦相通。肝索由肝细胞排列成索条状。肝细胞体积较大,呈多边形,细胞质呈红色,细胞核圆形,居细胞中央,核仁明显,有的肝细胞有双核。肝血窦位于肝板之间,肝血窦的壁由不连续的内皮细胞组成,内皮细胞的核扁而小,染色深。在血窦腔内有时可见肝巨噬细胞。②门管区:小叶间动脉管壁厚,管腔圆而小,由一层内皮细胞和少量环形平滑肌构成,染成红色。小叶间静脉管壁薄管腔较大,形状不规则,染成红色。小叶间胆管由单层立方上皮构成,细胞质染色淡,细胞核大而圆,染成紫蓝色。

(6)胰岛和胰腺泡

1)肉眼观察　胰为蓝紫色的组织。

2)镜下观察　胰腺表面覆以薄层结缔组织被膜,结缔组织伸入腺内将实质分隔为许多小叶。胰腺实质由外分泌部和内分泌部组成。外分泌部由腺泡和导管两部分组成。腺泡为浆液腺体,呈团块状排列,每个腺泡由40~50个腺泡细胞组成。腺泡细胞呈强嗜碱性染色,细胞核圆,位于细胞偏基底部。导管由单层或复层上皮构成。胰岛是由内分泌细胞组成的球形细胞团,分布于腺泡之间,在HE染色中,胰岛细胞着色浅淡,呈团索状分布,细胞间有丰富的有孔毛细血管。

(万　勇)

实验实训二 消化系统疾病的大体及微细结构

常见的消化系统疾病包括食管癌、消化性溃疡、胃癌、大肠癌、肝炎、肝硬化、肝癌、胰腺炎、胰腺癌等。

【实训目的】

1.了解食管静脉曲张、胃慢性溃疡、胃癌溃疡型大体标本病变特点。

2.熟悉胰腺炎、胰腺癌、急性普通型病毒性肝炎、急性重症肝炎、门脉性肝硬化、坏死后性肝硬化大体病变特点。

3.掌握食管癌、胃癌、大肠癌、肝癌的大体标本病变特点及急性普通型病毒性肝炎和门脉性肝硬化镜下病变特点。

【实训方法】

学生分组,在异常标本及切片上观察器官的病变特点;教师示教、巡视与指导;学生操作后书写实训报告。

【实训内容与要求】

(一)实训材料

1.消化系统疾病大体标本 食管癌、胃溃疡、胃癌、大肠癌、急性普通型病毒性肝炎、急性重症肝炎、门脉性肝硬化、坏死后性肝硬化、食管静脉曲张、肝癌、胰腺炎、胰腺癌。

2.消化系统疾病病理切片 食管癌、胃溃疡、胃癌、大肠癌、急性普通型病毒性肝炎、门脉性肝硬化、肝癌、急性出血坏死性胰腺炎、胰腺癌。

(二)实训内容

1.大体标本观察

(1)食管癌 食管一段,于管壁见一肿块,部分向腔内隆起,切面灰白,边界尚清楚。

(2)胃慢性溃疡 沿大弯切开的胃标本一个,在胃小弯近幽门处可见一个直径约 1.5cm 的溃疡。溃疡边缘整齐,状如刀切,未见隆起,溃疡较深,底部较平坦,周围胃黏膜呈放射状排列。

(3)胃癌溃疡型 胃标本一个,黏膜面见一溃疡型肿物,边缘不规则隆起,伴出血、坏死,周围皱襞消失,底部凹凸不平。切面见癌组织灰白色,已破坏肌层,胃壁局限性增厚且层次不清。注意观察其发生部位、大小、形状,并与胃溃疡对比。

(4)大肠癌 标本为一段结肠,中段见一环状浸润型肿物,长 7.5cm。肠腔显著狭窄,肠壁均为灰白色癌组织侵占,已侵及浆膜。两端癌组织向肠腔呈乳头状突起。

(5)肝炎 ①急性普通型肝炎:肝脏轻度肿大,质地较软,表面光滑。所浸泡的福尔马林溶液呈深黄色,是由于胆汁瘀积后溢出导致。②急性重症肝炎(急性黄色肝萎缩):标本为肝脏一块,体积显著缩小,边缘变锐,被膜皱缩,质地柔软,失去肝脏正常张力。切面右叶呈土黄色,左叶呈黄绿色,并有充血、出血区。血管相对集中,管腔扩大。

(6)肝硬化 ①门脉性肝硬化:标本为肝脏一块,体积缩小,质硬,表面及切面均呈结节状。结节大小较一致,直径 0.1~0.7cm,灰白或灰黄色,分布均匀、弥漫,周围由较细的纤维条索包绕。②坏死后性肝硬化:标本为肝脏一块,体积缩小,质硬,表面及切面均呈结节状。结节大小不一,直径 0.1~1.2cm,纤维间隔显著增宽,且宽窄不一。③食管静脉曲张:标本为食管一段,已剪开,黏膜面见静脉怒张、充血,轻度迂曲。以下段较明显,伴轻度糜烂。

(7)肝癌 标本为一片肝脏,有一巨大瘤块,挤占右叶之绝大部分,切面呈灰白色或灰红色,边缘分界尚清。部分区域有灶性坏死或黏液性变(间质)。周围见数个卫星状结节,大者直径 2cm,其他部分肝组织呈肝硬化表现。

(8)胰腺炎 胰腺标本一个,表面暗红、肿胀,局部黄白色斑点状。表面及切面见大片黑褐色出血。

(9)胰腺癌 胰腺标本一个,在胰头部可见一灰白色肿块,大小约 4cm×3cm,呈浸润性生长,与周围组织界限不清。

2.切片观察

(1)食管癌 瘤细胞排列成团块状,呈浸润性生长,局部可见红染的角化珠。食管上皮排列紊乱、极性消失,细胞核大深染。

(2)慢性胃溃疡 溃疡由内向外分四层:最表层由少量炎性渗出物(白细胞、纤维素等)覆盖;其下为一层坏死组织;再下则见较新鲜的肉芽组织层;最下层由肉芽组织移行为陈旧瘢痕组织。

(3)胃癌溃疡型 瘤组织排列呈不规则腺管状,呈浸润性生长,间质显著纤维化。腺上皮向腔内突出,上皮层次增多,排列不规则,细胞核大深染。

(4)大肠癌 瘤组织排列呈不规则腺管状,局部呈条索状,浸润性生长,间质显著纤维化,伴炎细胞浸润。腺上皮层次增多,排列不规则,细胞核大深染,可见病理性核分裂。

(5)急性普通型肝炎 ①肉眼观:肝组织为淡红色,较正常肝组织淡染。②低倍镜:肝组织胞质淡染,弥漫水肿;肝小叶内肝索排列紊乱,肝血窦受压;局灶炎细胞浸润。③高倍镜:肝细胞胞质疏松淡染和气球样变,肝细胞体积增大,排列紊乱拥挤,肝窦受压而变窄,肝细胞内可见瘀胆现象。肝细胞坏死轻微,肝小叶内可见点状坏死与嗜酸性坏死。肝小叶内与汇管区可见轻度炎细胞浸润。

(6)门脉性肝硬化 ①肉眼观:肝组织红染,多见圆形结节。②低倍镜:正常肝小叶结构破坏,多见圆形或类圆形的结节,结节周围被条索状分割。门管区胆管增生。③高倍镜:圆形结节为假小叶,假小叶内的肝细胞排列紊乱。假小叶内中央静脉常缺如,偏位或两个以上。包绕假小叶的纤维间隔宽窄比较一致,内有少量淋巴细胞和单核细胞浸润,并可见小胆管增生。部分肝细胞体积大,核大且深染,或有双核。

(7)肝癌 癌细胞密度增大,呈不同厚度(3 层以上)条索状排列,间隔血窦。癌细胞大小不一,形态各异,细胞核大,数量增多。

(8)急性出血坏死性胰腺炎 胰腺组织大片出血坏死,坏死区周围中性粒细胞浸润。胰腺内外脂肪组织均有脂肪坏死。

(9)胰腺癌 癌组织由腺体及纤维间质构成,间质丰富,大量纤维组织围绕腺管呈同心圆状排列。腺管排列不规则,腺上皮排列层次增多,核大深染,可见病理性核分裂。

(万　勇)

实验实训三　纤维胃镜检查术配合护理

纤维胃镜检查术(fiber gastroscopy)是用导光玻璃纤维束制成的胃镜,从口腔插入通过食管进入胃部,清晰地观察食管、胃、十二指肠球部甚至降部的黏膜状态,并可进行活体的病理学和细胞学检查的过程。其具有柔软可曲、冷光光源、窥视清晰、直接可靠、操作安全等优点。适用于胃、十二指肠及食管各种疾病的确定性质(诊断)、治疗与随访,如胃炎、胃十二指肠溃疡,胃癌,上消化道出血,幽门梗阻等疾病的诊断,胃内异物取出或电凝切除胃息肉的内镜下治疗,胃部疾病、胃手术后的随访检查。

【实训目的】

1. 知识目标　掌握纤维胃镜检查术的适应证、护理措施及注意事项。

2. 能力目标　熟练完成纤维胃镜检查术的配合护理,能对患者和家属进行正确的健康指导。

3. 素质目标　有严格的无菌观念,具有高度责任感,能与患者有良好的沟通。

【实训方法】

教师可结合多媒体教学或视频教学,在模拟人身上进行纤维胃镜检查术配合护理的示教讲解,然后学生回示教、分组练习或模拟情境,最后抽考或小组评价,有条件的教学单位可让学生进行临床见习。

【实训内容与要求】

1. 操作前护理

(1)向患者仔细介绍胃镜检查有关知识、配合方法和可能出现的一些问题,如感恶心是可做深呼吸能减轻不适,以消除对侵入性检查的恐惧、紧张心理。检查前一天应不吸烟,进无渣易消化饮食,有活动性假牙应取下,以免误咽。

(2)了解有无麻醉药过敏史及心肺疾病史。

(3)检查前禁食 8h。对伴有幽门梗阻的患者,应先抽尽为内容物必要时洗胃。对在床边行急诊胃镜的患者,应先冰盐水洗胃。排空大小便。随带干毛巾一条,最好有家属陪同。

(4)用物准备

1)胃镜检查仪器一套。

2)利多卡因胶浆 10ml 一支,必要时准备喉头麻醉喷雾器。

3)其他用物,如一次性治疗巾、无菌手套、牙垫、纱布、弯盘、润滑油、50ml 针筒(向胃内注气注水用)、甲醛固液标本瓶等。

(5)签署胃镜检查知情同意书。

2. 操作中护理

(1)患者插管前 5~10min 先含服利多卡因胶浆 10ml(内含利多卡因 0.2mg)于咽部片刻后慢慢咽下作局部麻醉(利多卡因胶浆的另一作用还可消除胃液泡沫,使检查更清楚)。

(2)置患者与左侧卧位,枕上垫治疗巾和干毛巾,头略后仰,左脸颊紧贴枕头,以防操作时唾液流入气管引起呛咳,必要时将患者左嘴角轻轻向后下按压,以协助患者将唾液排出。放松腰带和领扣。

(3)嘱患者张口,放入牙垫并咬住,检查者将胃镜前段从患者舌根部缓慢插入时,嘱患者用鼻呼吸,不要将唾液咽下(任它外流)。插入 45cm 时,可见镜端通过贲门入胃,随即向胃内注气,使胃壁充分舒展。如黏液较多附着在胃壁,可注水冲洗局部;如胃液或注水过多,可吸出液体。使检查更彻底。

(4)检查者在直视下同时配合作造像、活体组织检查及细胞学检查。

3. 操作后护理

(1)检查后禁食 2h 后进温凉流质,以后恢复普通饮食。一般不需特别休息。如行胃黏膜剥离或息肉摘除术后,需禁食 1～3 天,以后逐步过渡到正常饮食。一般需休息 3～7 天,必要时住院观察。同时半月内禁止使腹压增加的动作,如弯腰拖地、用力排便、咳嗽等。

(2)观察有无出血现象,多由机械损伤或活检损伤黏膜血管所致。如在检查中发现出血则可在镜下直接止血。检查后如发现大便颜色变黑、头晕、心率增快,提示出血量较多,应通知医生作必要处理。

(3)观察有无咽部损伤或水肿,如有咽痛及咽后壁异物感,可用温凉盐水漱口或含喉片,并保持口腔清洁。

(4)检查后如有腹痛、腹胀,系向胃内所注气进入小肠引起急剧胀气所致,可进行腹部按摩,帮助肠道气体排出。但如有剧烈腹痛,尤其是息肉摘除及胃黏膜剥离术后的患者,应高度警惕是否有胃穿孔发生,应立即报告医生处理。

(夏　涛)

实验实训四　诊断性腹腔穿刺术配合护理

腹腔穿刺术(abdominal paracentesis)是根据穿刺抽出之液体,以明确急性腹膜炎或急腹症的性质,了解腹内脏器有否破裂或穿孔及属哪个脏器破裂或穿孔等诊断之用。

【实训目的】

1. 知识目标　掌握腹腔穿刺术的目的与适应证、配合护理措施。

2. 能力目标　熟练完成腹腔穿刺术的配合护理,能对患者和家属进行正确的健康指导。

3. 素质目标　有严格的无菌观念,具有高度责任感,能与患者有良好的沟通。

【实训方法】

教师可结合多媒体教学或视频教学,在模拟人身上进行腹腔穿刺术配合护理的示教讲解,然后学生回示教、分组练习或模拟情境,最后抽考或小组评价,有条件的教学单位可让学生进行临床见习。

【实训内容与要求】

1. 操作前护理

(1)患者准备　先嘱患者排空尿液,以免穿刺时损伤膀胱;穿刺前将患者向穿刺侧侧卧5min,或穿刺时患者取45°倾斜侧卧位,穿刺点一般选在髂前上棘与脐部连线的中、外 1/3 处或脐水平线与腋前线的交界点。

(2)物品准备　治疗盘内放 10ml 针筒、8 号或 9 号针头、消毒巾、弯盘、镊子、玻璃试管、消毒手套、碘附消毒液、棉签各一,消毒纱布数块。

2. 操作中护理

(1)协助医生常规消毒穿刺部位,铺消毒洞巾,局部麻醉。

(2)协助医生进行腹腔穿刺,术中注意观察患者反应,如发现气促、面色苍白等立即停止操作,并进行适当处理。术中注意无菌操作,防止腹腔感染。

3. 操作后护理　穿刺后安置患者合适体位,观察病情变化。将穿刺液及时送检,如有血液、胆汁或胃肠液抽出,证明有内脏病变,可能需要手术治疗,应立即做好术前准备。

(沈开忠)

实验实训五　胃肠减压患者的护理

　　胃肠减压是利用负压吸引原理,将胃肠道积聚的气体和液体吸出,以降低胃肠道内压力,改善胃肠壁血液循环,有利于腹腔炎症的局限,促进消化道术后吻合口愈合和胃肠功能恢复而减少吻合口瘘和术后腹胀发生的一种治疗方法。胃肠减压在消化外科中用途广泛,如肠梗阻、胃肠穿孔、急性腹膜炎、消化道手术前后及肝、胆、胰疾病手术前后的患者均为适应证。

【实训目的】

1. 知识目标　掌握胃肠减压的适应证及目的、护理措施及注意事项。

2. 能力目标　熟练完成胃肠减压的护理,能对患者和家属进行正确的健康指导。

3. 素质目标　具有高度责任感,能与患者有良好的沟通。

【实训方法】

　　教师可结合多媒体教学或视频教学,在模拟人身上进行胃肠减压护理的示教讲解,然后学生回示教、分组练习或模拟情境,最后抽考或小组评价,有条件的教学单位可让学生进行临床见习。

【实训内容与要求】

1. 操作前护理

(1)素质要求　护士服、鞋帽整洁,举止端庄、语言和蔼、态度亲切,符合护士礼仪规范和外科护理基本操作要求。

(2)评估　①患者的病情、治疗、配合情况;②患者及家属对胃肠减压护理的知晓程度。

(3)核对、解释　①核对医嘱、患者姓名、床号、腕带等;②告知胃肠减压的目的,插胃管的必要配合方法及注意事项,解释维持有效胃肠减压的意义;③检查或查看患者鼻腔、口腔、咽喉情况;④意识模糊、烦躁不安、不配合者必要时使用约束带,但禁忌强制约束。

(4)操作前准备 ①操作者:剪短指甲,洗手,戴口罩,做好自我防护;②环境:室内安静、减少陪人、空气清新;③用物:治疗车、治疗盘、治疗碗、治疗巾、小号血管钳1把、一次性胃管及负压引流器各一、50ml注射器2个、石蜡1瓶、弯盘2只(内备压舌板、无菌纱布各一)、棉签、胶布、别针、一次性手套、生理盐水、听诊器、污物桶等。检查一次性物品的质量。④患者:排大小便,取舒适或合适的体位。一般患者取半卧位,昏迷患者取去枕平卧位,因其不能做吞咽动作,当插胃管至咽部时可将其头部抬起,使下颌靠近胸骨柄,有利插入。

2. 操作中护理

(1)拆开包装,取出胃管检查其是否通畅,取出负压引流器检查其是否漏气。

(2)患者取正确体位,颌下铺治疗巾,放置弯盘。

(3)用浸湿生理盐水的棉签清洁鼻腔。

(4)戴手套,测量插入胃管的长度并标记,用液状石蜡润滑胃管前段。一般插入胃管长度是45~55cm(发际至剑突的长度)。

(5)左手持纱布托住胃管,右手持小号血管钳夹住胃管前端。

(6)自一侧鼻孔缓慢插入胃管,至咽部时(约10~15cm)嘱患者做吞咽动作,使胃管顺利进入食管直至胃内。插胃管至咽部患者有恶心时可稍等片刻,嘱其张口呼吸,待恶心好转再插入。插胃管动作要轻而稳,以免损伤食管黏膜或误入气管。

(7)用注射器连接胃管尾端并抽吸,抽得胃液则证明胃管已在胃内。抽得胃液是证明胃管在胃内的最可靠方法,但也可用听诊器听气过水声及胃管无气体逸出来证明。

(8)胃管位置放置合适,用"工"形贴或胶布固定胃管于鼻翼。

(9)将负压引流器连接胃管并产生负压状态,保持持续吸引通畅。

(10)妥善放置负压引流器及吸引管于床枕边,位置低于鼻腔位置。

3. 操作后护理

(1)撤除用物,协助患者擦口、鼻及面部,安置体位,整理床单位,交代注意事项。

(2)用物清洗,消毒备用。

(3)洗手记录,观察引流情况。每日观察与记录胃肠减压的量、颜色和性质,每日更换负压引流器,观察胃肠功能恢复情况。

【注意事项】

1. 妥善固定 胃管固定要牢靠,防止移位、扭曲、折叠或脱出等。如胃肠术后胃肠减压,胃管一般置于吻合口的远端,一旦胃管脱出切勿擅自再次插管,防止引起吻合口损伤或导致吻合口瘘,应及时报告医生处理。

2. 保持胃管引流通畅 定时捏挤胃管,检查并维持吸引器有效的负压吸引,每隔2~4h用生理盐水10~20ml冲洗胃管一次,以保持胃管通畅。

3. 观察并记录 观察引流液的量、颜色和性质并记录24h引流液总量,以便及时发现并积极预防和处理与引流相关的问题。如观察引流液颜色及量,可发现胃内有无活动性出血,一般胃肠手术后24h内,引流出的胃液呈暗红色,量不超过300ml,2~3天后明显减少或消失;若发现有鲜红色液体吸出,量增多,说明术后胃内有出血,应停止胃肠减压,并报告医生处理。观察胃肠减压后的胃肠功能恢复情况,并于术后12h即鼓励患者在床上翻身,有利于胃肠功能恢复。

4.加强口腔护理 每日口腔护理1~2次,必要时可给予雾化吸入,以保持口腔和呼吸道的湿润及通畅,预防口腔和呼吸道的感染。

5.饮食与服药 胃肠减压期间应禁食、禁饮并停止服药物,如需胃内注药,则注药后应夹管并暂停减压0.5~1h。同时适当补液及营养支持,维持水、电解质及酸碱的平衡。

6.停止胃肠减压及拔胃管 通常在腹部术后48~72h,肠鸣音恢复、肛门排气后可停止胃肠减压并拔除胃管。拔管时,先将吸引器与胃管分离,捏紧胃管末端,嘱患者吸气并屏气,遂迅速拔出,以减少刺激,防止患者误吸。擦净鼻孔及胶布痕迹,妥善处理胃肠减压装置。

7.防止并发症 胃管长期应用可能会引起并发症,应加以预防。如消化液丢失致体液失衡(如低钾低氯性碱中毒)、肺部感染、鼻孔溃疡及坏死、食管黏膜糜烂及出血、胃内容物及胆汁反流、经口呼吸引起口咽部干燥并发腮腺炎等。

(沈开忠)

实验实训六　人工肛门(结肠造口)护理

人工肛门(结肠造口)是近端结肠固定于腹壁外而形成的粪便排出通道。常用于低位直肠癌患者无法保留肛门而在腹部再造的,是其术后大便排出的唯一途径,人工肛门的护理和肛门袋的更换是非常重要的护理环节。

【实训目的】

1.知识目标 掌握人工肛门的护理措施及注意事项。

2.能力目标 熟练地完成人工肛门的护理,保护造口,避免排出物刺激造口周围皮肤;能对患者和家属进行正确的健康指导。

3.素质目标 具有高度责任感,能与患者有良好的沟通。

【实训方法】

教师可结合多媒体教学或视频教学,在模拟人身上进行人工肛门护理的示教讲解,然后学生回示教、分组练习或模拟情境,最后抽考或小组评价,有条件的教学单位可让学生进行临床见习。

【实训内容与要求】

1.操作前护理

(1)素质要求　护士服、鞋帽整洁,举止端庄、语言和蔼、态度亲切。

(2)评估　①患者的病情、治疗、意识、生命体征与合作能力;②人工肛门的部位、种类;③人工肛门部位有无肿胀、突出、出血和旁疝,切口敷料情况;④患者及家属对人工肛门护理的知晓程度。

(3)核对、解释　①核对医嘱、患者姓名、床号、腕带及肛门袋的类型、大小、固定位置等;②告知肛门袋更换的目的、方法及必要的护理配合。

（4）操作前准备　①操作者：洗手、戴口罩、戴手套，做好自我防护；②环境：安静、保护隐私；③用物：治疗车、治疗盘、皮肤保护膜、换药包、简便袋、肛门袋（选择大小、类型合适的肛门袋）等，检查一次性物品的质量；④患者：取合适的体位，做好解释工作，使患者积极配合。

2. 操作中护理

（1）再次核对，向患者解释保护造瘘口的重要性。

（2）一次性中单垫于腰臀下，将弯盘放置于造瘘口下。

（3）取下造瘘口的肛门袋，封闭其接口后置于弯盘内。

（4）肥皂水或盐水棉球清洁造口皮肤窗（由外周向中央，双镊操作法），再用盐水棉球清洁造口肠壁。

（5）测量造瘘口直径，剪好肛门袋接口的大小，套肛门袋与皮肤保护膜。

（6）造口不畅者，可给予灌洗（灌肠）。造口灌洗时患者躺向造口一侧，造瘘口旁粘贴简便袋接灌洗液，观察患者反应，若有肠绞痛，则立即停止。

3. 操作后护理

（1）安置患者，整理床单位。

（2）用物处理，处理肛门袋或简便袋。

（3）观察与记录造瘘口及操作情况。

【注意事项】

1. 清洗肛门袋　用清水冲洗肛门袋即可。

2. 正确处理肛门袋　用过的肛门袋请先将粪便倾倒于厕所内，然后将肛门袋用报纸包裹着扔掉。不要将其冲入厕所以免造成下水道堵塞。清洁的肛门袋储存于室温干爽环境，避免高温潮湿环境，避免太阳直射，避免冰箱低温保存，避免重物压迫，避免大批存放。

3. 饮食注意事项　造口术后，无须特别改变饮食，均衡饮食就好。平时注意多饮水，多吃新鲜水果蔬菜。注意个人卫生，防止食物中毒等原因引起腹泻，避免食过多的粗纤维食物，如笋、芹菜、韭菜等，以免造成肠管和造口的梗阻。忌洋葱、大蒜、豆类、山芋、啤酒等刺激性气味或胀气的食物。进食需定时，细嚼慢咽，有助于减少胀气，以免造成频繁使用肛门袋引起生活工作的不便。

4. 生活注意事项　①衣服以柔软、舒适为原则，不需做特别改变，但应避免穿紧身衣裤，以免压迫、摩擦造口，影响血液循环。②完全可以洗澡和游泳，可在肛门袋黏胶的周围用防水胶布进行密封，避免水渗入黏胶而影响产品的使用时间。注意不要用力擦洗造口或碰撞造口。③完全康复，精力允许，可参加轻便工作及不剧烈活动，如慢跑、乒乓球、自行车，避免增加腹压的工作和活动，以免引起造口疝或造口脱垂的发生。

5. 造口问题护理　①刺激性皮炎，皮肤如果与粪液接触时间过长，会引起皮肤发红、肿痛，甚至溃烂。故平时要加倍护理皮肤，可用皮肤保护膜隔离粪液，防止其浸渍皮肤；局部可用氧化锌软膏外涂。②造口狭窄，因造口周边愈合不良，血循环不良，或瘢痕组织收缩等原因造成造口越来越小，排便不畅。情况不严重者，可进行扩肛，要小心不可损伤造口。方法：戴手套涂润滑油，先从小指开始，轻轻进入造口，停留 2～5min，出入通顺后改用食指。每天1 次，长期进行，情况严重时务必及时就诊治疗。

（常金兰）

实验实训七　三腔二囊管压迫止血术护理

三腔二囊管压迫止血术主要用于肝硬化门脉高压症引起食管胃底静脉曲张破裂而上消化道大出血的患者,是利用充气的气囊分别压迫食管下段和胃底曲张静脉而止血。

【实训目的】

1. 知识目标　掌握三腔二囊管压迫止血的适应证及护理措施。

2. 能力目标　熟练完成三腔二囊管的护理,能对患者和家属进行正确的健康指导。

3. 素质目标　具有高度责任感,能与患者有良好的沟通。

【实训方法】

教师可结合多媒体教学或视频教学,在模拟人身上进行三腔二囊管护理的示教讲解,然后学生回示教、分组练习或模拟情境,最后抽考或小组评价,有条件的教学单位可让学生进行临床见习。

【实训内容与要求】

1. 操作前护理

(1)用物准备　①治疗盘内放置药碗、生理盐水1瓶、小弯盘、血压计、听诊器、三腔二囊管、血管钳、短镊子、50ml注射器2副、棉垫、小纱绳2根、弹簧夹1～3只、纱布、胶布、棉签、液状石蜡;②牵引架、滑轮、蜡绳、0.5kg牵引物(沙袋或盐水瓶内装300ml水)、网袋;③特别护理记录单。

(2)使用前检查三腔二囊管性能　先用50ml注射器向胃气囊注气150～200ml,食管气囊内注气100～150ml,用弹簧夹夹住管口后仔细检查气囊有无损坏、漏气或变形。

(3)患者准备　向患者说明插管的过程和目的,以消除恐惧;告知插管时配合的方法,并给患者做深呼吸和吞咽示范动作。

2. 操作中护理

(1)协助插管

1)清洁鼻腔,颌下垫棉垫。

2)抽尽气囊内空气,用液状石蜡润滑三腔二囊管前端及气囊外部后由鼻腔慢慢插入,嘱患者做深呼吸。

3)三腔二囊管插入50～65cm处,经过检查确认已达胃腔,可暂作固定,向胃气囊充气(或注水)150～200ml,压力维持在5.3～6.0kPa,即刻用血管钳夹住胃囊管外口,然后将该管末端反折以弹簧夹夹紧或细纱绳扎紧,放开血管钳,将蜡绳结扎在三腔二囊管尾端交汇处,将三腔二囊管轻轻向外拉至感到有弹性阻力时,表示胃气囊已压迫于胃底贲门部。

4)由牵引物通过滑轮牵引三腔二囊管,并固定于牵引架上,抬高床脚,使牵引角度呈45°左右,牵引物离地面30cm左右。悬挂重量为0.5kg。

5)仍有出血,再向食管气囊充气100～150ml,压力维持在4.0～5.3kPa,以压迫食管静脉。一般勿向食管气囊注水,因易并发食管、气管瘘。

6)置管后胃管接胃肠减压器,观察止血效果,也可从胃管内注入止血剂或进行冲洗。

(2)压迫止血期护理

1)病情观察 ①经常抽吸胃内容物,如见新鲜血液,应考虑是否因牵引不紧或气囊充气不足,造成压迫止血失效,应该给予适当调整;②患者感胸骨下不适,出现恶心或频繁期前收缩,考虑是否有胃气囊进入食管下段挤压心脏之可能,应给予适当调整;③如提拉不慎,将胃气囊拉出而阻塞咽喉部引起窒息,此时需立即将气囊口打开,或立即剪断三腔二囊管放出气体。

2)口鼻腔清洁 嘱患者头偏向一侧,及时清除口腔、鼻咽腔分泌物,防止误吸;不要将唾液、痰咽下,以免误入气管引起呛咳或吸入性肺炎,每日2次向鼻腔滴入少量液状石蜡,以防三腔二囊管黏附于鼻黏膜。

3)一般情况下三腔二囊管放置24h后,食管囊放气15~30min,同时放松牵引,让患者缓慢吞服甘油或液状石蜡5~10ml,以润滑气囊壁防止与食管黏膜粘连;并将三腔二囊管向胃内送入少许,暂时解除胃底贲门受压,然后再充气牵引,以免局部黏膜受压过久糜烂、坏死。

4)插管停留期间,定期用生理盐水冲洗胃管,以防阻塞。出血停止后,如意识障碍的患者可按医嘱定时从胃管内注入流质饮食,但必须确认胃腔后再注入,以免误入气管发生意外。

3. 操作后护理

(1)三腔二囊管压迫2~3天后若出血停止,可先放去食管气囊内气体,并放松牵引,观察12h后仍无出血,放空胃气囊气体后可拔管。拔管前宜先吞服液状石蜡30~50ml,以防囊壁与黏膜粘连,在拔管时造成损伤。

(2)拔管后24h内仍需严密观察,如发现再次出血,仍可用三腔二囊管止血。若压迫48h后出血仍不止,说明压迫无效,应紧急做好手术止血的准备。

(胡耀仁 吴晓琴)

实验实训八 肝穿刺活组织检查术配合护理

肝穿刺活组织检查术(liver biopsy)简称肝活检,是指用针吸取肝组织标本进行组织学分析,以明确肝病诊断,或了解肝病演变过程、观察治疗效果以及判断预后。其适应证:①原因不明的肝大、肝功能异常者。②原因不明的黄疸及门脉高压者。禁忌证:①全身情况衰竭者;②严重贫血、有出血倾向者;③肝包虫病、肝血管瘤、肝周围化脓性感染者;④肝外阻塞性黄疸、肝功能严重障碍、腹水者。

【实训目的】

1. 知识目标 掌握肝穿刺活组织检查术的目的与适应证、配合护理措施。

2. 能力目标 熟练完成肝穿刺活组织检查术的配合护理,能对患者和家属进行正确的健康指导。

3. 素质目标 有严格的无菌观念,具有高度责任感,能与患者有良好的沟通。

【实训方法】

教师可结合多媒体教学或视频教学,在模拟人身上进行肝穿刺活组织检查术配合护理的示教讲解,然后学生回示教、分组练习或模拟情境,最后抽考或小组评价,有条件的教学单位可让学生进行临床见习。

【实训内容与要求】

1. 操作前护理

(1)评估病情　评估患者凝血时间、凝血酶原时间及血小板计数的结果,若凝血功能异常遵医嘱肌注维生素 K_1,3 日后复查,正常后方可穿刺。

(2)患者准备　遵医嘱测血型及交叉配血;行胸部 X 线检查,观察有无肺气肿、胸膜肥厚;禁饮禁食至少 4h;穿刺前测量血压、脉搏;情绪紧张者可于术前 1h 口服地西泮。

(3)术前指导　指导患者术中正确的深呼吸及屏息呼吸法(深吸气、呼气,憋住气片刻),以利术中配合。

(4)心理护理　向患者解释穿刺的目的和必要性、方法、注意事项、不良反应及手术的可靠性及安全措施,消除顾虑和紧张情绪。

(5)用物准备　准备肝活检穿刺包。

2. 操作中护理

(1)准备体位　协助患者取仰卧位,身体右侧靠近床沿,右手置于枕后或头顶,嘱患者保持固定的体位。

(2)暴露穿刺点　协助患者暴露穿刺部位,确定穿刺点,一般取右侧腋中线 8～9 肋间肝实音处穿刺。如疑诊肝癌、肝脓肿者,应在 B 超定位下进行。

(3)协助肝活检　常规消毒穿刺部位皮肤,铺无菌孔巾,局部麻醉,根据穿刺目的的不同选择穿刺针穿刺。嘱患者先深吸气,然后于深呼气末屏气,术者将穿刺针迅速刺入肝内,穿刺深度不超过 6cm,立即进行抽吸,吸得标本后,立即拔出。将抽吸的肝组织标本制成玻片,或注入 95％乙醇或 10％甲醛固定液送检。

(4)观察病情变化　术者操作时,护理人员应在患者床旁,协助完成操作,并密切观察生命体征变化,如有异常及时处理。

3. 操作后护理

(1)体位　右侧卧位至少 2h,卧床休息 24h。

(2)病情观察　①密切监测血压、脉搏、面色的变化。如有脉搏细速、血压下降、烦躁不安、面色苍白、出冷汗等内出血征象,应立即通知医师紧急处理。②观察穿刺点敷料情况。③观察有无出现和胆汁性腹膜炎的症状,即穿刺部位周围压痛和腹肌紧张。④观察有无气胸的症状和体征,如出现呼吸频率加快、呼吸音减弱、呼吸困难、持续肩痛和胸膜炎性胸痛,立即报告医生处理。⑤监测 24h 尿量和有无血尿。

(3)穿刺部位护理　穿刺部位以无菌纱布按压 5～10min,再以胶布固定,多头腹带束紧 12h,压上小沙袋 4h。注意穿刺部位有无渗血、红肿、疼痛。若穿刺部位疼痛明显,应仔细检查原因,如果是一般组织创伤性疼痛,可遵医嘱给予止痛剂,若发现气胸、胸膜休克或胆汁性腹膜炎时,应及时处理。

(4)活动　24h后可适当慢行散步,禁止屏气及扭转躯干,1周内禁止剧烈运动及用力提重物等增加腹内压的动作,预防感冒,保持大便通畅。

(王明霞　赵春阳)

实验实训九　T管引流患者的护理

T管引流是胆总管探查或切开取石术后在胆总管切开处放置的引流管,其作用有:①胆总管切开后,会引起胆管水肿,使胆汁排出受阻,胆总管内压力升高,出现胆汁渗漏,引起胆汁性腹膜炎,放置T管起到引流胆汁的作用;②支撑胆管,防止胆总管切口瘢痕狭窄,管腔变小或梗阻形成;③引流残余结石,将泥沙样结石排出体外;④也可经T管溶石、造影等。

【实训目的】

1.知识目标　掌握T管引流的适应证、护理措施及注意事项。

2.能力目标　熟练地完成T管引流的护理,能对患者和家属进行正确的健康指导。

3.素质目标　有严格的无菌观念,具有高度责任感,能与患者有良好的沟通。

【实训方法】

先观看T管引流的视频,简单解释,教师在模拟人身上进行T管引流护理的示教讲解,然后学生分组练习,教师指导,最后抽考或小组评价。

【实训内容与要求】

1.操作前护理

(1)素质要求　护士服、鞋帽整洁,举止端庄、语言和蔼、态度亲切。

(2)评估　①患者的病情、治疗、配合情况;②引流的目的、时间;③引流液量、颜色、性质及流速,有异常及时报告医生;④手术部位敷料有无渗血、渗液,敷料有渗湿先换药。

(3)核对、解释　①核对医嘱、患者姓名、床号、腕带及引流管种类、留置的时间等;②告知引流的目的、更换引流袋的目的及必要的护理配合,解释维持有效引流的意义和方法。

(4)操作前准备　①操作者:洗手、戴口罩,做好自我防护;②环境:安静、保护隐私,符合无菌操作;③用物:治疗车、治疗盘、治疗巾、无齿血管钳1把、一次性引流袋1个、消毒液、棉签、弯盘2只(内备无齿镊、无菌纱布),胶布、无菌手套、洗手液、污物桶等;④患者:取舒适的体位,平卧位。

2.操作中护理

(1)再次核对、解释,戴手套。

(2)暴露引流管与引流袋连接处。

(3)引流管下铺治疗巾,放置弯盘。

(4)捏挤引流管,用血管钳夹住引流管接头上方3cm,处应使用无齿血管钳夹闭引流管,以防止损坏引流管。

(5)消毒引流管接口处、接口上及下各2.5cm。

275 ·

（6）用无菌纱布裹住连接处，分离引流管和引流袋接头，分离时注意用力方向，防止拉出引流管。

（7）消毒引流管的接头，消毒以接口为中心环形消毒，接口上及下纵形消毒，消毒引流管的接头时只需消毒断面，不需消毒引流管内壁，严格执行无菌操作。

（8）将新的引流袋与引流管连接，接口处用无菌纱布包裹、固定。

（9）松开血管钳，观察引流是否通畅。

3. 操作后护理

（1）安置患者，整理床单位。

（2）引流液按医院规定处理，引流袋毁形后集中处理。

（3）观察与记录引流液的量、性质、颜色，切口及引流管口周围皮肤等情况。

【注意事项】

1. 妥善固定 术后 T 管除用缝线固定于腹壁外，还应用胶布固定于皮肤上，但不可固定于床上，以防翻身、活动时牵拉而脱出。神志不清者，更应防止 T 管拔出。

2. 保持引流通畅 防止引流管受压、扭曲、折叠，经常挤压引流管。如发现阻塞，在一周内，可用细硅胶管插入管内行负压吸引，禁止加压冲洗引流管，因为此时引流管与周围组织及腹壁间尚未形成粘连，有可能导致脓液或胆汁随冲洗液流入腹腔，引起感染；一周后，可用生理盐水加庆大霉素低压冲洗。

3. 无菌操作 保持清洁，防止逆行感染，每天更换引流袋，更换时严格遵守无菌操作。

4. 观察、记录胆汁量和性状 正常成人每天胆汁分泌量为 $600\sim1000ml$，呈棕黄色或黄绿色，清澈无沉淀物；术后 24h 内引流液约为 $300\sim500ml$，饮食恢复后，可增加至每日 $600\sim700ml$，以后逐渐减少至每日 200ml 左右。量过少可能因 T 管阻塞或肝衰竭所致；量过多可能是胆总管下端有梗阻，不够通畅；如颜色过淡、过于稀薄，表示肝功能不佳；引流液混浊，表现胆管仍有感染；若有泥沙细渣，说明胆管内有细小结石。

5. 保护引流口周围皮肤 患者对胶布过敏出现水疱时，无菌条件下小心抽去疱液；T 管周围垫无菌纱布；出现胆汁渗漏时，及时更换渗湿的敷料，必要时局部涂氧化锌软膏。

6. 拔管 T 管一般留置 2 周左右，如体温正常，食欲增加，黄疸消退，血象正常，胆汁引流量减少至每日 $200\sim300ml$，可考虑拔管，拔管前必须先试夹管 1~2 天，若无腹痛、发热、黄疸出现，再通过 T 管造影，证明胆总管通畅，次日即可拔管。拔管后引流口可能有少量胆汁渗漏，为暂时现象，一般用凡士林纱布堵塞数日即可愈合。拔管后仍需注意患者的腹痛、体温、黄疸等情况。

（方志美）

参考答案

第一章　　消化系统的器官与结构

（一）选择题

1. D　　2. B　　3. B　　4. D　　5. D　　6. B　　7. B　　8. C　　9. D　　10. B
11. E　　12. B　　13. C　　14. A　　15. D　　16. B　　17. B　　18. D　　19. E　　20. B
21. C　　22. E　　23. D　　24. E　　25. D　　26. D　　27. E　　28. B　　29. A　　30. B
31. D　　32. E　　33. E　　34. E　　35. B　　36. C　　37. A　　38. D　　39. D　　40. D
41. C　　42. C　　43. E　　44. A　　45. C　　46. E　　47. B　　48. A　　49. C　　50. D
51. C　　52. A　　53. B　　54. D　　55. C　　56. C　　57. D　　58. D　　59. A　　60. D

第二章　消化和吸收

（一）选择题

1. D　　2. C　　3. E　　4. C　　5. D　　6. B　　7. C　　8. A　　9. A　　10. B
11. B　　12. C　　13. C　　14. D　　15. A　　16. B　　17. D　　18. D　　19. C　　20. D
21. E　　22. B　　23. B　　24. D

第三章　肝的生物化学和病理

（一）选择题

1. E　　2. D　　3. C　　4. B　　5. A　　6. A　　7. C　　8. B　　9. D　　10. D
11. A　　12. A　　13. D　　14. E　　15. C　　16. D　　17. C　　18. C　　19. E　　20. D
21. C　　22. C　　23. B　　24. A　　25. C　　26. D　　27. A　　28. E　　29. B　　30. D
31. C　　32. C　　33. C　　34. D　　35. E　　36. A　　37. B　　38. C　　39. C　　40. D
41. D　　42. E　　43. D　　44. A　　45. B　　46. C　　47. A　　48. E　　49. B　　50. D
51. C　　52. A　　53. B　　54. C　　55. B　　56. E　　57. E　　58. C　　59. B　　60. B
61. E　　62. A　　63. E　　64. D

第四章　消化系统药物

（一）选择题

1. A　　2. D　　3. D　　4. B　　5. B　　6. C　　7. A　　8. B　　9. E　　10. D
11. B　　12. A　　13. A　　14. C　　15. C　　16. E　　17. E　　18. E

第五章　消化系统疾病患者护理

(一)选择题

1. D	2. B	3. D	4. C	5. A	6. C	7. C	8. D	9. E	10. E
11. D	12. D	13. D	14. B	15. B	16. E	17. E	18. E	19. D	20. C
21. E	22. B	23. D	24. D	25. D	26. D	27. E	28. D	29. C	30. B
31. B	32. C	33. C	34. C	35. C	36. D	37. A	38. D	39. B	40. D
41. D	42. C	43. C	44. A	45. D	46. C	47. C	48. C	49. D	50. A
51. C	52. D	53. D	54. C	55. B	56. D	57. D	58. C	59. C	60. E
61. A	62. A	63. A	64. A	65. E	66. A	67. C	68. D	69. C	70. D
71. B	72. A	73. E	74. D	75. A	76. B	77. A	78. A	79. B	80. D
81. C	82. B	83. C	84. C	85. A	86. B	87. A	88. A	89. E	90. D
91. C	92. D	93. C	94. D	95. E	96. B	97. A	98. C	99. B	100. B
101. C	102. B	103. E	104. A	105. A	106. B	107. D	108. B	109. A	110. C
111. C	112. A	113. A	114. A	115. B	116. C	117. C	118. E	119. D	120. B
121. B	122. B	123. A	124. E	125. D	126. B	127. A	128. C	129. E	130. B
131. D	132. E	133. A	134. A	135. D	136. B	137. D	138. A	139. B	140. A
141. C	142. C	143. C	144. C	145. B	146. C	147. C	148. C	149. C	150. A
151. D	152. B	153. B	154. D	155. C	156. D	157. B	158. B	159. C	160. B
161. A	162. D	163. C	164. C	165. C	166. A	167. C	168. D	169. E	170. D
171. D	172. A	173. B	174. C	175. E	176. D	177. C	178. B	179. C	180. B
181. C	182. A	183. E	184. A	185. E	186. E	187. B	188. D	189. B	190. E
191. C	192. A	193. D	194. B	195. B	196. A	197. B	198. A	199. B	200. A
201. C	202. A	203. E	204. E	205. C	206. A	207. B	208. D	209. D	210. A
211. A	212. C	213. B	214. B	215. D	216. C	217. E	218. B	219. D	220. C
221. A	222. C	223. D	224. A	225. D	226. B	227. C	228. C	229. C	230. D
231. A	232. D	233. D	234. D	235. A	236. E	237. B	238. A	239. C	240. B
241. E	242. B	243. A	244. A	245. B	246. B	247. E	248. E	249. D	250. B
251. C	252. B	253. C	254. A	255. B	256. C	257. D	258. B	259. C	260. A
261. B	262. B	263. A	264. B	265. A	266. A	267. C	268. C	269. A	270. A
271. E	272. D	273. E	274. E	275. B	276. A	277. C	278. D	279. A	280. C
281. E	282. B	283. E	284. D	285. E	286. E	287. D	288. B	289. D	290. D
291. B	292. A	293. E	294. C	295. B	296. A	297. D	298. A	299. B	300. A
301. A	302. D	303. C	304. C	305. D	306. C	307. B	308. B	309. C	310. E

中英文名词对照

A

昂丹司琼   ondansetron

B

鼻咽   nasopharynx
贲门腺   cardiac gland
壁腹膜   parietal peritoneum
病毒性肝炎   viral hepatitis
丙型肝炎病毒   hepatitis C virus, HCV
丙谷胺   proglumide
比沙可啶   bisacodyl
便秘   constipation
闭孔肌征   obturator sign

C

齿状线   dentate line
肠系膜   mesentery
碱式碳酸铋   bismuthi subcarbonate
肠间脓肿   interbowel abscess
肠梗阻   intestinal obstruction
磁共振成像   magnetic resonance imaging, MRI

D

大肠   large intestine
胆囊   gallbladder
胆囊管   cystic duct
胆总管   common bile duct
大网膜   greater omentum
点状坏死   spotty necrosis
胆汁性硬化   biliary cirrhosis
地芬诺酯   diphenoxylate

多潘立酮	domperidone
多酶片	multienzyme tablets
胆石症	cholelithiasis
胆固醇结石	cholesterol stone, CS
胆色素结石	bile pigment stone, PS
电子计算机体层扫描	computed tomography, CT

E

腭	palate
腭扁桃体	palatine tonsil
鹅去氧胆酸	chenodeoxycholic acid
恶心	nausea

F

腹膜	peritoneum
腹膜腔	peritoneal cavity
法莫替丁	famotidine
酚酞	phenolphthalein
腹泻	diarrhea
腹膜刺激征	peritoneal irritation sign
腹腔脓肿	intra-abdominal abscess
腹部损伤	abdominal injury
腹外疝	external abdominal hernia
腹股沟疝	inguinal hernia
腹股沟斜疝	indirect inguinal hernia
腹股沟直疝	direct inguinal hernia
非甾体抗炎药	non-steroid anti-inflammatory drug, NSAID
腹腔镜下胆囊切除术	laparoscopic cholecystectomy, LC
腹腔穿刺术	abdominal paracentesis

G

固有口腔	oral cavity proper
肛管	anal canal
肛柱	anal column
肛瓣	anal valve
肛窦	analsinuse
肝	liver
肝门	porta hepatis

肝总管	common hepatic duct
肝肾隐窝	hepatorenal recess
肝肾综合征	hepatorenal syndrome
枸橼酸铋钾	bismuth potassium citrate
甘油	glycerol
格雷司琼	granisetron
干酵母	dried yeast
谷氨酸钠	sodium glutamate
膈下脓肿	subphrenic abscess
股疝	femoral hernia
肝硬化	liver cirrhosis
肝性脑病	hepatic encephalopathy
肝动脉化疗栓塞治疗	transcatheter arterial chemoembolization,TACE
肝穿刺活组织检查术	liver biopsy

H

恒牙	permanent teeth
喉咽	laryngopharynx
回肠	ileum
横结肠	transverse colon
海蛇头	caput medusa
坏死后性肝硬化	postnecrotic cirrhosis
茴三硫	anethol trithione
黄疸	jaundice

J

颊	cheek
结肠	colon
降结肠	descending colon
肌层	muscularis
甲型肝炎病毒	hepatitis A virus,HAV
甲氧氯普胺	metoclopramide
急性腹膜炎	acute peritonitis
继发性腹膜炎	secondary peritonitis
绞窄性疝	strangulated hernia
急性胃炎	acute gastritis
急性阑尾炎	acute appendicitis
结肠充气试验	Rovsing's sign

假小叶	pseudolobule
急性梗阻性化脓性胆管炎	acute obstructive suppurative cholangitis,AOSC
急性重症胆管炎	acute cholangitis of severe type,ACST
经皮肝穿刺胆管造影	percutaneous transhepatic cholangiography,PTC
经皮肝穿刺置管引流术	percutaneous transhepatic choleductus drainage,PTCD
经内镜逆行胆胰管造影	endoscopic retrograde cholangio-pancreatography,ERCP
经颈静脉肝内门体静脉分流术	transjugular intrahepatic portosystemic shunt,TIPS
急性胰腺炎	acute pancreatitis
急腹症	acute abdomen

K

口腔	oral cavity
口腔前庭	oral vestibule
口唇	oral lips
口咽	oropharynx
空肠	jejunum
溃疡性结肠炎	ulcerative colitis,UC

L

阑尾	vermiform appendix
雷尼替丁	ranitidine
兰索拉唑	lansoprazole
雷贝拉唑	rabeprazole
硫糖铝	sucralfate
硫酸镁	magnesium sulfate
硫酸钠	sodium sulfate
洛哌丁胺	loperamide

M

盲肠	cecum
门脉性肝硬化	portal cirrhosis
米索前列醇	misoprostol
麦滋林	marzulene
慢性胃炎	chronic gastritis
麦氏点	McBurney point
门静脉高压症	portal hypertension

N

黏膜	mucosa
黏膜下层	submucosa
尼扎替丁	nizatidine
难复性疝	irreducible hernia

O

| 奥美拉唑 | omeprazole |
| 呕吐 | Vomiting |

P

平滑肌	smooth muscle
膀胱子宫陷凹	vesicouterine pouch
泮托拉唑	pantoprazole
哌仑西平	pirenzepine
盆腔脓肿	pelvic abscess

Q

桥接坏死	bridging necrosis
去氢胆酸	dehydrocholic acid
羟甲香豆素	hymecromone
嵌顿性疝	incarcerated hernia
脐疝	umbilical hernia
切口疝	incisional hernia

R

人中	philtrum
软腭	soft palate
乳牙	deciduous teeth
鞣酸蛋白	tannalbin
乳酶生	biofermin
乳果糖	lactulose

S

舌	tongue
食管	esophagus
十二指肠	duodenum
升结肠	ascending colon

腮腺	parotid gland
舌下腺	sublingual gland
碎片状坏死	piecemeal necrosis
十二指肠溃疡	duodenal ulcer,DU
双八面蒙脱石	dioctahedral smectite
食管癌	esophageal carcinoma
术中胆管镜	intraoperative choledochoscopy,IOC
术后胆管镜	postoperative choledochoscopy,POC

T

| 唾液腺 | oral glands |

W

胃	stomach
外膜	adventitia
网膜	omentum
网膜囊	omental bursa
网膜孔	omental foramen
胃溃疡	gastric ulcer,GU
胃蛋白酶	pepsin
胃炎	gastritis
胃癌	gastric cancer
无水酒精注射疗法	anhydrous alcohol injection therapy,PEI

X

小肠	small intestine
下颌下腺	submandibular gland
小网膜	lesser omentum
携带者状态	carrier state
消化性溃疡	peptic ulcer,PU
西咪替丁	cimetidine
西沙比利	cisapride
稀盐酸	hydrochloric acid dilute
熊去氧胆酸	ursodeoxycholic acid
细胞毒素	cytotoxin
纤维胆管镜检查	fibro-choledochoscope examination
纤维胃镜检查术	fiber gastroscopy

Y

硬腭	hard palate
咽峡	isthmus offauces
牙	teeth
咽	pharynx
乙状结肠	sigmoid colon
幽门腺	pyloric gland
胰	pancreas
乙型肝炎病毒	hepatitis B virus，HBV
乙型肝炎表面抗原	hepatitis B surface antigen，HBsAg
幽门螺杆菌	Helicobacterium pylori，Hp
液状石蜡	liquid paraffin
药用炭	medicinal charcoal
胰酶	pancreatin
原发性腹膜炎	primary peritonitis
易复性疝	reducible hernia
腰大肌征	psoas sign
胰岛素抵抗	insulin resistance，IR
原发性肝癌	primary liver cancer
胰腺癌	pancreatic carcinoma

Z

直肠	rectum
直肠壶腹	ampulla of rectum
脏腹膜	visceral peritoneum
直肠膀胱陷凹	rectovesical pouch
直肠子宫陷凹	rectouterine pouch
左旋多巴	levodopa
诊断性腹腔穿刺	diagnostic peritoneocentesis

参考文献

1.唐建武.病理学[M].2版.北京:科学出版社,2012.

2.李玉林,文继舫,唐建武.病理学[M].7版.北京:人民卫生出版社,2012.

3.顾晓松.系统解剖学[M].2版.北京:科学出版社,2012.

4.邹冲之,李继承.组织学与胚胎学[M].7版.北京:人民卫生出版社,2012.

5.柏树令,应大君.系统解剖学[M].7版.北京:人民卫生出版社,2008.

6.张岳灿,应志国.人体形态学[M].北京:人民军医出版社,2008.

7.杨光华.病理学[M].5版.北京:人民卫生出版社,2002.

8.高英茂,徐昌芬.组织学与胚胎学[M].北京:人民卫生出版社,2001.

9.姚泰.生理学[M].6版.北京:人民卫生出版社,2005.

10.朱大年.生理学[M].7版.北京:人民卫生出版社,2008.

11.白波,高明灿.生理学[M].6版.北京:人民卫生出版社,2009.

12.王庭槐.生理学[M].2版.北京:高等教育卫生出版社,2004.

13.周爱儒.生物化学[M].6版.北京:人民卫生出版社,2004.

14.查锡良.生物化学[M].7版.北京:人民卫生出版社,2008.

15.姚文兵.生物化学[M].7版.北京:人民卫生出版社,2011.

16.高国权.生物化学[M].3版.北京:人民卫生出版社,2012.

17.俞宝明.外科护理[M].南昌:江西科学技术出版社,2008.

18.曹伟新.外科护理学[M].3版.北京:人民卫生出版社,2003.

19.姚蕴伍.内外科护理学[M].杭州:浙江大学出版社,2006.

20.郭慕依.病理学[M].2版.上海:上海医科大学出版社,2001.

21.张岳灿.人体形态学[M].北京:人民军医出版社,2008.

22.周秀华.内外科护理学[M].2版.北京:北京科学技术出版社,2000.

23.李梦樱.外科护理学[M].北京:人民卫生出版社,2001.

24.吴在德.外科学[M].5版.北京:人民卫生出版社,2007.

25.马家骥.内科学[M].5版.北京:人民卫生出版社,2007.

26.云琳.内科护理学[M].郑州:郑州大学出版社,2003.

27.尤黎明.内科护理学[M].北京:人民卫生出版社,2001.

28.李秋萍.内科护理学[M].2版.北京:人民卫生出版社,2006.

29. 姚景鹏. 内科护理学[M]. 北京:北京医科大学出版社,2000.

30. 袁爱华,孔凡明,李武平. 现代外科护理学[M]. 北京:人民军医出版社,2004.

31. 薛富善,袁凤华. 围手术期护理学[M]. 北京:科学技术文献出版社,2001.

32. 党世民. 外科护理学[M]. 北京:人民卫生出版社,1999.

33. 叶国英,胡建伟. 内外科护理[M]. 杭州:浙江大学出版社,2011.

34. 贺耀德,况炜. 人体机能学基础理论与实训[M]. 北京:人民军医出版社,2013.

浙江大学出版社
ZHEJIANG UNIVERSITY PRESS

互联网+教育+出版

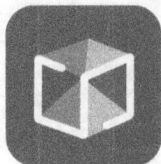

立方书

教育信息化趋势下，课堂教学的创新催生教材的创新，互联网+教育的融合创新，教材呈现全新的表现形式——教材即课堂。

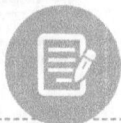 轻松备课　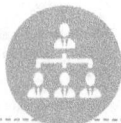 分享资源　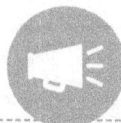 发送通知　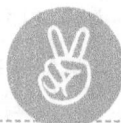 作业评测　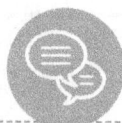 互动讨论

"一本书"带走"一个课堂"　教学改革从"扫一扫"开始

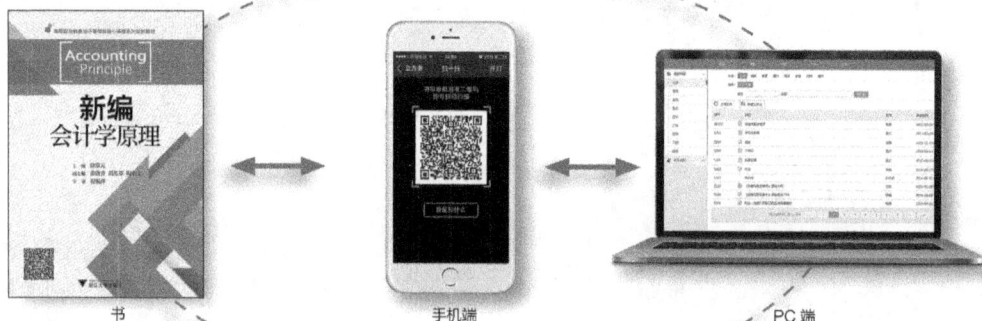

书　　　　手机端　　　　PC端

打造中国大学课堂新模式

【创新的教学体验】

开课教师可免费申请"立方书"开课，利用本书配套的资源及自己上传的资源进行教学。

【方便的班级管理】

教师可以轻松创建、管理自己的课堂，后台控制简便，可视化操作，一体化管理。

【完善的教学功能】

课程模块、资源内容随心排列，备课、开课，管理学生、发送通知、分享资源、布置和批改作业、组织讨论答疑、开展教学互动。

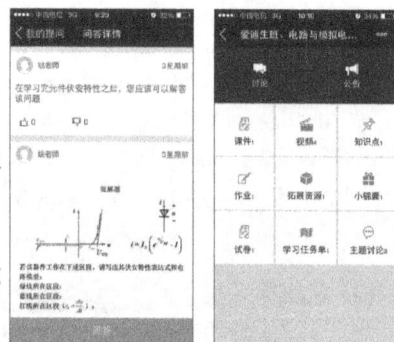

扫一扫　下载APP

教师开课流程

➡ 在APP内扫描封面二维码，申请资源

➡ 开通教师权限，登录网站

➡ 创建课堂，生成课堂二维码

➡ 学生扫码加入课堂，轻松上课

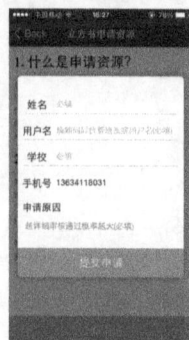

网站地址：www.lifangshu.com

技术支持：lifangshu2015@126.com；电话：0571-88273329